国家卫生健康委员会"十四五"规划教材

全 国 高 等 学 校 教 材

供基础、临床、预防、口腔医学类专业用

新形态教材

# 流行病学

## Epidemiology

### 第 10 版

主　编｜沈洪兵

副 主 编｜赵亚双　刘雅文

数字主审｜沈洪兵

数字主编｜王建明

数字副主编｜王伟炳　胡志坚

人民卫生出版社

·北京·

**图书在版编目（CIP）数据**

流行病学 / 沈洪兵主编. -- 10 版. -- 北京：人民
卫生出版社，2025. 1. --（全国高等学校五年制本科临
床医学专业第十轮规划教材）. -- ISBN 978-7-117
-37180-3

Ⅰ. R18

中国国家版本馆 CIP 数据核字第 2024P55N29 号

| 人卫智网 | www.ipmph.com | 医学教育、学术、考试、健康，<br>购书智慧智能综合服务平台 |
| 人卫官网 | www.pmph.com | 人卫官方资讯发布平台 |

流 行 病 学
Liuxingbingxue
第 10 版

主　　编：沈洪兵
出版发行：人民卫生出版社（中继线 010-59780011）
地　　址：北京市朝阳区潘家园南里 19 号
邮　　编：100021
E - mail：pmph @ pmph.com
购书热线：010-59787592　010-59787584　010-65264830
印　　刷：保定市中画美凯印刷有限公司
经　　销：新华书店
开　　本：850×1168　1/16　　印张：14
字　　数：414 千字
版　　次：1979 年 6 月第 1 版　　2025 年 1 月第 10 版
印　　次：2025 年 1 月第 1 次印刷
标准书号：ISBN 978-7-117-37180-3
定　　价：58.00 元
打击盗版举报电话：010-59787491　E-mail：WQ @ pmph.com
质量问题联系电话：010-59787234　E-mail：zhiliang @ pmph.com
数字融合服务电话：4001118166　　E-mail：zengzhi @ pmph.com

# 编委名单

# 新形态教材使用说明

新形态教材是充分利用多种形式的数字资源及现代信息技术，通过二维码将纸书内容与数字资源进行深度融合的教材。本套教材全部以新形态教材形式出版，每本教材均配有特色的数字资源和电子教材，读者阅读纸书时可以扫描二维码，获取数字资源、电子教材。

电子教材是纸质教材的电子阅读版本，其内容及排版与纸质教材保持一致，支持手机、平板及电脑等多终端浏览，具有目录导航、全文检索功能，方便与纸质教材配合使用，进行随时随地阅读。

## 获取数字资源与电子教材的步骤

**1** 扫描封底红标二维码，获取图书"使用说明"。

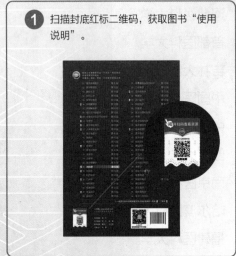

**2** 揭开红标，扫描绿标激活码，注册/登录人卫账号获取数字资源与电子教材。

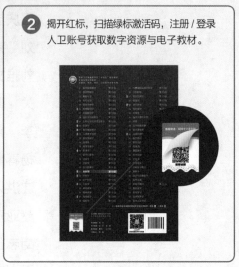

**3** 扫描书内二维码或封底绿标激活码，随时查看数字资源和电子教材。

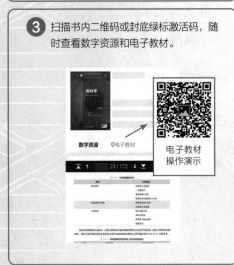

**4** 登录 zengzhi.ipmph.com 或下载应用体验更多功能和服务。

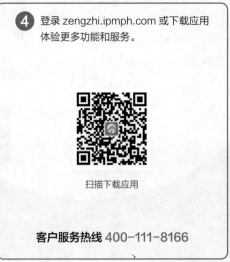

扫描下载应用

**客户服务热线 400-111-8166**

# 读者信息反馈方式

**人卫e教**
medu.pmph.com

欢迎登录"人卫e教"平台官网"medu.pmph.com"，在首页注册登录后，即可通过输入书名、书号或主编姓名等关键字，查询我社已出版教材，并可对该教材进行读者反馈、图书纠错、撰写书评以及分享资源等。

# 序言

百年大计，教育为本。教育立德树人，教材培根铸魂。

过去几年，面对突如其来的新冠疫情，以习近平同志为核心的党中央坚持人民至上、生命至上，团结带领全党全国各族人民同心抗疫，取得疫情防控重大决定性胜利。在这场抗疫战中，我国广大医务工作者为最大限度保护人民生命安全和身体健康发挥了至关重要的作用。事实证明，我国的医学教育培养出了一代代优秀的医务工作者，我国的医学教材体系发挥了重要的支撑作用。

党的二十大报告提出到 2035 年建成教育强国、健康中国的奋斗目标。我们必须深刻领会党的二十大精神，深刻理解新时代、新征程赋予医学教育的重大使命，立足基本国情，尊重医学教育规律，不断改革创新，加快建设更高质量的医学教育体系，全面提高医学人才培养质量。

尺寸教材，国家事权，国之大者。面对新时代对医学教育改革和医学人才培养的新要求，第十轮教材的修订工作落实习近平总书记的重要指示精神，用心打造培根铸魂、启智增慧、适应时代需求的精品教材，主要体现了以下特点。

1. 进一步落实立德树人根本任务。遵循《习近平新时代中国特色社会主义思想进课程教材指南》要求，努力发掘专业课程蕴含的思想政治教育资源，将课程思政贯穿于医学人才培养过程之中。注重加强医学人文精神培养，在医学院校普遍开设医学伦理学、卫生法以及医患沟通课程基础上，新增蕴含医学温度的《医学人文导论》，培养情系人民、服务人民、医德高尚、医术精湛的仁心医者。

2. 落实"大健康"理念。将保障人民全生命周期健康体现在医学教材中，聚焦人民健康服务需求，努力实现"以治病为中心"转向"以健康为中心"，推动医学教育创新发展。为弥合临床与预防的裂痕作出积极探索，梳理临床医学教材体系中公共卫生与预防医学相关课程，建立更为系统的预防医学知识结构。进一步优化重组《流行病学》《预防医学》等教材内容，撤销内容重复的《卫生学》，推进医防协同、医防融合。

3. 守正创新。传承我国几代医学教育家探索形成的具有中国特色的高等医学教育教材体系和人才培养模式，准确反映学科新进展，把握跟进医学教育改革新趋势新要求，推进医科与理科、工科、文科等学科交叉融合，有机衔接毕业后教育和继续教育，着力提升医学生实践能力和创新能力。

4. 坚持新形态教材的纸数一体化设计。数字内容建设与教材知识内容契合,有效服务于教学应用,拓展教学内容和学习过程;充分体现"人工智能+"在我国医学教育数字化转型升级、融合发展中的促进和引领作用。打造融合新技术、新形式和优质资源的新形态教材,推动重塑医学教育教学新生态。

5. 积极适应社会发展,增设一批新教材。包括:聚焦老年医疗、健康服务需求,新增《老年医学》,维护老年健康和生命尊严,与原有的《妇产科学》《儿科学》等形成较为完整的重点人群医学教材体系;重视营养的基础与一线治疗作用,新增《临床营养学》,更新营养治疗理念,规范营养治疗路径,提升营养治疗技能和全民营养素养;以满足重大疾病临床需求为导向,新增《重症医学》,强化重症医学人才的规范化培养,推进实现重症管理关口前移,提升应对突发重大公共卫生事件的能力。

我相信,第十轮教材的修订,能够传承老一辈医学教育家、医学科学家胸怀祖国、服务人民的爱国精神,勇攀高峰、敢为人先的创新精神,追求真理、严谨治学的求实精神,淡泊名利、潜心研究的奉献精神,集智攻关、团结协作的协同精神。在人民卫生出版社与全体编者的共同努力下,新修订教材将全面体现教材的思想性、科学性、先进性、启发性和适用性,以全套新形态教材的崭新面貌,以数字赋能医学教育现代化、培养医学领域时代新人的强劲动力,为推动健康中国建设作出积极贡献。

教育部医学教育专家委员会主任委员

教育部原副部长

林蕙青

2024 年 5 月

# 全国高等学校五年制本科临床医学专业
# 第十轮 规划教材修订说明

全国高等学校五年制本科临床医学专业国家卫生健康委员会规划教材自 1978 年第一轮出版至今已有 46 年的历史。近半个世纪以来，在教育部、国家卫生健康委员会的领导和支持下，以吴阶平、裘法祖、吴孟超、陈灏珠等院士为代表的几代德高望重、有丰富的临床和教学经验、有高度责任感和敬业精神的国内外著名院士、专家、医学家、教育家参与了本套教材的创建和每一轮教材的修订工作，使我国的五年制本科临床医学教材从无到有、从少到多、从多到精，不断丰富、完善与创新，形成了课程门类齐全、学科系统优化、内容衔接合理、结构体系科学的由纸质教材与数字教材、在线课程、专业题库、虚拟仿真和人工智能等深度融合的立体化教材格局。这套教材为我国千百万医学生的培养和成才提供了根本保障，为我国培养了一代又一代高水平、高素质的合格医学人才，为推动我国医疗卫生事业的改革和发展作出了历史性巨大贡献，并通过教材的创新建设和高质量发展，推动了我国高等医学本科教育的改革和发展，促进了我国医药学相关学科或领域的教材建设和教育发展，走出了一条适合中国医药学教育和卫生事业发展实际的具有中国特色医药学教材建设和发展的道路，创建了中国特色医药学教育教材建设模式。老一辈医学教育家和科学家们亲切地称这套教材是中国医学教育的"干细胞"教材。

本套第十轮教材修订启动之时，正是全党上下深入学习贯彻党的二十大精神之际。党的二十大报告首次提出要"加强教材建设和管理"，表明了教材建设是国家事权的重要属性，体现了以习近平同志为核心的党中央对教材工作的高度重视和对"尺寸课本、国之大者"的殷切期望。第十轮教材的修订始终坚持将贯彻落实习近平新时代中国特色社会主义思想和党的二十大精神进教材作为首要任务。同时以高度的政治责任感、使命感和紧迫感，与全体教材编者共同把打造精品落实到每一本教材、每一幅插图、每一个知识点，与全国院校共同将教材审核把关贯穿到编、审、出、修、选、用的每一个环节。

本轮教材修订全面贯彻党的教育方针，全面贯彻落实全国高校思想政治工作会议精神、全国医学教育改革发展工作会议精神、首届全国教材工作会议精神，以及《国务院办公厅关于深化医教协同进一步推进医学教育改革与发展的意见》(国办发〔2017〕63 号)与《国务院办公厅关于加快医学教育创新发展的指导意见》(国办发〔2020〕34 号)对深化医学教育机制体制改革的要求。认真贯彻执行《普通高等学校教材管理办法》，加强教材建设和管理，推进教育数字化，通过第十轮规划教材的全面修订，打造新一轮高质量新形态教材，不断拓展新领域、建设新赛道、激发新动能、形成新优势。

其修订和编写特点如下：

1. **坚持教材立德树人课程思政** 认真贯彻落实教育部《高等学校课程思政建设指导纲要》，以教材思政明确培养什么人、怎样培养人、为谁培养人的根本问题，落实立德树人的根本任务，积极推进习近平新时代中国特色社会主义思想进教材进课堂进头脑，坚持不懈用习近平新时代中国特色社会主义思想铸魂育人。在医学教材中注重加强医德医风教育，着力培养学生"敬佑生命、救死扶伤、甘于奉献、大爱无疆"的医者精神，注重加强医者仁心教育，在培养精湛医术的同时，教育引导学生始终把人民群众生命安全和身体健康放在首位，提升综合素养和人文修养，做党和人民信赖的好医生。

2. **坚持教材守正创新提质增效** 为了更好地适应新时代卫生健康改革及人才培养需求，进一步优化、完善教材品种。新增《重症医学》《老年医学》《临床营养学》《医学人文导论》，以顺应人民健康迫切需求，提高医学生积极应对突发重大公共卫生事件及人口老龄化的能力，提升医学生营养治疗技能，培养医学生传承中华优秀传统文化、厚植大医精诚医者仁心的人文素养。同时，不再修订第9版《卫生学》，将其内容有机融入《预防医学》《医学统计学》等教材，减轻学生课程负担。教材品种的调整，凸显了教材建设顺应新时代自我革新精神的要求。

3. **坚持教材精品质量铸就经典** 教材编写修订工作是在教育部、国家卫生健康委员会的领导和支持下，由全国高等医药教材建设学组规划，临床医学专业教材评审委员会审定，院士专家把关，全国各医学院校知名专家教授编写，人民卫生出版社高质量出版。在首届全国教材建设奖评选过程中，五年制本科临床医学专业第九轮规划教材共有13种教材获奖，其中一等奖5种、二等奖8种，先进个人7人，并助力人卫社荣获先进集体。在全国医学教材中获奖数量与比例之高，独树一帜，足以证明本套教材的精品质量，再造了本套教材经典传承的又一重要里程碑。

4. **坚持教材"三基""五性"编写原则** 教材编写立足临床医学专业五年制本科教育，牢牢坚持教材"三基"（基础理论、基本知识、基本技能）和"五性"（思想性、科学性、先进性、启发性、适用性）编写原则。严格控制纸质教材编写字数，主动响应广大师生坚决反对教材"越编越厚"的强烈呼声；提升全套教材印刷质量，在双色印制基础上，全彩教材调整纸张类型，便于书写、不反光。努力为院校提供最优质的内容、最准确的知识、最生动的载体、最满意的体验。

5. **坚持教材数字赋能开辟新赛道** 为了进一步满足教育数字化需求，实现教材系统化、立体化建设，同步建设了与纸质教材配套的电子教材、数字资源及在线课程。数字资源在延续第九轮教材的教学课件、案例、视频、动画、英文索引词读音、AR互动等内容基础上，创新提供基于虚拟现实和人工智能等技术打造的数字人案例和三维模型，并在教材中融入思维导图、目标测试、思考题解题思路，拓展数字切片、DICOM等图像内容。力争以教材的数字化开发与使用，全方位服务院校教学，持续推动教育数字化转型。

第十轮教材共有56种，均为国家卫生健康委员会"十四五"规划教材。全套教材将于2024年秋季出版发行，数字内容和电子教材也将同步上线。希望全国广大院校在使用过程中能够多提供宝贵意见，反馈使用信息，以逐步修改和完善教材内容，提高教材质量，为第十一轮教材的修订工作建言献策。

# 主编简介

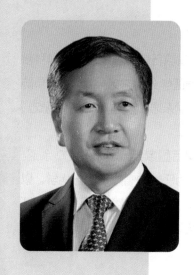

## 沈洪兵

男,中国工程院院士,中国疾病预防控制中心主任,兼任中国抗癌协会副理事长,教育部-江苏省共建肿瘤个体化医学协同创新中心主任,科技部"环境与人类健康"国际联合研究中心主任,中国医学科学院学部委员。

沈洪兵院士曾任南京医科大学校长,长期工作在公共卫生和预防医学教学和科研一线,在科学研究方面主要从事环境与慢性病分子流行病学研究,在慢性病流行病学以及高危人群防治策略、队列研究、健康医疗大数据等方面开展了系列研究,研究成果获国家自然科学奖二等奖、何梁何利基金科学与技术进步奖,以及多项省部级科技奖励。

## 副主编简介

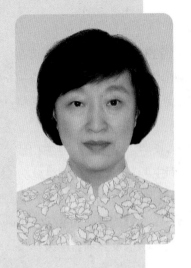

### 赵亚双

女,教授,博士研究生导师。黑龙江省流行病与卫生统计学学科带头人。中华医学会临床流行病学和循证医学分会常务委员,中华预防医学会流行病学分会委员,《中华流行病学杂志》《中华疾病控制杂志》等编委。

从事教学工作至今 36 年。参加编写国家级规划教材 20 余部。曾获黑龙江省优秀教师。主要研究方向为恶性肿瘤分子流行病学。以第一或通信作者发表 SCI 论文 115 篇。获国家自然科学基金资助课题 8 项。获黑龙江省教学成果奖二等奖 1 项、科学技术进步奖二等奖 2 项。

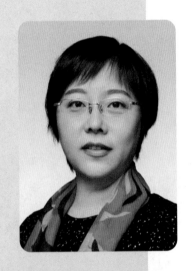

### 刘雅文

女,教授,博士研究生导师。吉林大学公共卫生学院院长。兼任全国医学专业学位教育指导委员会委员、教育部高等学校公共卫生与预防医学类专业教学指导委员会委员、中国抗癌协会肿瘤流行病学专业委员会常务委员、中华预防医学会流行病学分会委员,《中华疾病控制杂志》编委等职务。

从事教学工作 30 年,先后获得吉林省有突出贡献专家、吉林省拔尖创新人才、吉林大学唐敖庆学者、全国高校黄大年式教师团队等荣誉称号。主持承担国家自然科学基金面上项目、国家国际科技合作专项、国家重点研发计划等科研项目;获得吉林省自然科学奖二等奖、吉林省科学技术进步奖二等奖等多项奖励;发表学术论文 100 余篇,SCI 收录 72 篇,领域内高被引论文 1 篇。

# 前言

　　随着时代的发展,流行病学的内涵和研究范畴在不断扩展和深化。新冠疫情的全球蔓延,凸显了公共卫生和流行病学知识在医学研究和实践中的地位和作用。同时,信息化、大数据、人工智能等前沿技术也给流行病学的发展带来了新的机遇。如何在"三基""五性""三特定"原则的基础上,进一步适应我国医学教育和医疗卫生体制改革要求,更好地培养高素质的医学人才,是本次教材改编的主要考虑。

　　经与各位编委充分讨论,结合上一版教材读者反馈意见,以传承、融合和创新为指导思想,我们对本版教材各章节内容进行了调整及更新:①强化课程思政元素,融入国家"一带一路"倡议、《"健康中国 2030"规划纲要》、"人类命运共同体"等理念,既注重专业知识传授,也注重人文精神和家国情怀的培养;②突出新时代"医防融合"的医学教育新思想,帮助医学生更好地理解医疗服务与公共卫生服务协同的意义,树立"大健康"观和全民健康理念;③在坚持"三基"的同时,对流行病学研究领域的新方法和新知识进行适当补充和更新,如数据和图表的更新,补充新型调查技术在流行病学研究中的应用、我国在队列建设方面所取得的重要进展、应用大数据进行新发突发传染病流行病学监测等,确保内容与时俱进;④坚持理论联系实际,方法学部分结合实例介绍,尤其是与我国公共卫生问题紧密结合的案例。

　　在纸质教材的基础上,本版教材还以教学实际需求为导向,遵循数字内容与纸质教材一体化的设计原则,打造了优质的数字资源,包括教学课件、思维导图、案例文档、微课视频、目标测试题等,形式多样,内容丰富,实现了教材、数字资源与课程教学的有机融合,旨在进一步深化课程改革和服务信息化教学,促进学生对于流行病学基础理论和方法的理解,拓宽学生的视野,锻炼学生的思维。

　　本次教材在编写过程中得到了许多专家的支持和帮助。真诚感谢来自全国 14 所高校和医院的编委们的热情支持和辛勤付出,他们严谨的学术态度、扎实的专业知识以及高度的责任心,为本次教材的修订奠定了坚实的基础。感谢中国疾病预防控制中心尹遵栋、周蕾、彭质斌和王哲研究员对"传染病流行病学""疾病监测"等章节提出的宝贵修订意见。感谢南京医科大学教务处及公共卫生学院提供的诸多支持,以及南京医科大学流行病学系杭栋、唐少文等老师为本教材编写和校稿付出的辛勤劳动。

　　由于主编和编委水平有限,教材中还可能存在一些不完善之处,诚恳地希望各院校使用本教材的老师和同学不吝赐教、指正。

沈洪兵

2024 年 3 月

# 目录

# 第一章 | 绪 论

本章数字资源

本章思维导图

流行病学（epidemiology）不仅是预防医学领域的主导学科，也是现代医学领域的一门重要的基础学科，是人类探索疾病病因、开展疾病防制、改善人群健康、制订公共卫生政策与策略的重要工具。流行病学研究的对象是人群，通过对人群中疾病和健康状况的分布及影响因素的研究，探索和评价疾病防制和促进健康的策略和措施。

## 第一节 | 概 述

### 一、流行病学定义

流行病学的英文"epidemiology"来源于希腊文 EPI（在……之中、之上）、DEMO（人群）及 OLOGY（学科），直译为"研究在人群中发生（事情）的学科"。早期，流行病学是以防制传染病为总任务，后来逐渐扩展为所有的疾病及健康状态。1983 年，《流行病学词典》主编 John M. Last 教授将流行病学定义为："Epidemiology is the study of the distribution and determinants of health-related states or events in specified populations, and the application of this study to control of health problems"，即流行病学是研究特定人群中与健康相关的状态和事件的分布及决定因素，以及应用这些研究结果控制健康问题。我国流行病学界在多年实践的基础上，提炼出来的比较公认的流行病学定义为："流行病学是研究疾病和健康状态在人群中的分布及其影响因素，借以制订和评价预防、控制和消灭疾病及促进健康的策略与措施的科学。"这与 Last 的定义基本一致，既适合目前我国的卫生实践，又充分显示了学科的本质，因此本版仍沿用该定义。

上述定义的基本内涵有四点：①流行病学研究的对象是人群，是研究所关注的具有某种特征的人群，而不是某一个个体；②流行病学研究的内容不仅包括疾病，还包括伤害、健康状态及其他相关的卫生事件；③流行病学研究的起点是疾病和健康状态的分布，研究的重点是疾病和健康状态的影响因素；④流行病学研究的最终目的是为预防、控制和消灭疾病以及促进健康提供科学的决策依据。

须提及的是，随着应用领域的扩大，流行病学不但要研究临床疾病，而且要研究亚临床状态、疾病的自然史以及健康状态（如长寿）等问题，包括人类健康相关的"卫生事件（health events）"，甚至超出卫生事件范畴的自然和社会问题，如全球气候变暖、厄尔尼诺与拉尼娜现象、人口"爆炸"与人口老龄化、犯罪、安全管理等，这些均是不可忽视的影响疾病和健康状态及其分布的重要因素。

流行病学定义中特别强调了研究健康状态的分布以及促进健康的问题。疾病和健康是生命过程的不同表现形式，仅仅研究疾病是不全面的，还应该把研究保持和促进健康的因素与影响疾病流行的因素摆在同等重要的位置，共同作为流行病学研究的主题。这与《"健康中国 2030"规划纲要》中倡导的"大健康"的理念是一致的。只有这样，流行病学定义才算完整，才能真正体现流行病学是以全人群为研究对象、以疾病防制和促进健康为最终目的的一门医学基础学科。

### 二、流行病学发展简史

流行病学是人类在与多种疾病，特别是传染病作斗争的实践中逐渐形成和发展起来的。随着人类疾病谱的变化和医学模式的转变，流行病学在研究领域、研究内容以及研究方法等方面都发展迅猛,已成为现代医学领域的一门重要方法学。

### (一) 流行病学的起源

流行病学的一些基本概念,可追溯到两千年前希波克拉底的卫生实践理论。希腊医生希波克拉底(Hippocrates,公元前460—前377年)对流行病学的贡献在于他提出的"环境在疾病的发生中起重要作用"这一理论。他在其著作《论风、水和地方》中指出,气候变化和季节特征与疾病的消长有关,环境对疾病的作用可通过对空气、地域和水的观察而获得,流行(epidemic)一词也是这时期在他的著作中出现的。而几乎在同一时期,在我国也出现了用以描述疾病流行的文字记载("疫""时疫""疫疠")。这一时期直至18世纪可以认为是流行病学学科形成前期,完整的流行病学学科尚未形成,但一些与其密切相关的概念、观察的对象及采取的措施已构成流行病学学科的雏形。

### (二) 流行病学学科的形成

流行病学学科的形成时期是指从18世纪中叶至20世纪40年代,大约200年的时间。这一时期西方开始了工业革命,工业化和城市化发展迅速,人群开始在城市大量聚居,为传染病的大面积流行提供了可能,使人类的健康和生命受到极大威胁,而传染病的肆虐使流行病学学科的诞生成为必然。

在这一时期流行病学主要以研究传染病的人群现象为主,并进行了干预试验的初步尝试,有许多流行病学研究和应用的范例。如1747年,英国海军外科医生James Lind在Salisburg号海船上将12名患坏血病的海员分为6组(每组2人)进行添加不同食物的对比治疗试验,结果发现,食物中添加橘子和柠檬的两名海员几乎完全康复,提示橘子和柠檬等新鲜水果(后被证明是维生素C)可以治疗坏血病,开创了流行病学临床试验的先河。1796年,英国医生Edward Jenner发明了接种牛痘以预防天花的方法,从而使天花这一烈性传染病得到了有效控制,为传染病的预防和控制开创了主动免疫的先河。1802年,Madrid的《西班牙疾病流行史》一书中首次出现了"epidemiologia"一词。1850年,国际上首次在伦敦成立了流行病学学会,标志着流行病学学科的正式形成。1854年,英国著名内科医生John Snow针对伦敦的霍乱流行,创造性地使用了病例分布的标点地图法,对伦敦宽街霍乱流行及不同供水区居民霍乱病死率进行了描述和分析,首次提出了"霍乱介水传播"的观点,并通过干预成功地控制了霍乱的进一步流行,成为流行病学现场调查、分析与控制的经典实例。在2003年3月《医院医师》(Hospital Doctor)所做的一次调查中,John Snow的选票高居榜首,被选为史上"最伟大的医生"。

### (三) 流行病学学科的发展

流行病学学科的发展期大约从20世纪40年代起至今,也被称为现代流行病学时期,这一时期又可以分为三个阶段。

1. 第一阶段为20世纪40年代到50年代,该阶段创造了慢性非传染性疾病病因学研究的方法。由于威胁人类健康的主要公共卫生问题由传染病转向慢性非传染性疾病,流行病学的研究内容也相应地扩大到对慢性非传染性疾病的研究。具有代表性的经典实例当属1950年英国医师Richard Doll和Austin B. Hill的吸烟与肺癌关系的研究,此项研究具有里程碑式的意义。该研究不仅证实了吸烟是肺癌的主要危险因素,而且也证明了病例对照研究方法的巨大功效,同时,也通过队列研究开创了慢性病病因学研究的新局面。另外,开始于1948年的美国弗雷明汉(Framingham)心脏研究,通过对三代人群(1948—、1971—和2002—)的长期随访观察,分析了心血管疾病的发生发展及其影响因素,确定了心脏病、脑卒中和其他相关疾病的重要危险因素,并带来预防医学的革命,改变了医学界和公众对疾病病因的认识,进一步深化人们对流行病学作用的理解。此外,1954年在欧美国家开展的涉及百万学龄儿童的脊髓灰质炎灭活疫苗(又称Salk vaccine)现场试验,不仅证实了该疫苗的保护效果,也为人类实现消灭脊髓灰质炎的目标奠定了基础。这一时期,流行病学工作者越来越认识到统计学方法对于流行病学研究的重要性,流行病学的理论和方法得到了长足发展。如1951年Jerome Cornfield提出了相对危险度、比值比等测量指标;1959年,Nathan Mantel和William Haenszel提出了著名的分层分析法,成为迄今为止被引用最多的流行病学研究方法之一。

2. 第二阶段为 20 世纪 60 年代到 80 年代,是流行病学病因研究和分析方法快速发展的时期。在这一时期,社会经济发生了巨大进步,人们逐渐接受生物-心理-社会医学模式,并认识到疾病的发生发展是自然因素和社会因素、环境外因和个体内因多因素作用的结果,如何提高健康水平和生活质量、延长寿命等问题逐渐成为医学研究的重要内容。流行病学除了研究疾病,还要研究管理、决策与评价,以及考虑人口学特征及社会环境的变化等,将环境与人、社会与保健纳入研究范畴,研究内容包括了环境污染、酒精中毒、吸烟、吸毒、犯罪、心理卫生与健康、健康保护以及卫生政策与评价等。流行病学研究涉及更多的心理和社会因素,流行病学的方法学也随之不断发展。如 Jerome Cornfield 在 1962 年发表了多变量分析方法;1979 年,David L. Sackett 总结了分析性研究中可能发生的 35 种偏倚;而 Olli S. Miettinen 于 1985 年提出了将偏倚分为比较、选择和信息偏倚三大类。与此同时,流行病学方法也被逐步应用到临床医学研究中,形成和发展了临床流行病学和药物流行病学。在这一时期,涌现了多部有影响的流行病学教科书和专著,包括 Brian MacMahon(1970 年)的《流行病学原理和方法》(*Epidemiology:Principles and Methods*)、David E. Lilienfeld(1976 年)的《流行病学基础》(*Foundations of Epidemiology*)和 Kenneth J. Rothman(1986 年)的《现代流行病学》(*Modern Epidemiology*)、John M. Last(1983 年)的《流行病学词典》(*A Dictionary of Epidemiology*)、James J. Schlesselman(1982 年)的《病例对照研究》(*Case-Control Studies*),以及 Norman E. Breslow 和 Nicholas E. Day(1983 年)的《癌症研究的统计学方法》(*Statistical Methods in Cancer Research*)等,标志着流行病学完成了从研究疾病分布到寻求病因的过渡。

3. 第三阶段为 20 世纪 90 年代至今,是流行病学与其他学科交叉融合、应用领域不断扩大的时期。这一时期流行病学与分子生物学学科交叉形成了分子流行病学,并且在 1993 年由 Paul A. Schulte 出版了第一部分子流行病学专著《分子流行病学——原理与实践》(*Molecular Epidemiology:Principles and Practices*),从宏观和微观、环境和宿主(遗传)多个层面深入研究与疾病和健康相关的因素。人类许多疾病的发生发展是环境危险因素与个体遗传易感性共同作用的结果。因此,在科学的流行病学研究设计的基础上,正确应用分子生物学技术以及基因组学、蛋白质组学和代谢组学等组学技术,检测和分析暴露、效应和易感性等各类生物标志物,可以在人群水平上研究和评价环境-基因交互作用在疾病发生发展中的作用,为高危人群的筛选和有针对性的个体化预防提供科学依据。值得注意的是,分子生物学及其他组学技术等只是流行病学研究的一个工具,分子流行病学的研究设计与传统流行病学没有本质区别,以人群和现场为基础,宏观与微观相结合,同时关注环境因素与个体遗传因素是分子流行病学的一个重要特征。

同时,这一时期大样本流行病学队列研究越来越受到重视,多个国家将大样本人群队列研究作为国家战略加以推动。如美国的 Nurses' Health Study、日本的 The JACC Study 以及欧洲的 EPIC 研究等,样本规模均超过 10 万。在此基础上,一些大规模队列进一步完善了生物样本库建设,为开展个体化医疗和人类复杂性疾病病因研究提供了资源平台。如作为全球大规模人群队列研究的"典型范本",英国生物样本库(UK Biobank,UKB)共收集了 50 万名 40~69 岁的英国人健康数据,共有约 1 500 万份生物样本,UKB 特有的开放性为真正实现样本深度分析、数据共享、成功对接医学研发等目标提供了重要支撑。近年来,以中国慢性病前瞻性队列(China Kadoorie Biobank,CKB)、泰州队列等为代表的我国大规模人群队列建设也取得了重要进展,为制订符合我国国情的疾病防控对策提供了新思路与科学依据,也为全球队列研究提供了"中国样本"。

同时,大数据(big data)、人工智能等新技术不断向医学领域渗透,作为一门与数据息息相关的学科,流行病学无疑将受到大数据热潮的影响。大数据的优势在于能够大范围寻找流行病学研究中潜在的关联,利用机器学习算法对大数据挖掘的结果进行合成、转化和管理,提高流行病学研究的效率。如通过电子病历(EHR)的标准化互用、信息资源库数据挖掘技术、健康管理信息系统的研究和远程医疗技术以及区域医疗信息平台等信息学和大数据技术,整合不同来源和内容的医学大数据并合理挖掘,可以快速识别生物标志物和研发药物,快速筛检未知病原和发现可疑致病微生物,开展传染性疾病和慢性非传染性疾病的实时监测与健康管理,为精准医疗提供数据资源和技术支持。

同时,基因组学、转录组学、蛋白质组学、代谢组学、微生物组学、暴露组学等组学分析方法的建立与成熟,为流行病学更细致地定义疾病分类、更深入地阐释发病原因和更准确地预测疾病风险或治疗效果提供了可能,也催生出系统流行病学(systems epidemiology)这一流行病学新分支。系统流行病学是以系统生物学(systems biology)为基础,以数学和计算机技术为手段,整合各生物组学数据,并将通路分析和观察性研究设计相融合,从而加深对人类疾病的生物学机制的认知。未来的流行病学研究将以现有的大规模高质量队列为基础,在系统流行病学设计思想的指导下,对数据、样本的获取和统计分析过程进行严格的质量控制,从而能够更加全面深入地认识疾病的因果联系,为复杂疾病病因研究提供新方法。

### (四) 临床流行病学和循证医学的形成和发展

在流行病学学科的发展过程中,流行病学研究方法和理论逐步应用到临床科研和实践中,形成了临床流行病学(clinical epidemiology),在一定程度上又丰富和发展了流行病学的原理和方法。1938年哈佛大学教授 John R. Paul 首次提出临床流行病学的概念,20 世纪 80 年代以后迅速发展,在美国洛克菲勒基金会的支持下,1982 年建立了国际临床流行病学网(International Clinical Epidemiology Network,INCLEN)。INCLEN 的宗旨是:"在最可靠的临床依据和最有效地使用卫生资源的基础上,促进临床医学实践,从而致力于改善人类健康。"1983 年,我国四川医学院、上海第一医学院、广州中医学院建立了三个临床流行病学"设计、测量、评价"(design,measurement and evaluation,DME)的国家培训中心。1989 年建立了中国临床流行病学网(China Clinical Epidemiology Network,ChinaCLEN)。1990 年,华西医科大学的王家良教授主编出版了我国第一本《临床流行病学》教材,并作为主要内容之一获 1993 年普通高等学校国家级优秀教学成果一等奖。1993 年中华医学会成立了临床流行病学学会,进一步推动了临床流行病学在我国的发展。1997 年成立了《临床流行病学》全国规划教材编写委员会,并在北京举办了中华医学会系列杂志高级编辑讲习班。1998 年,中华医学会临床流行病学学会和中华医学杂志编辑委员会在成都联合召开了全国临床科研设计专题研讨会。2001 年,人民卫生出版社出版了卫生部规划教材、新世纪课程教材《临床流行病学》,此后不断完善更新,对促进临床流行病学在我国的发展及提高临床科研设计水平起到了积极的推动作用。在 2010 年最新出版的《现代流行病学词典》中对"临床流行病学"进行了如下定义:临床流行病学是研究在临床医学中进行科学观察并对其结果作出解释的一门方法学,其任务是应用流行病学的原理和方法,去观察、分析和解释临床医学中的诊断、筛检、治疗、预后以及病因等研究中所遇到的问题。

在临床流行病学发展的基础上,循证医学(evidence-based medicine,EBM)的兴起也受到人们的关注。EBM 是临床流行病学理论和方法学在临床医疗实践中的具体应用,是指对个体病人的临床医疗决策的制订不能单纯依靠经验和直觉,而是要建立在最佳科学研究证据的基础之上。EBM 是一种以治疗病人为目的,不断获得病因、诊断、治疗、预后及其他相关健康信息的自我学习实践活动。通过这一活动,临床医师可以尽最大可能捕捉到可靠的事实证据来解决各种各样的临床问题,正确评价建立在事实证据之上的实践结果,并将这些结果应用于今后的临床实践中,同时还可以评价医师的临床行为。EBM 的原理和方法来自流行病学,主要目的是提高临床科研的水平,提高研究的真实性和实用性,促进现代临床医学的发展。

此外,另一种新的临床流行病学研究理念——真实世界研究(real world study,RWS)也逐渐受到重视。RWS 起源于实用性临床试验,是指在较大的样本量(覆盖具有代表性的更大受试人群)基础上根据病人的实际病情和意愿非随机选择治疗措施开展长期评价,并注重有意义的结局治疗,以进一步评价干预措施的外部有效性和安全性。其涵盖的范围较随机对照试验更宽,除治疗性研究,还可用于诊断、预后、病因等方面的研究。RWS 主要强调临床研究过程中获取数据的环境,其数据主要来源于真实的医疗机构、家庭和社区,而非存在诸多严格限制的科研场所。RWS 可以是观察性研究,也可以是干预性研究,甚至是采用类似随机对照的研究设计,但与传统临床研究的差别在于其主要是在日常医疗实践中的真实无偏倚或偏倚较少的人群中开展的研究。

近年来，随着循证医学的发展，高质量证据不断增加，但如何将证据应用于医学实践，在小范围、特定情境下被证明有效的干预措施能否持续有效地在所有人群中进行推广，成为亟待解决的新问题。在这一背景下，为了弥补证据与实践之间的鸿沟，实施性研究（implementation study）应运而生。实施性研究是指将科学发现及循证干预方法整合到医学实践和健康政策中，从而提高卫生服务的质量和有效性的研究过程。在实施过程中，明确有效的干预措施、实施成功或失败的原因、实施成功的方法。相同的干预内容须根据不同的实践环境制订不同的实施策略，最终产生不同的实施效果，这是实施性研究的特殊性所在。其最终目的是促进干预方法快速、便捷、低成本地被一线实践者所掌握和采用，让目标人群受益的速度更快、范围更广。

## 第二节 | 流行病学研究方法

根据是否由研究者控制研究的条件，或者说是否有人为的干预，流行病学研究方法可以分为两大类，即：观察性研究或观察流行病学（observational epidemiology）和实验性研究或实验流行病学（experimental epidemiology）（图 1-1）。值得提出的是，以往传统的流行病学教科书一般将流行病学研究方法分为三类，即观察性研究（观察法）、实验性研究（实验法）和理论性研究（理论法）。而目前越来越多的学者倾向于不将理论性研究单列为一类研究方法，因为观察性研究和实验性研究中也经常应用数学模型进行理论性研究。因此本教材采用前一种分类。

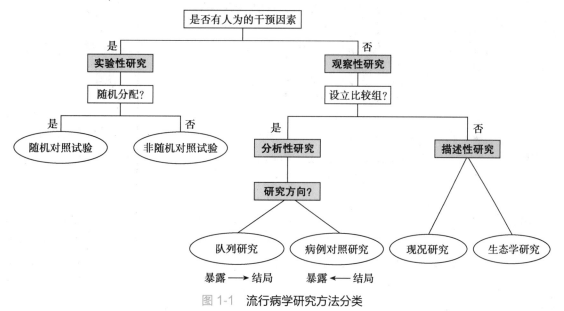

图 1-1 流行病学研究方法分类

（改编自 David A Grimes. The Lancet, 2002, 359:57-61）

在观察性研究中，研究者客观地收集人群相关暴露和疾病的资料，评价暴露与疾病的联系。根据研究开始时是否设立比较组，可将观察性研究进一步区分为描述性研究（主要包括现况研究和生态学研究）和分析性研究（主要包括队列研究和病例对照研究等）。描述性研究主要关心的是疾病在不同人群、不同时间和不同地区的分布规律。描述性研究的资料可以提供有关疾病病因的线索，提出一系列与疾病病因有关的问题，即提出和形成病因假说。分析性研究的任务主要是检验描述流行病学提出的假说，回答描述流行病学提出的问题，找出与疾病发病有关的危险因素，即检验病因假说。然而，在实际工作中，描述性研究与分析性研究的界限有时并不清楚，经过细致设计而获得的描述性研究资料，可能会回答有关病因学方面的问题；而在分析性研究中，也可能会提出新的假说。事实上，各种流行病学研究方法在认识疾病病因的过程中是互相联系和补充的，不能过于机械地理解"描述性研究提出假设,分析性研究检验假设,实验性研究验证假设"的说法。

实验性研究与观察性研究的根本区别在于所研究的因素是否是人为施加的。实验性研究中,研究者控制实验的条件,然后评价干预的效果。实验性研究根据其目的和内容,一般分为临床试验、现场试验和社区干预试验;根据是否随机分配研究对象,又可分为随机对照试验(randomized controlled trial,RCT)和非随机对照试验(non-randomized controlled trial)。

## 一、观察性研究

观察法是流行病学研究的基本方法。流行病学是在人群中进行研究的,由于伦理和资源的限制,研究者不能或不能全部掌握或控制研究对象的暴露等条件,大多数情况下只能进行观察性研究。

### (一) 现况研究

现况研究(prevalence survey)是指在某一人群中应用普查或抽样调查等方法,收集特定时间内某种疾病或健康状况及有关变量的资料,以描述当时疾病或健康状况的分布及可能与疾病有关的因素。从时间上说,现况研究是在某一时点或在短时间内完成,这个时点犹如一个时间断面,故又称为横断面研究(cross-sectional study)。

### (二) 生态学研究

生态学研究(ecological study)是在群体水平上研究某种因素与疾病之间的关系,通过描述不同人群中某因素的暴露状况与疾病的频率,分析该暴露因素与疾病之间的关系。生态学研究在收集资料时,不是以个体为观察和分析的单位,而是以群体为单位,研究人群可以是学校的班级、工厂及城镇,甚至是一个区域或国家的整个人群,这是生态学研究的最基本特征。

### (三) 队列研究

队列研究(cohort study)又称随访研究(follow-up study),是将一个范围明确的人群按暴露因素的有无或暴露程度分为不同的亚组,追踪观察一定期限,比较不同亚组之间某病发病率或死亡率有无差异,从而判断暴露因素与结局有无关联以及关联大小的一种研究方法。

### (四) 病例对照研究

病例对照研究(case-control study)是从研究人群中选择一定数量的某病病人作为病例组,在同一人群中选择一定数量的非某病病人作为对照组,调查病例组与对照组两组人群既往某些暴露因素出现的频率并进行比较,以分析这些因素与疾病的联系。

最常用的三种观察性研究方法为现况研究、病例对照研究和队列研究。以吸烟与肺癌的关联研究为例说明这三种方法之间的联系:队列研究根据是否吸烟将研究对象分为两组,比较两组人群将来肺癌的发病率有无差异;病例对照研究根据是否患肺癌将研究对象分为两组,比较肺癌病例组和对照组两组人群既往吸烟率的分布有无差异;而现况研究只能反映调查当时目标人群中是否吸烟或者有无肺癌以及两者间的关系(图 1-2)。

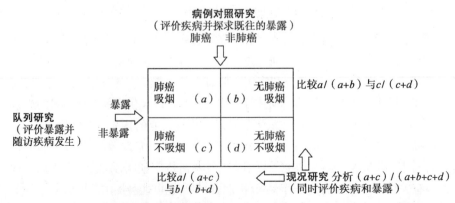

图 1-2 以吸烟与肺癌的关系为例,三类常用的流行病学研究方法示意图

## 二、实验性研究

实验性研究（experimental study）又称干预试验（interventional trial），其基本特征是研究者在一定程度上掌握实验的条件，主动给予研究对象某种干预措施，通过比较人为给予干预措施后的实验组人群与对照组人群的结局，判断干预措施的效果。

### （一）临床试验

临床试验（clinical trial）是以病人为研究对象，遵循随机、对照、盲法和重复的原则，评价某种疾病疗法（如新药或新治疗方案）的优劣，或某种干预措施的效果（如观察病死率或致残率的变化）。临床试验一般要求采用随机对照试验设计，其研究对象必须患有所研究的疾病并且在确诊后很快进入研究，以便及时地安排治疗。此外，实效临床试验（pragmatic clinical trials，PCT）近年来也日益受到关注，是指尽可能接近真实世界临床实践的临床试验，目的是衡量干预措施在常规临床实践中的效果。在实际医疗环境中，若常规的随机无法实现，PCT还可结合病人的意愿和偏好进行分组。

### （二）现场试验

现场试验（field trial）是将研究对象分为两组，一组给予干预措施作为实验组，一组不给予干预措施作为对照组，通过一定时间的观察，比较两组对象中所观察的结局有无差异，从而判断干预措施的效果。现场试验中接受处理或某种预防措施的单位是个人，而不是群体或亚人群。现场试验的主要研究对象为未患病的健康人或高危人群中的个体，并且必须到"现场"（如工厂、学校、乡村或街道等）进行调查，因此也称为人群现场试验。如新型流感疫苗预防流感及人群免疫效果的现场试验。

### （三）社区干预试验

社区干预试验（community intervention trial）又叫社区为基础的公共卫生试验（community-based public health trial）或整群随机试验（cluster randomized trial），是把社区人群作为整体进行试验观察，常用于对某种预防措施或方法在整体人群水平上的效果进行考核或评价。社区干预试验与现场试验的区别在于实施干预措施的基本单位是群体还是个体。如疫苗接种一般是以个体为单位，属于现场试验；但饮用水加氟预防龋齿则不然，是针对水厂供水区域的整个社区人群而不是个体，因此饮用水加氟预防龋齿应采用社区干预试验，可选择两个不同供水来源的社区进行试验。

一个完整的实验性研究一般应具备四个基本特点，即设立对照、随机分组、人为干预、前瞻追踪。如果一项实验性研究缺少其中一个或几个特征，就称为类实验（quasi-experiment，semi-experiment）。实际工作中的类实验多指没有设立对照组，或者设立了对照组但没有随机分配的实验性研究。

流行病学研究中，每种方法各有其适用性和优缺点，将在后续章节中详细介绍。

## 第三节 ｜ 流行病学的重要观点

随着流行病学研究范围的不断扩大，研究方法与技术也在不断发展与完善，主要表现在：①从单因素研究发展为多因素研究；②从单学科研究发展为多学科研究；③从定性研究发展为定性和定量研究相结合。因此，作为医学科学工作者和实践者，学习流行病学应掌握如下重要观点。

### 一、群体的观点

群体的观点是流行病学本身的性质决定的，是学习和应用流行病学的最基本观点。群体和分布是流行病学中两个最基本的概念。流行病学是从宏观和群体的角度认识疾病和健康状态，研究疾病的发生及动态分布，这是区别于其他医学学科最显著的特点之一。流行病学的研究内容是"群体诊断"，是对人群疾病和健康状态的概括。通过"群体诊断"发现群体中存在的主要公共卫生问题，或发生某一公共卫生事件的原因，从而"对症下药"，提出有针对性的预防对策或公共卫生服务计划。值得注意的是，流行病学在应用微观分子生物学研究方法和开展临床个体研究时，实际出发点仍然是"群体"。

## 二、比较的观点

在流行病学研究中自始至终贯穿着比较的思想,比较的观点是流行病学方法的核心。有比较才有鉴别。队列研究中的暴露组和非暴露组、病例对照研究中的病例组和对照组、临床随机对照试验中的试验组和对照组等均贯穿着观察、比较和分析的观点,只有通过比较,才能发现疾病发生的原因或线索,科学评价临床治疗药物或方案的效果。如比较吸烟组和非吸烟组的肺癌死亡率,对比冠心病组和对照组的高血压患病率;又如,在临床上,一种新药对某病的治愈率为80%,那么该治愈率是高还是低呢? 只有与传统治疗方法的治愈率或其他对照组治疗方法的治愈率比较后才能作出判断。

## 三、概率论的观点

流行病学极少用绝对数表示疾病或健康状况的分布情况,因为绝对数不能显示人群中发病的强度和/或死亡的危险度,在进行群体间比较时多使用发病率和死亡率等频率指标。流行病学中得到的危险度及各种率,实际上是对相应问题的概率参数的估计值,而不是绝对值。如不能因为某个吸烟的人长寿且没有发生肺癌而否认吸烟是肺癌的一个重要病因,而应当从概率论的角度认识吸烟者比不吸烟者患肺癌的危险(即概率)要高。

## 四、社会医学的观点

医学学科是兼有自然科学和社会科学属性的综合性学科。疾病的病因常常离不开社会因素,公众健康与社会进步、经济发展的关系也日益明显;而且医学实践具有社会性的特点,医学只有借助全社会的力量才能产生最广泛、最有效的影响。人同时具有生物属性和社会属性,人类的健康和疾病与环境因素有着密不可分的关系。人类的疾病和健康状态不仅是人体自身的问题,同时与生态环境有关。生态环境包括自然环境和社会环境。自然环境包括大气、水、土壤、生物和各种矿产资源,是人类赖以生存和发展的物质基础。社会环境是社会政治、经济、文化、教育、家庭等的综合,包括社会制度、经济体制、风俗习惯等,是人类生产和生活的必需条件。人体的健康与疾病不仅受自然环境的影响,而且受社会环境的制约。

## 五、多病因论的观点

无论是传染病还是慢性非传染性疾病,其病因都不是单一的,而是遗传与环境(包括社会环境)等多种因素综合作用的结果,只不过对于不同的疾病,遗传因素与各种环境因素各自作用的大小有所不同而已。生物-心理-社会医学模式要求整合生物医学、行为科学和社会医学等方面的研究成果,需要应用三维或多维的思维方式去观察和解决人类的健康问题。

# 第四节 │ 流行病学的应用

流行病学是一门应用性很强的医学科研方法学,研究范围包括了与人类疾病或健康有关的一切问题。随着医学模式的转变以及流行病学原理和研究方法的发展,其应用范围不断扩展,具体可概括为以下几方面。

## 一、描述疾病或健康状态的分布及其特点

疾病(或健康状态)的分布是指在不同时间、不同地区及不同人群(年龄、性别、种族、职业等)中疾病(或健康状态)的发生频率和动态变化,描述疾病(或健康状态)的分布便于对社区和特定人群健康作出群体诊断。在流行病学方法中,描述性研究可以把疾病或健康相关问题在不同时间、空间和人群的分布数量或频率及其特点展示出来,有助于确定这些疾病或健康问题的相对重要性和需要优先

考虑的问题,同时发现需要特殊保护的易感人群。如我国多次进行的全国范围内的恶性肿瘤、糖尿病、高血压等流行病学调查,为了解相关疾病的分布特征及流行规律提供了大量的数据。此外,我国开展的疾病监测工作,如传染病监测、慢性非传染性疾病监测、死因监测等,可以长期、连续、系统地收集疾病的动态分布及其影响因素的资料,进而为制订、完善和评价疾病预防控制措施与策略提供重要的科学依据。

## 二、探讨疾病病因与影响流行的因素

疾病病因是流行病学最主要的研究内容。许多疾病特别是一些慢性非传染性疾病的病因至今尚不完全明了,流行病学可以探讨疾病的病因以及影响流行的因素,从而制订预防或控制这些疾病的策略及措施。只有透彻了解疾病发生、发展或流行的原因,才能更好地防制乃至消灭某一疾病。

无论是传染病还是慢性非传染性疾病,其发生发展均是多种因素综合作用的结果,是由多病因导致的,流行病学的主要作用之一就是发现这些病因或危险因素。既往研究已经明确了多种传染病的病因,如结核分枝杆菌是人类结核病的病原菌、HIV 感染导致艾滋病发生等。慢性非传染性疾病也已经有一部分病因得以阐明,如膳食、吸烟、饮酒、高体重指数以及遗传因素等,而且绝大多数都受到遗传-环境交互作用的影响。另外,某些疾病真正的病因尚未被完全阐明,但已发现诸多危险因素,据此防制疾病仍可达到很好的效果。如霍乱的直接病因是霍乱弧菌,可以通过污染的水或不洁食物传播,适合于霍乱弧菌生长繁殖的水和食物是造成霍乱传播的危险因子,因此,注重饮水消毒和食品卫生即可有效地预防霍乱。由此可见,流行病学工作不拘泥于必须找到直接病因或病原,若找到一些关键的危险因素或因子,也能在很大程度上解决疾病防制的问题。这是流行病学应用中的一大特点。

## 三、疾病诊断、治疗与防制措施的效果评价

流行病学作为临床医学研究的方法学,用于研究病人及其群体的诊断、治疗、预后以及预防保健的措施和评价,这是临床流行病学和循证医学研究的重要内容。

通过流行病学方法可对筛检试验、诊断试验或其他诊断方法进行灵敏度和特异度等真实性、可靠性和收益的评价,将有助于正确地选用各种筛检试验或诊断试验,科学地解释试验的结果。如美国国家肺癌筛查试验(NLST)的研究结果显示,低剂量 CT 用于肺癌筛查的灵敏度为 93.8%(95% $CI$:90.6%~96.3%),特异度为 73.4%(95% $CI$:72.8%~73.9%);与 X 线检查相比,低剂量 CT 筛查可使重度吸烟人群肺癌累积病死率降低 20%。

科学地评价药物或临床疗法的疗效也是目前临床流行病学的重要应用,这种应用不仅促进了循证医学的产生,还形成了有关临床疗效的整套评价原则。预防和控制疾病的任何药物、疗法或措施的效果也都应当在人群的基础上进行检验和评价,没有经过严格流行病学评价的干预措施通常是不能轻易地应用于人群的。

## 四、揭示疾病完整的自然史

疾病的自然史可分为群体的疾病自然史和个体的疾病自然史。疾病在自然人群中发生发展和消长规律的整个过程称为群体的疾病自然史,是流行病学意义上的疾病自然史。疾病在个体中有临床前期、临床期和临床后期的自然发生发展过程,称为个体的疾病自然史。

以群体为基础的疾病自然史的研究有助于早期预防和发现疾病,了解疾病的转归和规律,适时采取有效措施以促进恢复健康。如相关数据分析显示,从 2003 年 2 月 15 日至 4 月 30 日,中国香港特别行政区累计确诊严重急性呼吸综合征(SARS)病人 1 540 例,病例数在 2 月 15 日开始逐渐增加,在 3 月 25 日和 27 日达到顶峰,然后逐渐降低。个体的疾病自然史在流行病学上也有其应用价值,当同一类型的个体病人累积到一定的数量时,可采用流行病学方法分析比较疾病的病程,以及不同年龄、性别、地区各种疾病结局(如痊愈、死亡、并发症)的概率等。此外,当无法通过直接随访病人获得疾

病的过程和病程长短时,有时可用各种疾病频率测量指标之间的关系来推导这些变量。如研究者可利用子宫颈癌的发病率和患病率资料估计该病的平均病程。

## 五、疾病防制和健康促进

流行病学研究的终极目标就是预防、控制和消灭疾病及促进健康。疾病预防和控制主要从两方面考虑。一是要预防疾病的发生或消灭疾病;二是要控制疾病发生后的蔓延、病程的进展或减缓发展,减少并发症、后遗症,降低病死率。如基于河南林县(现林州市)食管癌高发区开展的一系列流行病学调查,为我国食管癌的防治提供了重要依据。通过加强营养干预、早期筛查和手术治疗等手段,20 世纪 90 年代后,在林县模式的影响和推动下,全国食管癌的发病率和死亡率都明显降低。除了预防疾病的发生,流行病学在制订促进人群健康的策略和措施,开展社区卫生服务和社区干预方面发挥了重要的作用。目前有关健康促进的研究还处于兴起阶段,但是这方面越来越受到重视,必将成为今后的研究热点。

## 六、卫生决策和评价

流行病学可用于研究和促进卫生服务的实施和利用,用于卫生决策和评价。在一个地区或特定人群范围内,为减少疾病、保障健康,如何规划卫生、保健服务项目,如何确定优先项目,如何使有限的卫生资源发挥最好的效益等,是卫生管理部门经常遇到的问题。卫生行政及相关业务人员只有掌握流行病学的知识,形成流行病学的观点,才能从群体和社区的角度来考虑和处理所负责范围的疾病和健康问题。

防制工作规划的制订及防制措施的评价,确定防制的重点疾病和重点人群都需要通过流行病学调查,了解各种疾病的发病率、患病率及其变动趋势,以及主要危险因素的背景资料,才能做到有的放矢,事半功倍。卫生行政管理部门经常需要对医疗、卫生及保健服务方面的建设、资源分配及项目选择等作出决策,从而制订出相应的政策。而正确的决策需要建立在充分的流行病学调查研究的基础上,即首先要了解该地区疾病与健康状况的分布,重点的疾病和影响健康的因素,现有卫生资源与实际需要的适应情况等。此外,卫生决策是否正确、各种卫生服务的效益如何,亦需要应用流行病学的方法进行评价。

## 第五节 ｜ 流行病学与临床医学的关系

临床医学一般以出现症状的病人个体为研究对象,以明确诊断和治愈病人为主要目的。流行病学则从群体宏观的角度研究医学问题,从疾病或健康状况在人群中的分布入手,研究其分布的原因及疾病发生发展的影响因素,是探索疾病病因、开展疾病防制、促进人群健康的重要方法学。流行病学的目标与医学整体的目标相一致。

随着医学科学和技术的迅猛发展,特别是进入转化医学时代,学科之间的渗透和融合越来越普遍。流行病学作为一门重要的方法学,在临床医学研究中的作用日益重要,使医学研究的角度更加全面、方法更加完善、内容更加充实、结论更加科学可靠。

临床医生如能掌握、运用流行病学的思维和研究方法,则有利于树立群体的观念,可以将对病人的观察扩大到对人群的观察。流行病学的群体诊断是对临床医学个体诊断的综合、分析和升华。反过来,临床医学的基本理论和方法、从健康到疾病的各个阶段的检测和诊断、疾病的各种不同的临床表现等知识可启发流行病学工作者的思维。自 20 世纪 80 年代以来,临床流行病学这一流行病学的分支学科得到了长足发展,其是临床医生在临床研究和治疗中,创造性地将流行病学及卫生统计学的原理和方法与临床医学有机地结合,用于研究病人及其群体的诊断、治疗、预后以及保健的决策和评价。临床流行病学发展丰富了临床医学研究的方法学,从而深化了对疾病发生、发展和转归整体规律的认识,提高了对疾病的诊断和治疗水平。

因此,临床医学生学习流行病学有着重要的意义。首先,流行病学的理论和方法可以帮助医学生树立整体医学观,促进实现医学模式的转变,即从单一的生物医学模式向生物 - 心理 - 社会医学模式转变,从一维的、以疾病为中心的模式向三维或多维的、以病人为中心的模式转变;其次,学习流行病学可以帮助医学生在完整的背景(包括社会背景、社区背景、家庭背景、个人背景和疾患背景等)下观察、研究和解决病人的健康问题,从而实现由关心病人个体到关心病人群体乃至群体健康的转变;再次,通过系统地学习流行病学,医学生能在更高的层次上完整地、全面地、系统地分析和解决疾病和健康问题。

## 第六节 ｜ 流行病学研究中的伦理学问题

1964 年,《赫尔辛基宣言》的基本原则要求涉及人体的医学研究"必须尊重受试者自我保护的权利,应采取尽可能谨慎的态度以尊重受试者的隐私权,并将对受试者身体、精神以及人格的影响减至最小"。在流行病学研究中,调查对象是病人或有可能发病者,是涉及人群(人体)的研究。因此,如何正确地认识研究中涉及的伦理学问题,解决伦理学冲突及保护研究对象的权利已成为流行病学研究中备受关注的问题。

以往对涉及人体研究的伦理学问题的重视仅限于实验流行病学。例如,在临床试验中,部分研究者可能会出于不同的考虑,隐瞒试验目的,歪曲试验干预措施效果,或故意隐瞒对干预措施安全性、有效性及毒副作用的评价,从而给受试者的身体、精神以及人格带来巨大伤害。随着分子和遗传流行学特别是人类基因组流行病学的兴起,越来越多的流行病学研究和疾病监测活动会涉及个体的遗传信息,相关的伦理学问题日益复杂。如有乳腺癌易感基因 *BRCA1* 突变的病人,其发生乳腺癌的概率显著增加。在这种情况下,医护人员是否有责任告知具有 *BRCA1* 基因突变的病人其患病的可能性以及家属在遗传上的风险? 对于不同的人而言,知道自己患病可能会造成正面或负面的不同影响。因此,是否告知是一个具有争议性的伦理问题。

目前,有学者结合伦理学以及流行病学研究的特点,提出了流行病学研究须遵循的多个伦理原则:①尊重原则。要求流行病学研究应尊重接受研究者的人格、尊严和价值,尊重人的自主和知情同意权,保护隐私和保守秘密。②公正原则。要求对待接受研究者应该平等,不因其性别、年龄、肤色、民族、文化程度、身体状况、经济状况或地位高低的不同而区别对待,对接受研究者决不能歧视。③不伤害原则。要求流行病学试验要保证干预措施对受试者是有益而无害的,要保证将对受试者身体、精神以及人格的伤害减至最小。国际医学科学组织理事会与世界卫生组织(WHO)在 1991 年发布、2008 年修订的《流行病学研究国际伦理审查指南》(*International Ethical Guidelines for Epidemiological Studies*)中指出,在促进既定公共卫生目标的同时,遵循社会公正、尊重人以及对个人的伤害最小化的原则,并对流行病学研究中的伦理审查委员会的职能、研究者的伦理义务、受试者的权利、隐私保护、知情同意等问题进行了详细讨论。此外,部分国家和地区也颁布了流行病学研究的伦理指南。如新西兰的国家伦理咨询委员会(National Ethics Advisory Committee)在 2012 年颁布的《关于观察性研究的伦理指南》,比较细致地针对观察性研究给出了伦理建议。目前,我国尚无专门针对流行病学研究的伦理审查指南,但具体针对临床研究的伦理审查思路与国际规范是一致的。

此外,在流行病学调查和研究中,还需要重视多方面的法律法规问题。如现场流行病学调查与《中华人民共和国传染病防治法》《中华人民共和国食品安全法》《中华人民共和国职业病防治法》《中华人民共和国国境卫生检疫法》等法律法规密切相关,受其制约和限制。同时,在获取调查对象信息和开展样本检测时,需要注意隐私保护,维护公众健康、国家安全和社会公共利益,遵守《中华人民共和国生物安全法》和《中华人民共和国人类遗传资源管理条例》的相关规定等。

(沈洪兵)

# 第二章 | 疾病的分布

疾病的分布（distribution of disease）是指疾病在不同地区、不同人群及不同时间的发病、死亡及患病水平等。描述疾病的分布特征既是流行病学研究工作的起点和基础，也是研究疾病流行规律和病因的重要组成部分。研究疾病的分布有助于认识疾病在人群中发生和转归的规律，并为进一步探讨病因提供线索，有助于政府部门确定卫生服务的工作重点，为合理地制订疾病防治、人群保健策略和措施提供科学依据。

## 第一节 | 研究疾病分布常用的测量指标

描述疾病分布的方法是将流行病学调查的资料或其他常规资料按不同地区、时间和人群的特征（或变量）分组，并通过计算相关疾病发生或死亡等测量指标来分析、比较疾病在不同地区、不同时间和不同人群的分布现象，归纳并分析其分布规律。常用疾病分布测量指标如下。

### 一、发病指标

#### （一）发病率

发病率（incidence rate）是指一定时期内，特定人群中某病新病例出现的频率。

$$发病率 = \frac{一定时期内某人群中某病新病例数}{同期暴露人口数} \times k \qquad 式（2-1）$$

$k=100\%、1\,000‰、10\,000/万或100\,000/10\,万$

计算发病率时可根据研究的病种及研究问题特点来选择时间单位，一般多以年为时间单位。发病率的分子为新发病例数，而新病例的确定则依据发病的时间。对发病时间不易确定的一些疾病，如恶性肿瘤、高血压、糖尿病等，可将初次诊断时间作为发病时间。新病例是指观察期间内发生某病的病人，有时一个人在观察期间内可能会多次发生同种疾病。如一个人在一年内可患几次腹泻或几次感冒，则应计为多个新发病例数。发病率的分母是指所规定的暴露人口，即在观察期间内，观察人群中所有可能患该病的人。观察人群中不可能患该病的人，如研究传染病的发病率时，已获得特异性免疫的人群，则不应包括在分母中。但是，由于在实际工作中准确的暴露人口数往往不易获得，因此一般用年平均人口数（以某年7月1日零时人口数，或年初、年末人口数之和除以2作为年平均人口数）作为分母。

某病的发病率还可以按年龄、性别、职业及地区等不同特征分别计算，称为发病专率。发病率是一个重要的常用指标，对于描述死亡率极低或非致死性的疾病尤为重要。常用来描述疾病的分布、探讨发病因素、提出病因假设和评价防制措施的效果等。

发病率的准确性受很多因素的影响，如报告制度是否健全以及诊断疾病的水平高低等。在比较不同地区人群的发病率时，考虑到年龄和性别构成的不同，应对发病率进行标化。率的标准化计算方法有直接法和间接法两种，具体计算公式请参考统计学内容。

#### （二）罹患率

罹患率（attack rate）与发病率一样，都是测量新发病例频率的指标。其计算公式为：

$$罹患率 = \frac{观察期间内新发病例数}{同期暴露人口数} \times k \qquad 式(2-2)$$

$k$=100% 或 1 000‰

罹患率与发病率相同之处是分子均为新发病例数,不同之处是罹患率一般多用于衡量小范围、短时间的发病频率,是以月、周、日或一个流行期为时间单位。罹患率的优点是可以根据暴露程度精确地测量发病率,多用于描述食物中毒、职业中毒及传染病的暴发流行。

### (三) 患病率

患病率(prevalence rate)亦称现患率或流行率,是指在特定时间内,一定人群中某病新旧病例数所占的比例。

$$患病率 = \frac{特定时间内某人群中某病新旧病例数}{同期观察人口数} \times k \qquad 式(2-3)$$

$k$=100%、1 000‰、10 000/万或 100 000/10 万

患病率与发病率的区别:①患病率的分子为特定时间内所调查人群中某病新旧病例的总和,而发病率的分子则为一定时期内暴露人群中某病的新发病例数;②患病率是由横断面研究获得的疾病频率,是衡量疾病的存在或流行情况的静态指标,而发病率是由发病报告或队列研究获得的疾病频率,是衡量疾病发生情况的动态指标。

人群中某病患病率的高低受很多因素的影响,其中发病率和病程对患病率的影响较大。当某地某病的发病率和病程在相当长的时间内保持稳定时,则患病率、发病率和病程三者之间存在下述关系。

患病率=发病率×病程,因而可以根据患病率和发病率计算出平均病程。

患病率升高和降低的意义应视疾病的实际情况而定。如某些疾病的患病率增高,既可能是发病率真的增高,也可能是诊断水平的改进或治疗水平的提高(虽不能完全治愈疾病但能使病人寿命延长)所致。同理,某些疾病的患病率降低,可能与发病率下降有关,也可能与治疗措施的改进使治愈率提高,从而使病人病程缩短有关。另外,患病率的升高和降低还与健康者与病例的迁入或迁出、报告率的提高或降低等因素有关。因此,患病率的变化要结合发病率、生存率及治愈率等方面的资料进行综合分析,才能得出正确的结论。

实际应用中,患病率对于病程短的疾病价值并不大,而对于一些病程长的慢性病,则能为流行状况提供有价值的信息,并可反映某地区人群某病的疾病负担程度。此外,可依据患病率来合理地规划卫生设施、人力、物力及卫生资源,研究疾病流行因素及监测慢性病的控制效果等。

### (四) 感染率

感染率(infection rate)是指在受检查的人群中,某病现有的感染人数所占的比率,通常用百分率表示。

$$感染率 = \frac{受检者中的阳性人数}{受检人数} \times 100\% \qquad 式(2-4)$$

感染率的性质与患病率相似。患病率的分子是指病例,而感染率的分子是指感染者。人感染某些传染病,可能不出现任何临床症状,但可通过病原学、血清学及皮肤试验等检测方法获知是否感染。感染率用途广泛,特别是在具有较多隐性感染的传染病和寄生虫病等的调查中,常用于研究疾病的感染状况和防制工作的效果,估计某病的流行态势,也可为制订防制措施提供依据。

### (五) 续发率

续发率(secondary attack rate,SAR)也称二代发病率。指在一定观察期内某种传染病在易感接触者中二代病例出现的百分率。易感接触者中出现的第一例病例称为"原发病例",不计算在续发

率内。自原发病例出现后,在该病最短潜伏期至最长潜伏期之间发生的病例称为续发病例,即二代病例。

$$续发率 = \frac{易感接触者中的二代病例数}{易感接触者总数} \times 100\% \qquad 式(2\text{-}5)$$

计算续发率时要掌握的资料有:①原发病例的发病时间;②接触者中易感者人数;③观察期间内发生的二代病例数。

续发率常用于家庭、集体单位或幼儿园等发生传染病时的流行病学调查。可用于分析比较不同传染病传染力的大小、流行因素及评价防制措施等。

## 二、死亡指标

### (一) 死亡率

死亡率(mortality rate)是指某人群在一定期间内死于所有原因的人数在该人群中所占的比例。死亡率是测量人群死亡危险最常用的指标,其分子为某人群某年总死亡人数,分母为该人群同年平均人口数。常以年为单位计算。

$$死亡率 = \frac{某人群某年总死亡人数}{该人群同年平均人口数} \times k \qquad 式(2\text{-}6)$$

$k$=1 000‰、10 000/万或 100 000/10 万

死于所有原因的死亡率是一种未经过调整的死亡率,所以通常被称为粗死亡率(crude death rate)。粗死亡率反映一个人群的总死亡水平,是衡量人群因病伤死亡危险性大小的指标,是一个国家或地区文化、卫生水平的综合反映。其不仅反映一个国家或地区在不同时期的居民健康状况和卫生保健水平,也可为确定当地卫生保健的需求和制订规划提供科学依据。对于病死率高的疾病如胰腺癌等,其死亡率基本上可以反映该病的发病水平。但是对于非致死性疾病如普通感冒、关节炎等,进行死亡率的分析是不恰当的。有些疾病虽然发病率很高,但因其病死率较低,故也不适合用死亡率进行分析。

比较各地区死亡率时,应特别注意人口构成存在的差异,因此,用标化死亡率进行比较才有助于得出正确的结论。如甲、乙两地在未标化前的肺癌死亡率是相同的,但实际上乙地人群的肺癌死亡率要明显地高于甲地,其原因在于甲地人口构成中男性老年人口居多,而肺癌的死亡率又与年龄和性别有关,所以用未标化率进行比较时,就会得出甲、乙两地肺癌死亡率相同的错误结论。

按疾病的种类、年龄、性别、职业或种族等分类计算的死亡率称为死亡专率。计算死亡专率时,分母必须是与分子相对应的人口数。如计算某地 40 岁以上男性肺癌的死亡专率,分母应是该地 40 岁以上的男性人口数,而不能用该地区的全人口数。

### (二) 婴儿死亡率

婴儿死亡率(infant mortality rate)指某年内未满 1 周岁婴儿死亡数与同年内活产婴儿数的比值。一般以年度为计算单位,以千分率表示。

$$婴儿死亡率 = \frac{某年未满 1 周岁婴儿死亡数}{同年活产婴儿数} \times 1\ 000‰ \qquad 式(2\text{-}7)$$

婴儿对外界的抵抗力差,极易患病而导致死亡。婴儿死亡率与妇幼保健事业密切相关,是一项衡量一个国家或地区的经济发展、社会卫生状况及居民健康水平的敏感指标。在人民生活水平高、环境卫生条件和医疗保健服务好的地区,婴儿死亡率一般比较低;反之,婴儿死亡率较高。婴儿死亡率不受年龄的影响,不同地区或国家间可以直接进行比较。

## (三) 5岁以下儿童死亡率

5岁以下儿童死亡率(under-five mortality rate)指某年5岁以下儿童死亡数(包括婴儿死亡数)与同年活产数的比值。与婴儿死亡率相同,也是以年度为计算单位,以千分率表示。

$$5岁以下儿童死亡率 = \frac{某年5岁以下儿童死亡数}{同年活产数} \times 1\,000‰ \qquad 式(2-8)$$

在一些发展中国家,由于婴儿死亡率资料较难获得,且5岁以下儿童死亡水平又比较高,因此,可用5岁以下儿童死亡率来反映婴幼儿的死亡水平。在国际上,该指标也是用来衡量一个国家或地区经济社会发展状况和人民健康水平的重要指标之一。

## (四) 孕产妇死亡率

孕产妇死亡率(maternal mortality rate)指某年孕产妇死亡数与同年活产数之比。常以万分率或十万分率表示。

$$孕产妇死亡率 = \frac{某年孕产妇死亡数}{同年活产数} \times k \qquad 式(2-9)$$

$k=10\,000/万或100\,000/10万$

孕产妇死亡率不仅可以作为评价一个国家或地区妇幼保健工作质量的指标,还可以间接反映一个国家或地区的卫生文化水平情况。

## (五) 病死率

病死率(fatality rate)表示一定期间内,患某病的全部病人中因该病而死亡的比例。

$$病死率 = \frac{一定期间内因某病死亡人数}{同期患某病的人数} \times 100\% \qquad 式(2-10)$$

如果某病的死亡专率与发病专率处于比较稳定的状态,病死率也可由死亡专率与发病专率推算而得。

$$某病病死率 = \frac{该病死亡专率}{该病发病专率} \times 100\% \qquad 式(2-11)$$

病死率通常多用于病程短的急性病,如各种急性传染病、脑卒中、心肌梗死等,以衡量疾病对人生命的威胁程度。病死率受疾病严重程度和医疗水平的影响,同时也与能否被早期诊断、诊断水平及病原体的毒力等因素有关。因此,当用病死率作为指标评价不同医院的医疗水平时,应考虑上述因素影响的大小及不同医院入院病人的病情严重程度。

应当注意,在不同场合下,计算病死率所使用的分母是不同的,如计算住院病人中某病的病死率,分母为该病病人的住院人数;而计算某种急性传染病的病死率,其分母为该病的所有发病人数。

## (六) 生存率

生存率(survival rate)是指患某种疾病的人(或接受某种治疗措施的病人)经 $n$ 年的随访,到随访结束时仍存活的病例数占观察病例总数的比例。

$$n年生存率 = \frac{随访满n年尚存活的病例数}{开始随访的病例数} \times 100\% \qquad 式(2-12)$$

生存率常用于评价某些慢性病如癌症及心血管疾病等的远期疗效。应用该指标时,应确定随访开始日期和截止日期。开始日期一般为确诊日期、出院日期或手术日期,截止日期通常可为1年、3年、5年或10年,即可计算1年、3年、5年或10年的生存率。

为了更充分地利用随访观察所获得的信息,近年来生存率分析多用于队列研究对结局的衡量,并可借助于寿命表等方法来研究疾病预后的影响因素。

### 三、疾病负担指标

疾病负担(burden of disease)是指疾病给人类造成的损失,一般定义为疾病及其导致的生理、心理问题对健康和社会的危害,以及对疾病结局如死亡、失能和康复所带来的后果和影响,主要分为健康和寿命损失以及经济损失两个方面。

#### (一)潜在减寿年数

潜在减寿年数(potential years of life lost,PYLL)是指某病某年龄组人群死亡者的期望寿命与实际死亡年龄之差的总和,即死亡所造成的寿命损失。其以期望寿命为基础,计算不同年龄死亡造成的潜在寿命损失年,强调了早亡对健康的影响,定量地估计了疾病造成早亡的程度。

$$PYLL = \sum_{i=1}^{e} a_i d_i \qquad \text{式(2-13)}$$

式中:$e$ 为预期寿命(岁),$i$ 为年龄组(通常计算其年龄组中值),$a_i$ 为剩余年龄,$a_i = e-(i+0.5)$,其意义为:当死亡发生于某年龄(组)$i$ 时,至活到 $e$ 岁还剩余的年龄。由于死亡年龄通常以上一个生日计算,所以尚应加上一个平均值 0.5 岁,$d_i$ 为某年龄组的死亡人数。

该指标在考虑死亡数量的基础上,以期望寿命为基准,进一步衡量死亡造成的寿命损失,强调了早亡对健康的损害。其不仅考虑到死亡率水平的高低,还考虑到死亡发生时的年龄对预期寿命的影响。PYLL 可用于比较不同原因所致的寿命减少年数,可衡量各种死因对人群的危害程度,筛选确定重点卫生问题;可用于防制措施效果的评价和卫生政策的分析。

#### (二)伤残调整寿命年

伤残调整寿命年(disability-adjusted life year,DALY)是指从发病到死亡所损失的全部健康寿命年,包括因早亡所致的寿命损失年(years of life lost,YLL)和疾病所致伤残引起的健康寿命损失年(years lived with disability,YLD)两部分。特定疾病可造成早亡与残疾(暂时失能与永久残疾)两方面的危害,这些危害的结果均可减少人类的健康寿命。伤残调整寿命年将因各种疾病引起的早亡造成的寿命损失与因伤残引起的健康寿命损失结合起来加以测算,是反映疾病对人群寿命损失影响的综合指标,有助于科学地分析该地区危害健康的主要疾病和主要卫生问题。

该指标可以用于全球、某一个国家或某一个地区疾病负担的分析。对不同地区,不同人群(如不同性别、年龄)、不同病种进行 DALY 分布的分析,可以帮助确定危害人群健康的高发地区、重点人群和主要病种,为确定防制重点提供重要信息依据。应用 DALY 还可进行卫生经济学评价,如成本-效果分析,比较不同干预策略和措施降低 DALY 的花费和效果;研究不同病种、不同干预措施挽回一个 DALY 所需的成本,以求采用最佳干预措施来防制重点疾病,使有限的资源发挥更大作用。

#### (三)期望寿命和健康期望寿命

1. 期望寿命 期望寿命(life expectancy)记为 $e_x$,是指同时出生的一代人活到 $x$ 岁时,尚能生存的平均年数,即该年龄段的生存总人年数 $T_x$ 除以尚存活人数 $l_x$。其公式为:

$$e_x = \frac{T_x}{l_x} \qquad \text{式(2-14)}$$

期望寿命又称预期寿命,从人群 0 岁开始计算的期望寿命 $e_0$ 通常称为人口平均预期寿命。

期望寿命既可综合反映各年龄组的死亡水平,又能以期望寿命的长短表明人群的健康水平,其是社会、经济、文化和卫生发展水平的综合体现。通过期望寿命的比较,可以衡量不同地区或国家人群的健康水平,这是不同国家、不同时期健康水平进行比较的最常用指标。

**2. 健康期望寿命** 健康期望寿命(healthy life expectancy,HALE)是指考虑年龄别死亡率、患病率和不同健康状况下,某年龄人群预期在健康状态下生存的年数。期望寿命等传统健康指标只关注了死亡这一健康结局,在反映居民健康状况变化时敏感性逐渐下降。1999年,世界卫生组织开始使用健康期望寿命作为量化人口健康状况的绩效指标。健康期望寿命不仅考虑了生命的长度,而且反映了生命的质量,由于不受人口规模和年龄结构的影响,不同人群间可以直接进行比较。健康期望寿命的测算可更直观、更全面地反映人口年龄及健康水平变化,为卫生行政部门制订远期的健康需求规划提供更有价值的参考依据。

健康期望寿命受年龄、性别、空间地理、社会经济状况、婚姻与居住方式、生活方式、健康状况、心理状态等因素的影响。目前,健康期望寿命被列为衡量国家和地区人口健康状况、评价社会经济发达程度的综合性指标之一。我国在《"健康中国2030"规划纲要》中把健康摆在优先发展的战略地位,并对期望寿命、健康期望寿命等主要健康指标提出了具体指导要求。

## 第二节 | 疾病的流行强度

疾病的流行强度是指某病在一定时期内,某地区某人群中某病发病率的变化及其病例间的联系程度。描述疾病流行强度的常用术语包括散发、暴发、流行和大流行。

### 一、散发

散发(sporadic)是指某病在某地区人群中呈历年的一般发病率水平,病例在人群中散在发生或零星出现,病例之间无明显联系。散发用于描述较大范围(如区、县以上)人群的某病流行强度,而不用于人口较少的居民区或单位,因为其发病率受偶然因素影响较大,年度发病率很不稳定。

确定是否散发,一般是与同一个地区、同一种疾病前三年的发病率水平比较,如当年的发病率未明显超过历年一般发病率水平,即为散发。

形成散发的原因:①某病在当地常年流行,居民有一定的免疫力,或因疫苗接种,人群维持着一定的免疫水平;②以隐性感染为主的传染病;③传播机制难以实现的传染病;④潜伏期长的传染病。

### 二、暴发

暴发(outbreak)是指在一个局部地区或集体单位的人群中,短时间内突然发生许多临床症状相似的病人。暴发往往是通过共同的传播途径感染或由共同的传染源引起,如集体食堂的食物中毒和托幼机构的麻疹暴发等。

### 三、流行

流行(epidemic)指某地区、某病在某时间的发病率显著超过历年该病的散发发病率水平。流行与散发是相对的概念,都是基于同一地区某病历年发病率之间的比较。如1974年在南非的开普省发生了西尼罗病毒感染的流行。

### 四、大流行

大流行(pandemic)指某病发病率显著超过该病历年发病率水平,疾病蔓延迅速,涉及地区广泛,在短期内跨越省界、国界甚至洲界形成世界性流行。人类历史上,曾发生过流感、鼠疫、新型冠状病毒感染等世界性大流行。如1918年1月至1920年12月间,暴发了全球性甲型H1N1流感疫情。随着世界经济的快速发展,交通日益便捷,人群与物资流动的频度和速度空前,病原体和传染源的快速移动能够使某种疾病短时间传遍全球,因而疾病大流行的危险始终存在。

## 第三节 ｜ 疾病的分布

### 一、地区分布

研究疾病的地区分布特点,有助于探讨疾病的病因及流行因素,并为制订疾病的防治对策与措施提供依据。

研究疾病的地区分布时,常根据研究目的来划分地区,一方面可按行政区域划分,如在一个国家内可按省、市、区(县)、街道(乡)等划分,在国际上可按国家或洲划分;另一方面可依据自然地理因素进行地区划分,分为高原、平原、山区、沿海、湖泊、森林、热带及温带等。前者划分方法的优势是在研究中容易得到比较完整的资料,如人口资料、疾病的常规登记报告资料等,但在应用时需注意,相邻的行政区域有着相似的自然环境,采用这种地区划分法容易掩盖自然因素对疾病发生的作用;相反,后一种划分方法容易发现自然环境等条件与疾病发生的相关性,但由于难以获得确切的人口资料,故在计算各种指标时比较困难。

#### (一) 描述疾病地区分布的常用术语

1. **地方性**(endemic)　疾病的地方性是指由于自然环境和社会因素的影响,一些疾病(包括传染病和非传染病),常在某一地区呈现发病率增高或只在某地区存在的现象。疾病的地方性可依其特点不同分为以下几种。

(1) 自然地方性:因自然条件的影响,一些人类疾病的分布局限于一定地区,这种现象称为自然地方性。包括两类情况,一类是该地区有适合于某种病原体生长发育和传播媒介生存的自然环境,使该病只在这一地区存在,如血吸虫和疟疾等;另一类是疾病与自然环境中的微量元素分布有关,如地方性甲状腺肿和氟中毒等。

(2) 统计地方性:由于生活习惯、卫生条件或宗教信仰等社会因素的不同,一些疾病的发病率在某些地区长期显著地高于其他地区,这种情况与该地区的自然条件无关,称为统计地方性。

(3) 自然疫源性:指某些传染病可在某一地区长期存在,如森林脑炎、地方性斑疹伤寒及鼠疫等。这些疾病能长期存在是由于在这些地区存在本病的动物传染源、传播媒介及病原体生存传播的自然条件,致使病原体在野生动物间传播,并在自然界生存、繁衍后代。当人类进入这些地区时能受到感染。这类人兽共患的传染病称为自然疫源性疾病,具有这类特征的地区称为自然疫源地。

2. **外来性或输入性**　指某病在本国或本地区以往未曾有过,或者以前虽有,但确认已被消灭,目前的病例是从国外或外地传入的,这类疾病称为外来性或输入性疾病,一般习惯将从国外传入的疾病称为输入性疾病,如艾滋病等。

#### (二) 判断地方性疾病的依据

1. 该病在当地居住的各类人群中的发病率均高,并可随年龄的增长而上升。
2. 在其他地区居住的相似人群中,该病的发病率均低,甚至不发病。
3. 外来的健康人,到达当地一定时间后可能发病,其发病率和当地居民相似。
4. 迁出该地区的居民,该病发病率下降,病人症状减轻或趋向自愈。
5. 当地对该病易感的动物可能发生类似疾病。

#### (三) 疾病在国家间和国家内的分布

1. **国家间的分布**　许多疾病在地区分布上都会表现出国家间的一些特点,其中一些疾病只在一定地区发生,如黄热病在世界上多见于南美洲和非洲,与埃及伊蚊的分布相一致;登革热则只在热带、亚热带流行;疟疾一般多分布于北纬 62° 至南纬 40° 的一些国家。显然这些疾病的分布是与媒介昆虫或中间宿主的分布一致,表现出严格的国家分布特点。还有一些疾病的发生虽可呈全球分布,但在不同的国家,其发病率的高低可表现出较大的差异。如乙肝虽呈世界性分布,但以亚洲(如中国)感染率较高。还有一些恶性肿瘤的分布也表现出国家间差异较大的特点,如乳腺癌在北美洲、北欧、西欧等国家发病较多,东欧次之,亚洲和非洲各国相对较少。这种地区上的分布特征虽与多种因素有关,但其中膳食组成可能起主要作用。已有调查表明,每人每年平均摄入脂肪量多的国家乳腺癌病人较多,反之较少。

**2. 国家内的分布** 疾病在国家内的分布同样存在着不同程度的差异。一方面表现为:某些疾病的分布在一个国家内具有严格的地区性,如我国血吸虫病仅限于长江以南地区,与钉螺的分布一致。一些地方病如地方性甲状腺肿、克山病、大骨节病和地方性氟中毒等也有着较严格的地区分布特点,这主要受当地环境中微量元素含量多少的影响。另一方面表现为:一些疾病的地区分布范围较广,可覆盖整个国家,但在一个国家内的不同地区其发病率的高低可表现出较大的差异。如食管癌在我国北方多于南方,而北方又以太行山脉地区的山西、河南和河北三省交界处为圆心,死亡率以同心圆向周围逐渐降低;我国的原发性肝癌集中分布在东南沿海各地,以上海、江苏、福建、浙江和广西的死亡率最高;鼻咽癌在我国主要分布于华南地区,而以广东省为高发区;我国高血压的地区分布表现出由北向南逐渐降低的特点。显然,这类疾病呈地方性高发的原因与遗传、生活习惯和自然环境等多种因素相关。

总之,影响疾病地区分布的主要因素有三个方面:①与地球表面元素分布不均有关;②与疾病的中间宿主及媒介昆虫分布不均有关;③与居民的风俗习惯、宗教信仰、社会经济文化、卫生水平和遗传等因素有关。

### (四)疾病的城乡分布

许多疾病在地区分布上表现出明显的城乡差别,这与城乡间环境因素、卫生状况、人口密度、交通条件、人们生活习惯等因素不同有着密切关系。城市具有交通发达、人口稠密、人与人之间交往频繁等特点,故有助于呼吸道传染病的传播与流行;相反,农村由于人口密度小,居住分散,交通不便,呼吸道传染病往往不易流行,但一旦有传染源进入,由于人群易感性较高,易导致传染病的流行。有些传染力强的传染病,如流感病毒新变异株的出现,无论在农村和城市都可迅速传播,引起流行。农村由于供水和其他卫生设施相对较差,再加上生活习惯等因素不同,细菌性痢疾、伤寒等肠道传染病较城市高发,钩虫病、钩端螺旋体病以及虫媒传染病的发病率也明显高于城市。我国恶性肿瘤的分布也表现出明显的城乡差异,2022年数据显示,乳腺癌、甲状腺癌、结直肠癌和前列腺癌城市地区发病率高于农村地区,肝癌、胃癌、食管癌、子宫颈癌发病率则是农村地区高于城市地区。另外,城市工业发达,空气、水、环境污染严重,加之人们生活节奏加快,压力增大,一些慢性病如肿瘤的发病率和死亡率明显高于农村。

值得注意的是,随着城乡经济的发展,城市化进程的不断加快及交通建设和乡镇工业的发展,以往疾病所表现出的城乡发病差别正在日益缩小。

## 二、时间分布

无论传染病还是慢性病,其流行均有随时间推移而不断变化的特点,其中有的表现为由散发到流行,也有的是由流行到散发,甚至消灭,如天花。疾病时间分布的复杂性反映了病因和流行因素的变化。分析疾病的时间变化规律,可以了解疾病的流行动态,有助于验证可能的致病因素与疾病的关系,为制订疾病防治措施提供依据。

描述疾病时间分布时,可根据观察的期限、该病的潜伏期以及一次暴发或流行持续时间的长短而将时间分为不同的观察单位。通常在描述食物中毒的时间分布时,多以小时为单位,若为化学毒物中毒时,观察的时间单位可更短一些。对于慢性病的时间分布描述,因可能要观察几年或几十年的时间,故观察的时间单位多以年表示。疾病时间分布的变化主要有短期波动、季节性、周期性和长期趋势四种形式。

### (一)短期波动

短期波动(rapid fluctuation)是指在一个集体或固定人群中,短时间内某病发病数突然增多的现象。

疾病的短期波动常因许多人接触同一致病因素而引起。由于不同接触者的疾病潜伏期存在着差别,因此发病可有先后之分,先发病者为短潜伏期病人,后发病者为长潜伏期病人,大多数病例发生日期往往在该病的最短和最长潜伏期之间。流行的高峰相当于该病的平均潜伏期,因此可以从发病高峰推算暴露日期,从而找出引起短期波动的原因。

### (二) 季节性

疾病在一定季节内发病频率升高的现象,称为季节性。不同的疾病可表现出不同的季节分布特点,主要有以下三种情况。

**1. 严格的季节性**　指一些疾病的发生被严格地限制在一年四季的特殊季节里,而在其他季节不发生。这种季节分布特点多见于由节肢动物媒介传播的传染病,如流行性乙型脑炎在我国北方具有严格的季节性。

**2. 季节性升高**　疾病在一年四季中均可发生,但在不同的季节,疾病的发生频率可表现出较大的差异。一般呼吸道传染病在冬春季发病率较高,而肠道传染病在夏秋季发病率较高,由鼠类等传播给人的肾综合征出血热表现为冬季发病率升高。有些非传染性疾病也有季节性升高的现象,如糙皮病常春季高发,过敏性鼻炎多发生在春夏之交,脑卒中多发生在冬春季等。

**3. 无季节性**　指疾病的发生无明显季节性升高现象,表现为一年四季均可发病,如艾滋病、乙型病毒性肝炎及麻风病等。

影响疾病季节性分布的因素十分复杂,往往与各种气象因素,媒介昆虫、野生动物、家畜的生长繁殖等因素有关,同时也受风俗习惯、生产条件、卫生条件及生活水平等因素影响。对疾病季节性分布的研究,不但可以使人们认识疾病流行的特征,而且可以引导人们研究其发病的因素,从而采取有效的预防措施。

### (三) 周期性

疾病依规律性的时间间隔发生流行,称为周期性(periodicity)。在无有效疫苗使用之前,大多数呼吸道传染病均可表现出周期性流行的特点。如在实施麻疹疫苗接种前,在大中城市几乎每隔一年就要发生一次麻疹流行;甲型流感每隔3~4年有一次小流行,每隔10~15年出现一次世界性大流行。疾病周期性的形成,主要与人口稠密的城市中易感者的积累及病原体的变异有关,但预防接种策略的广泛实施可改变某些传染病的周期性特点。

疾病周期性流行的特点主要取决于以下几个方面。

1. 疾病的传播机制易于实现,只要有足够的易感者便可迅速传播。

2. 该类疾病在病后可形成较为牢固的免疫力,流行后人群免疫水平持续的时间长短,决定该病流行间隔的时间。

3. 新生儿的增加及易感者积累的速度也决定着流行的间隔时间。

4. 病原体的变异及变异速度。

### (四) 长期趋势

长期趋势(secular trend)又称为长期变异(secular change),是指在一个相当长的时间内(通常为几年、十几年或几十年),疾病的发病率、死亡率、临床表现、病原体种类及宿主等随着人类生活条件的改变、医疗技术的进步及自然条件的变化而发生显著变化。

新中国成立前,性传播疾病(简称性病)的流行曾十分猖獗,新中国成立后(尤其是 20 世纪 60—70 年代)性病在我国已基本得到控制,甚至已趋消除,但在 20 世纪 70 年代末,发病率再度上升。近百年来猩红热的发病率和死亡率已有明显下降,临床上大多数为轻型病人,病死率在 20 世纪 20—50 年代间大幅度降低,近年来几乎无死亡病例。许多慢性病的发病率和死亡率长期以来也表现出了明显的变化趋势。如图 2-1 所示,1951—2018 年间,瑞典男性肺癌、胃癌长期变化趋势非常明显,其中肺癌在 1951—1979 年一直呈快速上升趋势,之后开始明显下降;而胃癌的死亡率则一直呈下降趋势。

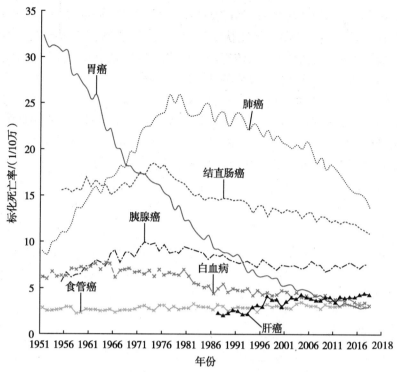

图 2-1　瑞典男性 1951—2018 年主要癌症死亡趋势
（数据基于 Global Cancer Observatory，2023）

　　疾病长期变异的原因比较复杂，可能是社会生活条件的改变、医疗技术的进步、诊断标准的变化、死亡与发病统计的准确性变化、自然条件及生产条件的变化、生活习惯的改变及环境污染等因素，导致致病因素和宿主均发生变化。研究疾病长期趋势，有助于探索致病因素和宿主变化的原因，为探讨疾病的病因提供线索，并为有针对性地制订疾病的预防策略和措施提供依据。

　　研究疾病长期变异的规律，应首先注意以下几个方面的问题。

　　**1. 观察时间对结果的影响**　由于一般观察时间较长，所以应注意在观察期间内某病的诊断标准是否发生明显的改变，是否会影响统计数字的准确性。

　　**2. 观察期间治疗措施是否有重大进展**　如出现较大进展，将会降低病死率，同时还会影响死亡率。

　　**3. 对慢性病长期变异的解释**　应考虑如何评价某病的长期变异趋势与危险因素变动的关系。

　　**4. 发病与死亡资料的准确性**　疾病的发病与死亡数据是否准确，往往受疾病发病与死亡报告制度和系统是否完善及健全的影响。

### 三、人群分布

　　疾病的发病率常随人群特征（如年龄、性别、职业、种族、民族及婚姻状况）等的不同而有差异。有些特征是固有的，如性别、种族；有些可随时间、环境的变化而改变，如年龄、职业等。许多疾病的发病率、死亡率和病死率与这些特征或特征的变化有关。研究疾病在不同人群中的分布特征，可以帮助人们确定高危人群、探索疾病或健康状况的影响因素及流行特征。

　　**（一）年龄分布**

　　**1. 研究疾病年龄分布的方法**　疾病年龄分布的分析方法有横断面分析（cross-sectional analysis）和出生队列分析（birth cohort analysis）两种。

　　（1）横断面分析：是指在特定时间内，对某一特定人群中疾病或其他健康状况的年龄分布特征及相关变量之间关系的研究。常用于描述传染病等急性病的年龄分布特征，如描述某种急性病不同年龄组的发病率或死亡率等。慢性病由于暴露致病因素与发病之间时间间隔较长,致病因素在不同时间的强度也可能发生变化,横断面分析很难说明不同年代出生者的死亡趋势,因此,不能准确地显示致病因素与年龄的关系。图 2-2 表示的是 1914—1950 年男性肺癌年龄死亡专率的横断面分析。从该图可以看到,在 20 世纪各年代肺癌的年龄别死亡专率均有明显的上升趋势,且肺癌的死亡高峰位于 60~70 岁间,然后又下降,显然这一现象未能反映真实的肺癌死亡情况。这种方法只能显示同一时期不同年龄别死亡专率的变化和不同年代各年龄别死亡专率的变化,而不能说明不同年代出生者不同年龄的死亡趋势。为揭示同时期出生或不同时期出生的人群其疾病发生频率与年龄增长的动态变化关系,可应用出生队列分析方法揭示年龄与疾病的内在关系。

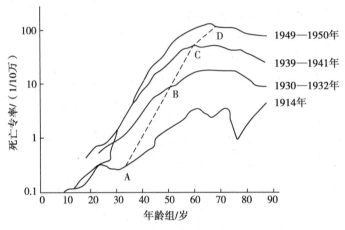

图 2-2　1914—1950 年男性肺癌年龄死亡专率
（MacMahon and Pugh, 1970）

（2）出生队列分析:将同一时期出生的一组人群称为出生队列,对其随访若干年,以观察发病情况,这种利用出生队列资料将疾病年龄分布和时间分布结合起来描述的方法称为出生队列分析。该方法能正确地显示致病因素与年龄的关系,有助于了解发病或死亡随年龄的变化趋势和不同出生队列的暴露特点对发病或死亡的影响。图 2-2 中 A、B、C、D 连线便是出生队列曲线。A 点代表 1880 年出生的人在 1914 年（34 岁时）的肺癌死亡率,B、C 和 D 点分别是 1880 年出生的人群在 1931 年（51 岁）、1940 年（60 岁）和 1949 年（69 岁）的肺癌死亡率。将 A、B、C、D 各点连接成线即为 1880 年出生的人群到 1949 年（69 岁）时不同年龄肺癌的死亡率曲线,其显示出肺癌的死亡率是随年龄的增加而上升的。这条曲线称为出生队列肺癌死亡率曲线。图 2-3 所显示的就是这种曲线。从曲线中可以看到以

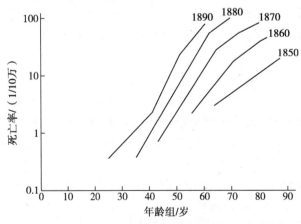

图 2-3　1850—1890 年出生者男性肺癌年龄死亡率
（MacMahon and Pugh, 1970）

下规律:出生年代越晚,肺癌死亡率上升速度越快,表明这些出生者暴露于致病因素的时间可能更早,暴露量可能更大。所以出生队列分析法能更准确地显示致病因素与年龄的关系,并澄清了横断面分析曲线中男性肺癌死亡率从 70 岁开始呈下降趋势的假象。

**2. 年龄分布的特征** 不同人群的疾病分布特征中,当属年龄因素与疾病发生的关系最为密切。所有疾病的发病率或死亡率几乎均与年龄有关,但不同的疾病在不同年龄组的发病率高低可表现出很大的差异,一般有如下表现。

(1)易于传播且病后可获得持久免疫力的传染病,大多在儿童时期发病率较高,如麻疹、水痘和流行性腮腺炎等。

(2)一些以隐性感染为主的传染病,如流行性脑脊髓膜炎(流脑)、脊髓灰质炎(小儿麻痹症)和流行性乙型脑炎(乙脑)等的年龄分布特点均以儿童发病率为高,成人较少发病。

(3)即使是同一种疾病,也可因其流行的型别不同,而表现出年龄的分布差异。如稻田型及洪水型钩端螺旋体病在流行时,以青壮年发病较高,雨水型流行时以儿童发病较多。

(4)疾病流行的历史常可影响年龄分布。一个地区若新传入一种疾病,则流行时往往表现为各年龄组均可发病,但若此病常年存在,反复流行时,则以婴幼儿患病为主,如流行性脑脊髓膜炎等。

(5)大多数癌症的发病率均表现为随年龄增长而升高的趋势,如乳腺癌、颅内肿瘤、肺癌、食管癌及膀胱癌等,但白血病则在儿童期及老年期比较多见。

心血管疾病的发病率也随年龄增加而上升,但不同年龄组所患的病种不同。儿童时期以先天性心脏病为主,青少年时期以风湿性心脏病为主,而青壮年则易患心肌炎,中、老年主要患高血压心脏病、冠心病和脑卒中等。

研究疾病年龄分布的目的包括:①依据年龄分布特征,为实施预防措施确定重点保护对象或高危人群;②有助于分析造成疾病不同年龄分布的客观原因,以便探索致病因素、制订疾病的预防对策与措施,并考核与评价所采取措施的效果;③对传染病,根据不同年龄组发病的分布动态,有助于观察人群免疫状态的变化趋势。

### (二)性别分布

描述疾病在不同性别人群中的分布规律,一般是指比较男、女性的发病率和死亡率。某些疾病频率存在明显的性别差异,如多数恶性肿瘤的发病率和死亡率男性高于女性,而有些疾病的患病率则是女性高于男性,如地方性甲状腺肿、胆石症、胆囊炎。

疾病分布所表现出性别上的差异主要取决于以下因素。

**1. 接触致病因素的机会不同** 很多疾病的致病因素由于种种原因而使得不同性别的人群有着不同的接触机会,如森林脑炎、血吸虫病、野鼠型出血热及钩端螺旋体病等都可因两性接触病原体的机会不同而导致发病率不同,上述疾病一般多表现为男性发病率高于女性。

**2. 遗传、生理解剖及内分泌等因素不同** 不同疾病性别分布的不同,往往与男女之间的遗传因素、生理解剖、内分泌及心理等因素不同有关。如乳腺癌、地方性甲状腺肿、子宫颈癌及胆囊癌等,均以女性发病为主。

### (三)职业分布

从事不同职业的人群,其疾病的分布可能有所不同。在研究职业与疾病的相互关系时,首先应考虑职业接触机会的多少和劳动条件的好坏;其次考虑不同职业人群所处的社会经济地位和文化卫生水平;另外还应考虑不同职业的劳动强度和精神紧张程度等,因为上述因素均从不同程度上影响疾病的职业分布。如煤矿工人易患硅沉着病,硒矿及炼焦工人易患肺癌,蓄电池厂工人易患铅中毒,从事森林伐木工作的人易患森林脑炎,从事制鞋、染料工作者易患苯中毒,屠宰及兽医工作人员易患布鲁氏菌病等。

### (四)种族和民族分布

许多疾病的分布常常会表现出种族和民族上的差异,其主要原因是不同种族和民族间遗传、地理环境、国家、宗教、生活习惯、卫生水平及文化素质有所不同。如美国不同民族和种族人群的恶性肿瘤发病率和死亡率差异较大。在 2014 年至 2018 年期间,美国黑种人男性恶性肿瘤发病率最高,其发病率高于亚裔/太平洋岛民男性和白种人男性。马来西亚有三种主要的民族居住,他们虽都在同一环境条件下生存,但在恶性肿瘤的发生上却表现出了极大的差异,如马来族患淋巴癌较多,印度族患口腔癌较多,而华族患鼻咽癌和肝癌较多。

### (五) 婚姻和家庭状况

婚姻状况的不同可影响疾病的分布特征。已有的研究表明,对多数疾病和各种原因的死亡率而言,已婚者的死亡率最低,单身和丧偶者次之,离婚者最高,表明人的婚姻状态可影响身心健康。对已婚妇女而言,其婚后的性生活、妊娠、分娩及哺乳等也会对健康产生影响,影响的程度视疾病不同而有所差异。如子宫颈癌多发生于已婚妇女中,性经历开始早以及性伴多是发病的重要危险因素;乳腺癌在单身妇女中多见,可能与内分泌激素水平有关,还有研究发现初次妊娠年龄过大可增加乳腺癌患病的风险。

家庭是构成社会的基本单位。在这个特殊的环境下,家庭成员之间有着共同的生活习惯、遗传特性及生活上的密切接触。因此,一些传染病很容易造成家庭成员间的传播,如结核、细菌性痢疾及病毒性肝炎等。此外,还有一些与遗传有关的疾病,如家族性腺瘤性息肉病、糖尿病、肝癌及高血压等均可形成一定程度的家庭聚集性。因此,必须充分认识婚姻和家庭状况对疾病分布的影响,以便有针对性地采取防制措施,减少疾病发生。

### (六) 行为

不同行为人群其疾病的分布特征可表现出明显的差异,主要表现为具有不良行为的人群,如吸烟、酗酒、吸毒、不正当性行为、静坐生活方式及过度迷恋上网等,均可使一些疾病的发病危险性增加,如高血压、冠心病、糖尿病、意外伤害、疲劳综合征、艾滋病及各种性病等。

## 四、疾病的地区、时间和人群分布的综合描述

以上分别阐述了疾病的地区、时间和人群分布问题,但在实际的流行病学研究中,常是综合描述和分析疾病的三间分布特点,这样有助于获得更丰富的信息,移民流行病学的研究就是一个典型的例子。一些人移居到外地或国外,使得他们的生活环境和条件及疾病谱与移居地或本国有所不同,经若干年后,研究这些人群的疾病分布情况,就可以提供不同时间及地区移民的发病资料,从而获得有关环境因素和遗传因素影响疾病发生的有价值信息,为进一步探讨病因提供线索。

### (一) 移民流行病学的概念

移民流行病学是通过比较移民人群、移居地当地人群和原居住地人群的某病发病率和死亡率差异,分析该病的发生与遗传因素和环境因素的关系,是一种综合描述疾病三间分布的方法。如对移居到美国加利福尼亚州的华人调查发现,15 岁以上男性鼻咽癌死亡率为 15.4/10 万,而美国当地居民为 0.57/10 万;华人第一、二代男性移民鼻咽癌死亡率分别为美国当地居民的 34 倍和 21 倍。我国鼻咽癌高发的广东人移居上海多年后鼻咽癌死亡率仍然显著地高于上海当地人。以上这些数据表明,遗传因素在鼻咽癌的发病中发挥着较重要的作用。

### (二) 移民流行病学研究的原则

1. 若某病在移民中的发病率或死亡率与原居住地人群的发病率或死亡率不同,而接近于移居地当地人群,则该病可能主要受环境因素的影响。

2. 若某病在移民中的发病率或死亡率与原居住地人群的发病率或死亡率相近,而不同于移居地当地人群,则该病可能主要受遗传因素的影响。

上述原则在具体应用时,还须考虑移民人群生活条件和生活习惯改变的程度,以及原居住地的社会、经济、文化及医疗卫生水平的差异等。

(马 莉)

# 第三章 | 病因与病因推断

本章数字资源

本章思维导图

病因（cause of disease）是指引起疾病发生的原因，即能够使人群中某病发病概率升高的因素。流行病学研究的主要内容之一就是研究和探讨疾病的病因，通过获取病因线索，控制病因链的关键环节，达到预防、控制甚至消灭疾病及促进健康的目的。

## 第一节 | 病因的概念和病因模型

### 一、病因的概念

随着社会发展和科技进步，人类对病因的认识也在不断发展和深入。最初的唯心主义病因论将疾病发生归因于上帝和鬼神。公元前 5 世纪，我国祖先创立了朴素的唯物主义病因观，提出疾病的发生与金、木、水、火、土有关。

公元前 1 世纪，瓦罗（Varro）在其论著《论农业》中写道："潮湿的地方生长着微小生物，它们非常小，我们看不到，它们会通过口和鼻进入人体，并引发严重疾病。"这时候人们开始意识到微小生物体对疾病传播起着某种作用。16 世纪末，显微镜的发明将人类带入更加微观的世界，微生物学的发展使病因论进入新的历史阶段。

1876 年，德国学者科赫（Koch）研究表明炭疽杆菌是炭疽发病的原因，第一次证明特定的细菌是引起特定传染病的病因，并提出生物特异病因学说。基于长期的工作经验和对研究成果的总结，在借鉴他人成果的基础上，科赫于 1884 年发表了著名的科赫法则：①每位病人体内都可以通过培养技术分离到疾病病原体；②其他疾病病人中没有发现该病原体；③疾病病原体能在实验动物中引发同样的疾病；④在被感染的实验动物中也能分离到这种病原体。科赫法则在传染病的病因研究中起了很大作用，但是在此后的实践过程中，人们逐渐发现这一法则并不能对所有的疾病作出合理解释。尤其是慢性非传染性疾病（如肿瘤、心血管疾病、糖尿病等）的病因，更是难以用科赫病因假说来解释。

20 世纪 80 年代，美国约翰斯·霍普金斯大学流行病学教授利林菲尔德（Lilienfeld）从流行病学概率论的角度提出病因的定义，即病因就是那些能使人群发病概率升高的因素，当其中的一个或多个因素不存在时，人群发生该种疾病的概率就下降。流行病学一般将病因称为危险因素（risk factor），其含义就是指能使疾病发生概率升高的因素，包括化学、物理、生物、精神心理以及遗传等方面的因素。

美国学者麦克马洪（MacMahon）认为，因果关联可定义为事件或特征类别之间的一种关联，改变某一类别（X）的频率或特性，就会引起另一类别（Y）的频率或特性的改变，那么 X 就是 Y 的原因。因此，流行病学病因观是一种概率论的因果观。

美国学者罗斯曼（Rothman）认为，病因是疾病发生中起重要作用的事件、条件或特征，没有这些事件、条件或特征的存在，疾病就不会发生，或者将延缓发生。因此，可以将某病的病因定义为当其他因素或条件满足且固定不变时，导致该病在某一特定时间里发生所必需的因素、条件、特征或事件等。

流行病学对因果关联的定义大多基于虚拟事实理论，这种哲学思想可简单表述为：在观察到"事件 X 发生的条件下发生了事件 Y"这一事实时，由于这一过程的不可逆性，在现实中无法同时观察到"事件 X 没有发生时事件 Y 的情况"。因此，所谓的"事件 X 是事件 Y 的原因"是基于以下的虚拟事实条件，即"如果事件 X 不发生，则 Y 也不会发生"。

## 二、病因模型

病因模型是用简洁的概念关系模式图来表达病因与疾病间的关系,可以提供因果关系的思维框架,涉及各个方面因果关系的路径。具有代表性的病因模型如下。

### (一) 三角模型

疾病发生的三角模型(triangle model)(图 3-1)亦称流行病学三角(triangle of epidemiology)。该模型认为疾病的发生是宿主、环境、致病因子三要素共同作用的结果。正常情况下,三者通过相互作用保持动态平衡,人们呈健康状态。一旦三者中的某一个或多个因素发生变化,超过了该三角平衡所能维持的最大限度时,平衡被打破,导致疾病发生。流行病学三角模型主要是对传染性疾病病因认识的总结,是人类用来预防和控制传染病的重要理论基础。但是这一模型并不适用于慢性病、病因不明的疾病和无特异性病原微生物的疾病。此外,三角模型将致病因子、宿主、环境截然分开,等量齐观,存在不妥之处。

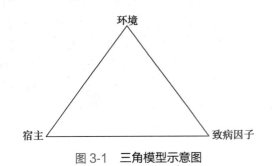

图 3-1　三角模型示意图

### (二) 轮状模型

轮状模型(wheel model)也称车轮模型,强调宿主与环境间的密切关系。如图 3-2 所示,宿主占据轮轴的位置,内核的遗传因素起着重要作用。外围轮圈表示环境因素,包括生物环境因素、理化环境因素和社会环境因素,宿主生活在环境中,遗传因素又存在于宿主内。轮状模型的各部分具有伸缩性,其大小随着不同的疾病而发生变化。轮状模型与三角模型相比,更接近病因之间以及病因与疾病之间的实际关系,为研究复杂的慢性病病因提供了新的思路。

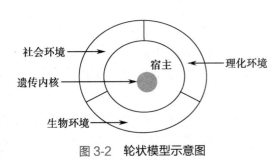

图 3-2　轮状模型示意图

### (三) 病因链与病因网

多病因学说认为疾病的发生是各种因素共同作用的结果。各种因素可以独立起作用,也可以相互协同或相互拮抗。各因素之间可以互为因果,从而导致疾病发生的多样性。不同的致病因素与疾病间构成不同的连接方式,时间上先后发生互为因果的病因之间,以及这些病因与最终疾病之间的关系可以用病因链(chain of causation)来描述。在一个病因链上,去除某一个病因,就可以切断整个病因链,从而预防疾病通过此病因链发生。

很少有疾病只存在单一的病因链,一个疾病往往有多个独立的或相互关联的病因链,同一疾病不同病因链交错连接起来就形成病因网(web of causation)。病因网模型可以提供因果关系的完整路径,优点是表达清晰具体,系统性强,能很好地阐述复杂的因果关系,从理论上更清楚地解释疾病发生和预防中的很多现象。

### (四) 健康决定因素的生态学模型

1988 年,麦克尔罗伊(McElroy)等将生态学理论的思维方式运用到健康促进领域,产生了健康生态学理论这一衍生分支。健康生态学模型(health ecological model)强调健康或疾病是个体因素、卫生服务以及物质和社会环境因素等综合作用的结果,这些因素相互依赖和相互制约,以多层面交互作用来影响个体和群体健康。健康生态学模型主要分为 5 个维度(图 3-3),核心层是个人特质层,如性别、年龄等;第二层是心理行为特征层,如心理状态、吸烟、饮酒、饮食、运动等;第三层是人际网络层,如婚姻状况、社会关系等;第四层是生活和工作条件层,如职业、收入、生产生活环境等;最后一层是政策环

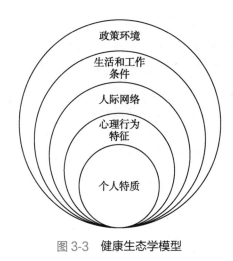

图 3-3　健康生态学模型

境层,如经济、社会、文化及有关政策等。

1991 年、达尔格伦(Dahlgren)和怀特海德(Whitehead)从社会的角度,提出了健康决定因素的生态模型,也被称为生态病因模型(ecological model of causation)。该模型与前述的健康生态学模型类似,模型的中心仍是人,包括性别、年龄、遗传等特征,然后将其他病因归类,并分成不同的层次,每层又包含很多相关但不同的因素,并强调各种因素的相互作用对健康的影响。

健康决定因素的生态模型(图 3-4)由内向外分别代表影响个体健康的主要因素以及这些因素背后的诱因。第一层代表不同的个体;第二层代表个体行为和生活方式可能对健康带来不同的影响,如吸烟、酗酒等;第三层代表社会和社区网络,社会和社区因素可能对个体健康带来有利影响,也可能带来不利影响;第四层代表社会结构性因素,如住房、工作环境、教育水平、医疗服务、水和卫生设施等;第五层代表宏观社会、经济、文化和环境状态。处于内层的因素都受到外层因素的影响。

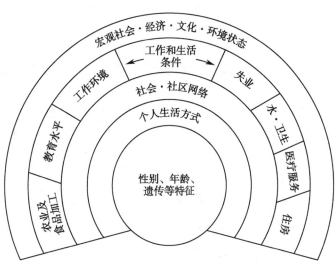

图 3-4　健康决定因素的生态模型

# 第二节 │ 病因的分类

病因的分类方式有多种,根据病因在因果关联中的存在条件,可分为必要病因和充分病因;根据病因的来源,可分为宿主因素和环境因素;根据病因的主次,可分为直接病因和间接病因;根据在病因链上的位置,分为近端病因、中间病因和远端病因。

## 一、必要病因和充分病因

基于多病因理论产生了必要病因(necessary cause)和充分病因(sufficient cause)两个重要概念。必要病因是指引起某种疾病发生必须具备的条件,一旦该因素缺乏,疾病就不会发生,但是有该因素的存在,却并不一定会导致疾病的发生。充分病因是一组必然导致疾病发生的最低限度的状态或事件,如致死剂量的毒物即为死亡事件的充分原因。

根据病因的必要性和充分性,可以将其分为四大类:①既必要又充分;②必要但非充分;③充分但非必要;④既非必要又非充分。既必要又充分的病因较少,对于慢性非传染性疾病而言,所有目前已发现的病因几乎均为既非必要又非充分病因。

在疾病预防和控制实践中,如果能找到并消除或有效控制某种疾病的必要病因,就可以达到预防该病发生的目的。如天花、麻疹、脊髓灰质炎等传染病都有确切的必要病因,即相应的病原体感染,针对其病因采取有效的措施就可以预防疾病的发生。然而,大多数慢性非传染性疾病尚未找到其必要病因,因此目前无法有针对性地对该类疾病进行控制。但如果能发现众多的既非必要又非充分病因,采取相应的措施消除或控制,同样可以降低该类疾病的发病率。

从美国学者罗斯曼提出的病因定义可以发现,没有任何一个事件、条件或特征可以独立地导致某病的发生,即没有一个因素可以是某病的充分病因,这一定义实际上是在疾病多病因学说中引入了组分病因(component cause)的概念,并形成了充分病因模型理论。

## 二、宿主因素和环境因素

### (一) 宿主因素

宿主有多方面的特征可能与疾病有关,如遗传、免疫状况、年龄、性别、种族、性格、气质和精神心理状态、行为因素等。

1. **遗传因素**　人类遗传与疾病的关系日益受到重视。遗传性疾病不仅限于单基因遗传病,如苯丙酮尿症、血友病等,还有多基因遗传病,如高血压、糖尿病、癌症等。

2. **免疫状况**　对于生物性致病因子而言,人体的免疫状况对疾病的发生起着重要作用。免疫状态好的人抗病能力强,相反则弱。人的免疫功能在成年后,随着年龄的增长而下降,免疫识别能力和反应能力逐渐减弱,对疾病的抵抗力降低,这可能是多数癌症的发病率随年龄增长而增加的原因之一。

3. **年龄和性别**　不同年龄、性别的人罹患不同疾病的风险不同,如婴幼儿易患急性呼吸道传染病;中、老年人易患心血管疾病、糖尿病、癌症等慢性非传染性疾病;女性乳腺癌、甲状腺癌发病率高于男性。年龄和性别对疾病的影响主要与暴露机会、免疫状态及生理特点等有关。

4. **种族**　不同种族的遗传、饮食、风俗习惯及居住环境等不同,导致某些疾病的发病率存在种族差异。如察布查尔病(后证明是肉毒杆菌毒素引起的中毒)常见于某地区的特定种族人群,与当地居民食用的一种发酵食品"米送乎乎"有关。

5. **性格、气质和精神心理状态**　人生活在社会环境中,必然会对各种事件产生精神心理反应。负性事件,如个人生活方面的离婚、丧亲、意外事件等,社会方面的战争、灾难、社会动荡、政治运动、人际关系恶化等,往往使人产生恐惧、忧虑、苦闷、烦躁、失眠等不良反应,在一定条件下,可因神经内分泌系统失调引起疾病。

6. **行为因素**　不健康的行为生活方式与多种疾病密切相关,如吸烟与慢性阻塞性肺疾病有关,不良饮食习惯(高盐饮食、喜烫食和硬食、饮食不规律、少食蔬菜和水果等)与食管癌有关,缺乏身体活动与高血压、糖尿病等有关,共用注射器静脉吸毒与 HIV 感染有关,不遵守交通法规与意外伤害有关等。

### (二) 环境因素

环境因素不但影响致病因子的存在、分布及强度,而且影响宿主的易感性及暴露机会、方式和程度,从而影响疾病的发生。广义的环境因素包括生物因素、物理因素、化学因素和社会因素等。

1. **生物因素**　生物因素包括致病微生物(如细菌、病毒、真菌、立克次体、支原体、衣原体、螺旋体、放线菌等)、寄生虫(如原虫、蠕虫、节肢动物等)、有毒动物和植物(如毒蛇、蝎子、毒蘑菇等)等。生物性致病因子主要引起各种感染和中毒性疾病。近年来的研究表明,某些慢性非传染性疾病的发生也与生物性致病因子有关,如肝癌与乙型肝炎病毒感染有关,鼻咽癌与 EB 病毒感染有关,子宫颈癌与人乳头瘤病毒(HPV)感染有关。

2. **物理因素**　物理因素包括声、光、热、电离辐射、振动、噪声、尘埃等。物理性致病因子种类繁多,作用方式不同,引起的疾病也不相同。如噪声可损害听觉功能,电离辐射可使某些癌症的发病率增高,过度暴露于紫外线辐射可导致多种皮肤病变。

**3. 化学因素**　某些化学产品和工业"三废"(废水、废渣、废气)污染环境,或经农药、医药、食品添加剂、化妆品等影响人体健康,引起急性中毒、慢性中毒或产生"三致"(致癌、致畸、致突变)作用。环境中的微量元素(如氟、碘等)过多或不足、食物中某些营养成分(如维生素、脂肪等)摄入过量或不足时,在一定条件下均可致病。化学性致病因子种类多,致病机制复杂,是病因研究的重点。

**4. 社会因素**　包括经济、政治、文化、教育、战争、宗教信仰等,这些因素可直接或间接地影响人类健康。

## 第三节 ｜ 因果推断的一般过程

流行病学的病因研究一般先通过描述性研究来描述疾病的分布特征,再运用逻辑推理方法建立初步的病因假设,然后通过分析性研究和实验性研究对病因假设进行检验和验证,最后进行因果推断。

### 一、建立病因假设

病因假设的建立通常从描述性研究入手,通过收集疾病和各有关因素在不同时间、空间和人群间分布的信息,结合疾病的临床信息、实验室和病理检查资料,初步了解疾病的特征,并通过分析和综合,列出影响疾病分布的线索,形成关于暴露与疾病关联的病因学假设。在形成病因假设及验证假设的过程中,常用两种推理方法:假设演绎法(hypothetic deductive method)和 Mill 准则(Mill's canon)。

#### (一)假设演绎法

描述流行病学研究包括病例报告、病例系列分析、生态学研究和横断面研究等,主要用于描述疾病的分布,能够提供病因分析的初步线索,有助于形成病因假设,一般不涉及疾病的发生机制或因果关系推断。假设是在为数不多的经验事实以及已有理论的基础上,通过逻辑推理或创造性想象等形成的。得到假设后,描述流行病学通过假设演绎法与检验假设的分析流行病学研究衔接。

**1. 假设演绎法的推理过程**　假设演绎法最早由美国行为主义心理学家赫尔(Hull)提出,对近代科学的发展产生了强有力的推动。该名称中的"演绎"仅仅指待观察的经验事实,可由假设相对于背景知识演绎地推导出来,从一般的假设导出具体个别的事实,就是一个演绎推理。但从具体个别的事实成立而推出一般的假设也成立,则是一个归纳推理,其推理形式如下。

(1)因为假设 $H$,所以推出证据 $E$(演绎推理)。

(2)因为获得证据 $E$,所以反推假设 $H$(归纳推理)。

假设演绎法的整个推论过程为:假设演绎地推出具体的证据,然后用观察或实验检验这个证据,如果证据成立,则假设亦成立。从逻辑学上看,反推是归纳的。从一个假设可推出多个具体证据,多个具体证据的经验证实,则可使归纳支持该假设的概率增加。

**2. 假设演绎法的应用**　在乙型肝炎病毒与原发性肝癌的因果关系研究中,假设 $H$:乙型肝炎病毒(HBV)持续感染导致原发性肝癌,根据该假设和相关背景知识可以演绎推出以下若干经验证据: $E_1$(肝癌病例组的 HBV 感染率高于对照组), $E_2$(HBV 感染队列的肝癌发病率高于对照组), $E_3$(控制 HBV 感染后,肝癌发病率降低)。如果证据 $E_1$、$E_2$、$E_3$ 成立,则假设 $H$ 亦获得支持。

#### (二)Mill 准则

流行病学研究中常采用 Mill 准则形成病因假设,其创始人英国哲学家穆勒(Mill)试图将因果推理的原则加以系统化,他提出了科学研究四法,后人将同异并用法单列,形成科学实验五法,即求同法、求异法、同异并用法、共变法和剩余法。

**1. 求同法(method of agreement)**　是指在不同事件中寻求共同点。如果不同场合除一个条件相同,其他条件都不同,那么相同的条件可能就是某现象发生的原因。如在某地沙门菌引起的腹泻病暴发疫情调查中发现,病人均食用了同一餐厅制作的生食蔬菜,因此推测该餐厅的生食蔬菜可能是该病发生的原因;调查发现,共用注射器静脉吸毒者、男男性行为者、输注血液制品者易感染 HIV,因此推测血液或体液是该病传播的危险因素。

2. 求异法(method of difference)　是指在相似的事件之间寻求不同点。比较某现象出现的场合和不出现的场合,如果不同场合除了某因素不同,其余情况均相同,那么这个不同的因素可能就是该现象发生的原因。如某学校暴发腹泻疫情,发病者均食用过食堂的自制豆浆,未发病者均未食用,因此推测,食堂自制豆浆是腹泻的原因。

3. 同异并用法(joint method of agreement and difference)　亦称契合差异并用法、同异联合法、同异共求法,是将求同法和求异法结合使用的一种归纳方法。当所研究的现象出现的几个场合中都有一个共同的情况,而在所研究现象不出现的几个场合中却没有那个共同的情况,则可以判断该情况与所研究的现象之间有因果联系。可以看出,同异并用法的关键就是要对被研究现象出现的几个正面场合与不出现的几个反面场合全部进行考察,分别应用求同法和求异法确定因果联系。

4. 共变法(method of concomitant variation)　是指某因素出现的频率和强度发生变化后,某病发生的频率与强度也随之变化,则该因素很可能是该病的病因,二者间往往呈现剂量反应关系。如在吸烟与肺癌的关联研究中,如果观察到累计吸烟量越高,肺癌的发病率越高,提示吸烟与肺癌之间存在因果关系的可能性大。

5. 剩余法(method of residue)　是指通过对因素的排除而建立假设的方法。研究病因的过程中有时会产生若干假设,在许多条件相同的人群中采取排除方法,对已知不可能引起某种医学事件的因素逐一排除,最后保留下来没有任何排除依据的因素很可能就是引起该医学事件的原因,该方法也是一种逻辑推理方法。如 1972 年上海发生桑毛虫皮炎流行,研究人员在调查诸多相关因素后,逐一排除了工厂废气、植物花粉和吸血节肢动物及其他毒蛾后,怀疑该病为桑毛虫所致,最后的研究证实了这一假设。

## 二、病因假设的检验和验证

由描述性研究建立的病因假设,需要经过分析性研究和实验性研究的检验和验证。分析性研究包括病例对照研究和队列研究,除了观察所研究的暴露因素与疾病之间是否存在关联以及关联的强度($OR$ 或 $RR$ 值),还须客观评价关联估计的有效性和精确性。

从流行病学研究获得的暴露因素与疾病的关联,最终还是需要回到人群中经过实验流行病学方法的验证。因此,在条件许可的情况下,还可运用现场干预试验等流行病学实验研究或准实验研究来验证病因假设。如果通过干预某种危险因素或提供某种保护因素,干预人群相比对照人群疾病发病率显著下降,则反过来证明了该因素与疾病间存在联系。

根据设计类型,可将研究提供的证据质量进行分级。按照病例报告、病例系列分析、病例对照研究、队列研究、随机对照试验研究的顺序,不同类型研究提供的证据质量逐渐递增。

## 三、病因推断

经过流行病学研究,发现某因素与某疾病存在关联时,并不意味二者一定具有因果联系。在排除虚假关联和继发关联后,方可结合生物学、医学及其他自然科学和社会科学的研究成果,参考因果推断标准进行病因推断,明确因素与疾病之间是否存在因果关系。有关因果关联推断标准的介绍详见本章第五节。

20 世纪末,随着循证医学出现,在因果关联证据评估上,采用了系统评价(systematic review)和 Meta 分析(meta-analysis)思路,可以说是对传统因果推断标准科学、系统、定量的发展和应用,并明确提出对原始研究质量进行严格评估。

## 四、因果推断的流行病学研究设计实例

### (一)病例报告

2005年7月9日,某省某医院收治了1例急诊病人,主诉发热、恶心、呕吐、腹泻,检查发现体表有瘀点和瘀斑。7月12日上午,该院又收治另一例症状类似的病人,因病情较重于当晚抢救无效死亡。根据症状和体征,临床初步诊断为"疑似流行性出血热",遂向当地疾病预防控制中心报告。两名病人的血样送检后发现,血清流行性出血热IgM和IgG抗体均为阴性,初步排除流行性出血热。

### (二)病例系列分析

进一步调查发现,自6月底以来该医院已先后收治5例类似病人,其中4例死亡,1例尚在治疗中。5例病人有如下共同特点:①起病急,全身中毒症状重;②病程短,病死率高;③病例以散发为主,职业均为农民;④发病早期白细胞计数正常或偏低,随着病程进展,白细胞计数进行性升高;⑤发病前均有宰杀、接触病(死)家畜史,除2例有共同接触病(死)羊史外,其余病例分别在不同村宰杀或接触过病(死)猪,病例间无明显的流行病学关联。

从病人和病(死)猪样本中分离培养出猪链球菌,PCR实验表明均具有猪链球菌特异毒力基因。结合流行病学调查和病例临床表现,确认本次疫情为人感染猪链球菌病。

### (三)横断面研究

进一步扩大病例搜索范围后发现,自6月24日发现首例病人起至8月9日,全省12个地区累计报告类似病例215例,其中病原学诊断64例,临床诊断116例,疑似35例;死亡39例,病死率18.14%。

1. 地区分布　发病数居前3位的是ZY市(103例)、NJ市(52例)、CD市(29例),分别占全省报告病例数的47.91%、24.19%和13.49%。病例地区分布见表3-1。

表3-1　某省人感染猪链球菌病例地区分布

| 地区 | 病例数/例 | 构成比/% | 死亡数/例 |
| --- | --- | --- | --- |
| ZY | 103 | 47.91 | 20 |
| NJ | 52 | 24.19 | 8 |
| ZG | 12 | 5.58 | 2 |
| SN | 4 | 1.86 | 2 |
| MY | 2 | 0.93 | 1 |
| LZ | 3 | 1.40 | 1 |
| CD | 29 | 13.49 | 4 |
| YB | 5 | 2.33 | 1 |
| DY | 2 | 0.93 | 0 |
| NC | 1 | 0.47 | 0 |
| LS | 1 | 0.47 | 0 |
| GA | 1 | 0.47 | 0 |
| 合计 | 215 | 100 | 39 |

2. 时间分布　分析180例经病原学和临床诊断的人感染猪链球菌病例的发病时间,结果发现,发病时间主要集中在7月中下旬。

3. 人群分布　经病原学和临床诊断的病例中,男性153例,女性27例,男女性别比5.67∶1。年龄最小为26岁,最大为82岁。50~60岁年龄组发病数最多,占43.89%。职业分布中,农民173例(96.11%)、屠夫5例(2.78%)、商业服务人员1例(0.56%)、兽医1例(0.56%)。

**4. 病原鉴定**　在 64 例病人和 7 头猪的 10 份标本中分离到猪链球菌,均为猪链球菌 2 型。经 PCR 检测,这些菌株均为链球菌属猪链球菌种,具有猪链球菌荚膜多糖基因、猪链球菌溶菌酶释放相关蛋白基因、猪链球菌溶血素基因。

### (四) 病例对照研究

**1. 配对病例对照研究**　在疫情发生早期,对 29 例人感染猪链球菌病例进行问卷调查,其中 8 例为实验室确诊病例,21 例为临床诊断病例。同时寻找与病例同住或邻近居住的具有血缘关系的家属、居住在同一村民小组的邻居、与病例发病前一周内一起处理过病(死)猪的个体,形成匹配对象,每个病例匹配一名或多名对照,进行相同的问卷调查。共纳入病例 29 人,对照 147 人。

单因素分析显示:屠宰病(死)猪、洗切加工病(死)猪、食用病(死)猪等暴露史与猪链球菌病间的关联具有统计学意义,其中屠宰过病(死)猪的比值比($OR$)达到 15.54(95% $CI$:4.54～53.15)。进一步开展多因素分析,屠宰、洗切加工过病(死)猪这两个因素进入回归方程,其中屠宰过病(死)猪 $OR$=11.98(95% $CI$:3.35～42.76);洗切加工过病(死)猪 $OR$=3.01(95% $CI$:1.02～8.85)。屠宰、洗切加工这两个暴露因素的归因危险度百分比($AR\%$)分别达 91.65% 和 66.76%。

**2. 屠宰过程危险因素的成组病例对照研究**　为探讨屠宰工作的不同环节以及接触猪不同部位后发生猪链球菌病的风险,研究人员开展了一项回顾性病例对照研究。选择在发病前 10 天内参与过屠宰病(死)猪工作的 66 例病人作为病例组,以参与屠宰相同病(死)猪但未患病的 74 名健康者为对照。病例和对照参与不同屠宰环节的人数如表 3-2 所示。从屠宰过程来看,开膛和掏内脏需要手部与病(死)猪的猪肉、血液和内脏密切接触,较容易感染,而搬抬死猪和给病(死)猪放血的接触程度和时间均较短,危险相对较低,这一结果与该病的传播方式为直接接触传播相一致。

表 3-2　屠宰接触方式与猪链球菌病的关联分析

| 接触方式 | 病例数 */例 | | 对照数 */例 | | OR | 95% CI |
|---|---|---|---|---|---|---|
| | 暴露 | 无暴露 | 暴露 | 无暴露 | | |
| 搬抬死猪 | 44 | 21 | 52 | 22 | 0.89 | 0.43～1.82 |
| 放血 | 20 | 43 | 15 | 58 | 1.80 | 0.83～3.91 |
| 刮毛 | 52 | 9 | 43 | 30 | 4.03 | 1.73～9.41 |
| 开膛 | 42 | 19 | 24 | 49 | 4.51 | 2.18～9.36 |
| 掏内脏 | 41 | 20 | 23 | 50 | 4.46 | 2.15～9.23 |
| 清洗内脏 | 24 | 37 | 17 | 56 | 2.14 | 1.01～4.51 |
| 开边分块 | 43 | 18 | 31 | 42 | 3.24 | 1.58～6.65 |

注:*部分暴露史不清的研究对象未纳入分析。

屠宰病(死)猪时接触部位有无伤口、是否屠宰时受伤与猪链球菌病的关联分析见表 3-3。接触部位有伤口时的 $OR$ 值达 9.98(95% $CI$:4.11～24.23)。

表 3-3　皮肤伤口与猪链球菌病的关联分析

| 皮肤伤口 | 病例数/例 | 对照数/例 | OR | 95% CI |
|---|---|---|---|---|
| 接触部位有伤口 | | | 9.98 | 4.11～24.23 |
| 是 | 41 | 9 | | |
| 否 | 21 | 46 | | |
| 屠宰时受伤 | | | 4.79 | 1.66～13.85 |
| 是 | 17 | 5 | | |
| 否 | 49 | 69 | | |

多因素回归分析结果显示,接触部分有伤口或屠宰时受伤是人感染猪链球菌病的主要危险因素,*OR*=10.20(95% *CI*:4.10~25.00),分析结果详见表 3-4。

表 3-4　人感染猪链球菌病发生原因的多因素 logistic 回归分析

| 暴露因素 | 回归系数 | 标准差 | *OR* | 95% *CI* |
|---|---|---|---|---|
| 皮肤有伤口或屠宰时受伤 | 2.32 | 0.47 | 10.20 | 4.10~25.00 |
| 接触猪血液 | 0.59 | 0.58 | 1.80 | 0.58~5.70 |
| 接触猪内脏 | 0.60 | 0.56 | 1.80 | 0.61~5.40 |
| 接触猪表皮 | −0.40 | 0.57 | 0.67 | 0.22~2.40 |

### (五)实验性研究

为预防和控制人感染猪链球菌病的发生,禁止屠宰病(死)猪是最根本的办法。当地政府积极采取干预措施,包括严格禁止宰杀病(死)猪;对发生病(死)猪的农户给予经济补偿;乡镇干部分片负责落实"禁宰令",并到各村驻点落实宣传教育、指导病(死)猪无害化处理等工作;医疗卫生部门及时救治病人等。经过多部门联合协作,疫情在较短时间内得到有效控制。这实际上是一种终止效应的证据,是接触病(死)猪这一暴露因素与人感染猪链球菌病间存在因果关联的一个强有力证据。

## 第四节 ｜ 暴露与疾病关联的解释

观察到的暴露与疾病间的关联,可能是随机误差所致,也可能是真正具有统计学意义的关联。从流行病学角度看,统计学关联可以是虚假关联或继发关联,也可以是因果关联(病因学关联)。因此,在进行因果推断时必须注意排除各种虚假关联,分析继发关联,从而科学、合理地评价病因学关联。

### 一、误差与偏倚

误差(error)是指研究的测量值和真实值之差,包括随机误差(random error)和系统误差(systematic error)两类。随机误差又称机遇误差(chance error)或偶然误差(accidental error)。在流行病学研究中,由于研究对象往往是来自某个特定总体的样本,故样本与总体之间必然因被测定的生物学现象(或指标)以及测量方法本身的随机变异等原因而存在一定的差别,从而导致测量值(样本)与真实值(总体)之间出现一定的差异,这被称为随机误差,包括抽样误差和随机测量误差等。随机误差无法避免,影响研究结果的精确性,但可以通过统计学方法予以估计或评价。系统误差又称偏倚(bias),是指在流行病学研究的各个环节,包括研究设计、实施、分析和推断过程中,由于研究方法的缺陷或错误,造成对暴露因素与疾病间关系的错误估计。偏倚的种类很多,一般将其分为选择偏倚(selection bias)、信息偏倚(information bias)和混杂偏倚(confounding bias)。

### (一)选择偏倚

选择偏倚是指由于选择研究对象方法上的错误或缺陷,使入选者与未入选者在某些特征上存在差异,造成所选的研究对象不能代表总体,从而导致对暴露与疾病之间联系的估计偏离真实的情况。因研究对象的纳入方式和条件而异,在不同的流行病学研究中有不同的选择偏倚,如入院率偏倚(admission rate bias)、现患-新发病例偏倚(prevalence-incidence bias)、检出症候偏倚(detection signal bias)、失访偏倚(loss to follow-up bias)及无应答偏倚(non-respondent bias)等。

为了更好地控制选择偏倚,在研究设计中应制订科学可行的抽样方案,制订合适、正确的研究对象纳入标准和排除标准,正确选择研究对象。采用多种形式的对照,增强对照的代表性。在资料收集阶段严格遵照设计的方案选取研究对象,通过多种措施,尽可能提高应答率、减少失访率。虽然在资料分析阶段控制选择偏倚往往为时已晚,但仍然可以通过比较无应答者与应答者、失访者与随访完成者在某些基线调查值方面是否存在显著差异,从而估计无应答偏倚或失访偏倚对研究结果的影响程度。

### (二) 信息偏倚

信息偏倚又称观察偏倚(observational bias)或错误分类偏倚(misclassification bias),是指在研究实施过程中由于测量或资料收集出现错误,获取的暴露或疾病信息不正确或不完整,从而造成研究对象的暴露程度或疾病结局的错误归类,影响了结果的真实性。流行病学中错误分类包括无差异性错分(non-differential misclassification)和差异性错分(differential misclassification)。如果暴露或疾病的错误分类与研究分组无关,即各组间不存在差异,则称为无差异性错分。其在一定程度上减弱了研究组间的差异,一般使研究效应的估计值趋向于无效应的值或无关联。如果暴露或疾病的错误分类与研究分组有关,即在各比较组间存在差异,则称为差异性错分。与无差异性错分相比,差异性错分对研究结果的影响更大,既可能高估也可能低估研究的效应值。

信息偏倚主要是收集暴露或疾病资料时发生错误,所获取的信息不准确所致。原因可能是研究对象本身的记忆误差,也可能是调查方法不当、测量工具未校准、调查表设计不合理、指标设立缺乏科学性和合理性。根据信息不准确的原因,信息偏倚又分为回忆偏倚(recall bias)、报告偏倚(reporting bias)、诊断怀疑偏倚(diagnostic suspicion bias)、暴露怀疑偏倚(exposure suspicion bias)和测量偏倚(measurement bias)等。

如新生儿出生缺陷的危险因素研究往往以出生缺陷儿为病例组、非出生缺陷儿为对照组,暴露因素主要来源于研究对象的母亲回忆。在信息调查过程中,有严重出生缺陷的新生儿的母亲因为受不良妊娠结局的刺激,能够很详细地回忆孕期的各种暴露情况,如服用非处方药、发热、感冒等;而对照组母亲没有受到相应事件刺激,不太可能努力地挖掘记忆、仔细回忆相关暴露。由此获得的结果可能会受到信息偏倚的影响,高估调查因素与新生儿缺陷之间的联系。

信息偏倚主要产生于研究设计过程中对调查表设计、指标设立和检测方法的选择缺乏科学性和合理性。在研究设计阶段,应尽量选用客观定量指标,设立能够帮助调查对象回忆的问题,也可利用实物或照片来获取准确信息。严格培训调查员,避免主观诱导研究对象。在临床试验中可以采用"盲法",以消除主观因素对研究结果的影响。研究中的各种测量仪器、试剂、方法、条件等都应做到标准化。

### (三) 混杂偏倚

混杂偏倚是指流行病学研究中,在估计暴露与疾病之间的联系时,受到一个或多个既与研究的疾病有密切关系,又与暴露因素有密切联系的潜在危险因素的影响,从而歪曲(低估或高估)了所研究因素与疾病之间的真实联系。引起混杂偏倚的因素称为混杂因素(confounding factor)。

当一个潜在混杂因素在研究组间分布不均衡时,才能起到混杂作用,产生混杂偏倚。混杂作用可以在任意方向上造成偏差,既可以高估效应,也可以低估效应。如有研究表明,随身携带打火机与肺癌的发生有联系,但这种关联并非因果关联。由于吸烟是肺癌的重要危险因素,而吸烟又常与携带打火机同时存在,因此观察到的携带打火机与肺癌之间的联系,实际上是由吸烟所产生的混杂作用所致。

作为混杂因素必须具备以下三个特征:①混杂因素必须是所研究疾病的危险因素;②混杂因素必须与所研究的暴露因素存在统计学联系;③混杂因素不应是暴露因素与疾病因果链中的中间环节。

混杂偏倚可发生在研究的各个阶段,应通过良好的设计、周密的分析和合理的解释,减少或避免混杂因素对研究结果的影响。常用的控制混杂偏倚的方法包括:限制条件、匹配、随机化和多因素分析等。将研究限制在具有一定特征的对象中,可以排除混杂因素的干扰,但须注意研究对象的代表性问题。队列研究和病例对照研究可以通过匹配,使两个比较组在一个或多个潜在混杂因素上的分布相同或相近,从而控制混杂因素对研究结果的影响。实验性研究常运用随机化方法将研究对象分组,使潜在的混杂因素在各组间分布均衡。对混杂因素的混杂作用,在资料分析阶段可通过一定的统计学处理方法予以识别与控制,如标准化法、分层分析、多因素分析等。

## 二、虚假关联

虚假关联（spurious association）也称人为关联，是指两个事物实际上不存在联系，而是在研究过程中有意或无意造成的假象。如在研究过程中，未设立对照组或对照组选择不当、观察指标不客观、样本的代表性不强等，导致暴露与疾病间产生错误关联。在流行病学研究中，暴露与疾病间的虚假关联主要由机遇、选择偏倚、信息偏倚等所致。

## 三、继发关联

继发关联（secondary association）是指本来两事件（A、C）不存在因果关联，但由于两事件的发生都与另外一种因素（B）有关，结果导致两事件间出现了统计学上的联系，这是一种由混杂偏倚产生的关联。如高血清胆固醇是冠心病的危险因素，高血清胆固醇可产生沉积于眼睑的黄色瘤，从而导致黄色瘤与冠心病的继发关联。

## 四、因果关联

因果关联（causal association）是指一定的原因产生相应的结果。在排除虚假关联和继发关联后，才能对两事件间的因果关联进行判断。因与果在空间上总是相伴存在，在时间上总是先后相随。因果关联有以下几种联系方式。

### （一）单因单果

单因单果指一种因素仅可以引起一种疾病或结局，而且该疾病或结局只由该因素引起。这是传统的病因观，也是因果关联的特异性概念。但事实上这种情况几乎不存在，即使是有"必要病因"的传染病，其病因也不是单一的，因为除了病原体，还存在宿主易感性等因素的影响。如机体感染了结核分枝杆菌后是否发生活动性结核病，与个人的体质、营养、免疫状态、环境条件（包括居住密度、经济条件等）等有关。因此，应避免用单一病因的观点研究病因，防止得出片面或错误的结论。

### （二）单因多果

单因多果即一个因素可以引起多种疾病或结局。如吸烟既可引起慢性支气管炎，又可引起肺癌，还可增加高血压、胃溃疡等疾病的发病风险，从病因的多效应角度来看，无疑是正确的，但是这些疾病也并非仅由吸烟引起。

### （三）多因单果

多因单果即多种因素引起一种疾病或结局。如吸烟、高血压和高血脂都可以引起心血管疾病，但是这些因素并非仅导致这一种疾病。多因单果模式从疾病发生的复杂性方面解释了病因的致病作用。

多因单果和单因多果都各自反映了事物的某个侧面，具有一定的片面性。由于单因多果和多因单果的存在，多因多果的现象也是常见的。

### （四）多因多果

多因多果即多种因素可以引起多种疾病或结局。如肥胖、缺乏体力活动、吸烟、钠盐摄入过多等可以引起高血压、冠心病、结肠癌等疾病。多种疾病的多个病因可以是完全相同的，也可以是部分相同的。多因多果全面反映了事物的本质。

以上几种关联形式在进行病因推断时仅作参考。疾病的发生是多个病因共同作用的结果，要想确定某种因素与疾病间的因果关联，应按照因果关联的推断标准进行严格筛选。

## 第五节 │ 因果关联的推断标准

随着对病因认识的发展，判断疾病病因的流行病学标准也在不断变化。

## 一、推断标准的演变

1840 年,亨勒(Henle)首先提出病因推断的标准,后被科赫(Koch)扩展成为 Henle-Koch 假说,它是病因推断标准的第一个里程碑。1964 年,美国吸烟与健康报告委员会提出病因推断的 5 条标准,这是病因推断标准的第二个里程碑。1965 年,希尔(Hill)在英国皇家医学会职业医学分会上将标准扩展为 9 条,简称希尔准则(Hill's criteria),目前该标准仍被广泛应用于病因推断。

## 二、希尔准则

1. **关联的强度**(strength of association)　关联的强度是流行病学和统计学中的一个重要概念,用于衡量变量之间关联的紧密程度,可用均数、比例、风险、率之间的比或差以及相关系数和回归系数等表示。不同的研究设计对关联强度的估计可能会有所不同。因果推断研究中,关联的强度主要是指暴露于病因后所增加的疾病发生概率,常以相对危险度($RR$)或比值比($OR$)表示。一般而言,某因素与疾病的关联强度较大,则二者间存在虚假关联和继发关联的可能性较小,因果关联的可能性较大。大量关于吸烟和肺癌关系的研究结果表明,吸烟者发生肺癌的相对危险度是非吸烟者的 4~16 倍。根据经验,当相对危险度或比值比高于 3 或 4 时,由偏倚或未知混杂因素导致这样大或更大关联强度的可能性较小,暴露与疾病间存在因果关联的可能性较大。在运用关联强度这一标准时,必须全面考虑研究的设计和分析过程、病因模型以及可能存在的混杂因素。

2. **关联的时间顺序**(temporality of association)　因果关联中,有因才有果,因一定先于果,这是因果关联的必要条件。实验性研究和队列研究的设计方向是由暴露至结局,具有前瞻性,可反映暴露因素与疾病发生的时间先后顺序,其检验因果关联的能力较强。在病例对照研究或横断面研究中,研究开始时结局已经发生,在提供关联的时序性方面有较大的局限性,其检验因果关联的能力较实验性研究和队列研究弱。

3. **关联的特异性**(specificity of association)　是指病因与疾病有严格的对应关系,即某种因素只能引起某种特定的疾病,某种疾病只能由某因素引起。这种关联的特异性一般只适用于传染病,对大多数非传染性疾病而言,关联的特异性并不十分明显。若研究发现存在关联特异性,可加强因果关联的可能性;若未发现存在关联特异性,并不能因此否定因果关联的存在。从多因多果的观点看,特异性是错误的;从病因的必要性含义看,特异性又是多余的,所以多数研究者主张放弃这一标准。

4. **关联的一致性**(consistency of association)　又称关联的可重复性,指在不同人群、不同地区、不同时间由不同的研究者用不同的方法进行研究均可获得相同的结果。多数研究结果的一致性或可重复性增强了因果联系的可能性,但有时少数或个别研究结果的不一致性并不能简单地用来否定因果假设,需要仔细探讨差异的缘由。与观察性研究相比,实验性研究的可重复性较好,因为实验性研究能够较好地控制条件。

5. **剂量反应关系**(dose response relationship)　随着某因素暴露剂量的增加,人群中某病的发病率随之增加,联系的强度随之增大,则认为该因素与该疾病间存在剂量反应关系。暴露与疾病间有剂量反应关系进一步支持因果关联的存在。但是应该注意,暴露因素与疾病间的剂量反应关系并不一定可用已知的直线或曲线模型去拟合,在特定的研究人群中也并不一定能观察到剂量反应关系。

6. **生物学合理性**(biologic plausibility)　暴露与疾病的关联应该具有生物学上的合理性,要符合疾病的自然史和生物学原理,在科学上应"言之有理",即用现代医学知识可以对其作出合理的解释。当然,这种合理性的判断会受到科技发展水平及研究者自身知识背景和能力的限制。缺乏生物学合理性可能只是反映了目前的医学知识的局限性,并不一定能够否定因果关联的存在。

7. **关联的连贯性**(coherence of association)　也称为生物学一致性或关联的分布一致性。连贯性是指对一种因果关联的解释与已知的疾病自然史和生物学特点一致。如吸烟者支气管上皮组织发生特异性病理学变化,男性和女性人群吸烟率不同且肺癌发病率也存在差异,这些可以认为是对吸烟与肺癌间关联的解释具有生物学合理性和关联连贯性的实例。关联的连贯性也表现为暴露因素与疾病二者在时间、空间和/或人群间的分布相符合。如有研究者对 1900—1950 年某国肺癌死亡率与烟草消费量间的关系进行生态学研究,发现肺癌死亡率的增加与烟草消费量呈现明显的相关关系,配合进一步的分析流行病学研究和实验性研究,最终建立了吸烟与肺癌间的因果关联。

8. **实验证据**(experimental evidence)　观察性研究的结果如果能得到实验证据的证实,则说服力大大提高。当去除可疑危险因素后可以带来疾病发病率或死亡率下降,则认为有终止效应发生,这是暴露因素与疾病间存在因果关联的一个强有力证据。如孕妇服用"反应停"引起胎儿海豹肢畸形,停止销售"反应停"后,病例不断减少和消失,这一结果极大地支持了"反应停"与海豹肢畸形的病因假设。

9. **相似性**(analogy)　如已知类似病因和疾病有因果关系存在,则将增强所研究的暴露因素与疾病间因果关系的可能性。如已知某化学物有致病作用,当发现另一种类似的化学物与某种疾病有联系时,则两者因果关系成立的可能性也较大。

因果关系的推断过程较复杂,在上述 9 条标准中,必须满足关联的时间顺序。关联的强度、关联的特异性、关联的一致性及剂量反应关系等虽然不是必要条件,但也有极其重要的意义。在因果关联的判断中,满足上述标准的条件越多,因果关联的可能性就越大。但若有些条件不满足,也不能否定因果关联的存在,还要对研究设计进一步考证后才能得出结论。

## 三、因果推断标准应用实例

20 世纪初,许多工业发达国家报道肺癌的死亡率逐年上升,引起了医学界的广泛关注,许多学者对肺癌的病因进行了深入细致的调查,并得出吸烟是肺癌的一个重要危险因素的结论。其病因推断条件归纳如下。

1. **关联的强度**　吸烟与肺癌的关联强度是吸烟与其他疾病的 2～12 倍,见表 3-5。

表 3-5　35 岁以上男性不同死因标化死亡率与吸烟的关系

| 死亡原因 | 非吸烟者 /‰ | 吸烟者 /‰ | RR |
|---|---|---|---|
| 肺癌 | 0.07 | 0.90 | 12.86 |
| 其他呼吸道疾病 | 0.81 | 1.13 | 1.40 |
| 冠状动脉栓塞 | 4.22 | 4.87 | 1.15 |
| 其他 | 6.11 | 6.87 | 1.12 |

2. **关联的时间顺序**　吸烟发生在肺癌之前,暴露数年至数十年后才发生疾病。

3. **关联的一致性**　吸烟与肺癌的关联已经有许多国家的不同学者在不同时期用不同方法重复研究了数百次,结果一致性很好。

4. **剂量反应关系**　研究结果发现,吸烟量越大,时间越长,肺癌的发病率、死亡率越高,二者间具有明显的剂量反应关系。

5. **生物学合理性**　吸烟与肺癌的关系可以从医学和生物学上得到解释。香烟的烟雾和焦油中的化学物质如苯并 (a) 芘、砷等都是较强的化学致癌物,可引起支气管上皮细胞鳞状化及癌变。

6. **暴露因素与疾病分布的一致性**　研究发现,肺癌死亡率的增加与烟叶和纸烟的消费量呈明显的相关关系,提示肺癌与吸烟之间存在因果联系。

7. **实验证据**　戒烟的干预实验结果显示,戒烟的年限越长,肺癌发病率下降越明显。在动物实验中,成功地使暴露于香烟烟雾的狗发生了肺癌。这种消除或增加某种因素,观察其与疾病间关系的流行病学实验是判断疾病病因的有力证据。

以上证据可以推断吸烟与肺癌有因果关联。

(王建明)

本章思维导图

# 第四章 | 描述性研究

描述性研究（descriptive study）主要描述有关疾病或健康状况在不同地区、不同时间、不同人群的分布情况；通过比较不同地区、不同时间、不同人群疾病或健康状况分布的差异，以确定高危人群，形成病因假设，为探讨疾病的病因及制订防制措施提供线索。

描述性研究是流行病学研究中最基本、最常见的一类方法。既是流行病学研究工作的起点，又是其他流行病学研究方法的基础。其目的是提出病因假设，为进一步的调查研究提供线索，是分析性研究的基础；还可以用来确定高危人群，评价公共卫生措施的效果等。描述性研究常用的方法有：现况研究、病例报告、病例系列分析、暴发调查和生态学研究等。资料可以来源于已有的常规登记资料，如医院临床记录和疾病监测记录等，也可以通过普查或抽样调查获得。

## 第一节 | 概 述

### 一、基本概念

描述性研究又称描述流行病学（descriptive epidemiology），是指利用已有的资料或特殊调查的资料，包括实验室检查结果，按不同地区、不同时间及不同人群特征分组，把疾病或健康状态或暴露因素的分布情况以及发生发展的规律真实地展现出来。

描述流行病学的基本方法是以某条件、特征或变量来分组，然后测量疾病或健康状态或暴露因素的频率分布。通过比较，初步分析存在分布差异的可能原因，提出进一步的研究方向或防制策略的设想。

### 二、特点

描述性研究是揭示暴露和疾病因果关系过程中最基础的步骤，具有如下特点。

1. 以观察为主要研究手段，不对研究对象采取任何干预措施。通过观察和收集相关资料，分析和总结研究对象或事件的特点。

2. 暴露因素不是随机分配的，且研究开始时一般不设立对照组。

3. 暴露与结局的时序关系无法确定，对于暴露与结局间关系的因果推断存在一定的局限性，但可作一些初步的比较性分析，为后续研究提供线索。

### 三、研究类型

描述性研究主要包括历史或常规资料的收集和分析、病例调查、暴发调查、现况研究（横断面研究）、生态学研究等。

1. **历史和常规资料分析** 是指利用已有的疾病登记报告系统或者疾病监测系统，收集既往或当前的疾病或健康状态资料并进行分析，描述疾病和健康状态的分布以及变动趋势。如传染病监测报告、死亡登记、出生登记、出生缺陷监测等。该方法所获结果的准确性依赖于疾病登记报告系统和疾病监测系统的完善程度。

2. **病例报告**（case report） 是对临床上某种罕见病的单个病例或少数病例进行研究的主要形

式,属于定性研究的范畴。病例报告通常是对单个病例或少数病例的病情、诊断及治疗中发生的特殊情况或经验教训的详尽临床报告。由于病例报告介绍的是新出现的或不常见的疾病或疾病不常见的临床表现,因而可能形成某种新的假设。其是临床医学和流行病学的一个重要连接点(详见本章第二节)。

3. **病例系列分析**(case series analysis) 是临床医生最为熟悉的临床研究方法,其是对一组(可以是几例、几十例、几百例甚至是几千例)相同疾病病人的临床资料进行整理、统计、分析并得出结论。与病例报告相比,病例系列分析常常是利用已有资料进行分析,属于回顾性研究的范畴。一般用来分析某种疾病的临床特征,评价预防、治疗措施的效果。病例系列分析可以发现以往工作中存在的问题,并且能显示某些病变自然进程的规律性,为进一步研究提供线索和方向(详见本章第二节)。

4. **暴发调查**(outbreak investigation) 是指对某特定人群短时间内突然发生多例临床症状和体征相似的病例所进行的调查。通过对暴发疾病的调查,可以阐明暴发的原因,采取相应的应急措施控制疾病的蔓延;对病因未明的疾病,还可提供病因线索。

5. **现况研究** 是在一个特定时点或时期内,在特定范围的人群中,对某种(些)疾病或健康状况以及相关因素进行调查的一种方法。其通过描述所研究的疾病或健康状况以及相关因素在该调查人群中的分布,按不同暴露因素的特征或疾病状态进行比较分析,为建立病因假设提供依据(参见本章第三节)。

6. **生态学研究**(ecological study) 是以群体为观察和分析单位,描述不同人群中某因素的暴露情况与疾病的频率,从而分析暴露与疾病关系的一种流行病学研究方法。如以国家或省市等为分析单位,研究人均收入与癌症死亡率的关系(参见本章第四节)。

## 四、主要用途

描述性研究最终所获得的主要是疾病或健康状态或暴露因素在人群间、时间和空间分布及其变动趋势的信息。这些信息主要用于下述方面。

1. 描述疾病或健康状态在人群中的分布及其特征,或进行社区诊断(community diagnosis),即对一个社区的某种疾病或健康状态进行考察与评价,为疾病防制或制订促进健康的对策与措施提供依据。

2. 描述、分析某些因素与疾病或健康状态之间的联系,从而为进一步研究疾病病因、危险因素提供线索。

3. 为评价疾病控制或健康促进的对策与措施的效果提供信息。即通过描述性研究,获得实施控制疾病或促进健康对策与措施前后的资料,通过比较,可对该对策或措施的效果作出评价。

## 第二节 | 病例报告和病例系列分析

### 一、病例报告

#### (一) 概念

病例报告(case report)是临床上对某种罕见病的单个病例或少数病例进行研究的主要形式,也是唯一的方法。病例报告通常是对单个病例或 5 个以下病例的病情、诊断及治疗中发生的特殊情况或经验教训等的详尽临床报告。

由于病例报告介绍的是新出现的或不常见的疾病或疾病不常见的临床表现,常为医学界所重视,从而可能形成某种新的假设,是临床医学和流行病学的一个重要的连接点。

病例报告一般首先要说明此病例值得报告的原因,提供所报告病例是罕见病例的证据或指出病例的特别之处;其次要对病例的病情、诊断治疗过程、特殊情况等进行详尽描述,并提出各种特殊之处的可能解释;最后要进行小结并指出此病例报告给作者和读者的启示。

### (二)目的和用途

1. 发现新的疾病或提供病因线索 病例报告常常是识别一种新的疾病或暴露的不良反应的第一线索,是监测罕见事件的唯一手段,常可引导研究者去研究某种疾病或现象。如艾滋病的发现过程能够说明病例报告在识别新的疾病和形成关于可能的危险因素的假设上的作用。1980年10月至1981年5月,有病例报告指出,在美国洛杉矶既往健康的年轻男性同性恋者中发现了5例卡氏肺孢菌肺炎,这种肺炎以往只在免疫系统受抑制的老年癌症病人中发生,通常是化疗的结果,并且男女发病机会相等。这些病例报告引起了美国疾病控制中心的重视,进而发现了艾滋病。

对于病例报告的累积、监测能够提示一种新的疾病或流行的出现。如孕妇使用"反应停"引起新生儿先天畸形,口服避孕药增加静脉血栓栓塞的危险等。

2. 阐明疾病和治疗的机制 通过对罕见病例的病情、诊断、治疗、实验室研究以及个别现象的详尽报告,可用来探讨疾病的致病机制和治疗方法的机制。如专家怀疑麻醉药氟烷能引起肝炎,但是由于暴露于氟烷后发生肝炎的频率很低,而且手术后肝炎还有许多其他的原因,因此"氟烷肝炎"难以确立。后来,一份病例报告发现,一名使用氟烷进行麻醉的麻醉师反复发作肝炎并已肝硬化,肝炎症状总是在他进行麻醉工作后几小时内发作。该病例暴露于小剂量氟烷时肝炎即复发,再结合临床观察、生化检验和肝脏组织学等方面的证据,从而证明了氟烷可引起肝炎。

3. 介绍疾病不常见的表现 如浙江大学医学院附属邵逸夫医院在世界上首次报道病人生食五步蛇蛇胆及血液导致鞭节舌虫病。当时有一位发热3个月并伴有腹痛、腹泻的病人被怀疑是弥漫性肝癌,但经肠镜检查和病理活检确认疾病起因是感染了五步蛇的一种寄生虫(即鞭节舌虫)。

### (三)局限性

病例报告的研究对象具有高度选择性,因此极易发生偏倚;另外,其只是基于一个或少数几个病例,不能用来估计疾病或临床事件发生的频率,所发现的任何危险因素都具有偶然性,因此不能用来论证科研假设,除极少数例外情况,也不应该把病例报告作为改变临床诊断、治疗等实践的证据。

## 二、病例系列分析

### (一)概念

病例系列分析是临床医生最熟悉的临床研究方法,其对一组(可以是几例、几十例、几百例甚至是几千例)相同疾病病人的临床资料进行整理、统计、分析并得出结论。病例分析常常是利用已有资料进行分析,因此属于回顾性研究范畴。

### (二)目的和用途

1. 分析某种疾病的临床表现特征 如病例的性别、年龄、职业分布,主要临床体征及其出现频率,主要的检验指标、诊断及鉴别要点,主要的治疗方法及疗效、预后情况等。

2. 评价某种治疗、预防措施的效果 如调查肺结核和结核性脑膜炎儿童的卡介苗接种情况,发现病儿大多未接种过卡介苗,从而表明卡介苗能预防严重性结核病的发生。

3. 促使临床工作者在实践中发现问题,提出新的病因假设和探索方向 如临床发现原发性肝癌病人中乙型肝炎病毒感染率高,从而为研究原发性肝癌的病因提供了线索,即乙型肝炎病毒感染可能与原发性肝癌有关。

病例系列分析利用日常积累的大量临床资料,因此其最大的优点是资料收集容易,所需时间短,不需要太多的人力、物力。但同时由于记录质量不一,参与医生较多,偏倚较多且无法控制,其资料的真实性和可靠性也相对较差。由于缺乏标准化的方法,不同医疗机构日常收集的临床资料,其可比性难以保证。

## 第三节 │ 现况研究

### 一、基本概念

现况研究（prevalence survey）亦称横断面研究（cross-sectional study）或患病率研究（prevalence study），是指在特定时间（或在较短的时期内）收集特定范围人群某一时点或时期内信息的现状调查。因此，现况研究的目的是：测量人群中某个时间点，或短时间内健康结果，或健康决定因素的患病率，或流行率。此类信息可用于探索病因，如在横断面研究中探索白内障与维生素状态之间的关系，但对这种关联的解释必须谨慎。因为现况研究在短时间内获得人群疾病或健康状态的分布特征，就像在一个时点上为特定人群拍一张"快照"，留下某一时间断面的情况。

由于此类研究所得到的指标，一般为在特定时点或时期与范围内该群体的患病比例，故也称为患病率研究。根据时点的信息，一般只能确定研究对象患病或不患病，从而用患病率作为分析指标，而发病率研究和其他具有时间跨度的研究需要两个以上时点的信息，才能评价状态的改变（如疾病的发生发展，血压的变化等）和特定变量间的关联（如幼年经历与成年健康、治疗与预后的关系等）。

### 二、分类和特点

现况研究具有不同于其他研究的显著特点。一项良好的现况研究不仅可以精确描述疾病或健康状况在某一人群中的分布，还可以同时探讨多个暴露因素与多种疾病之间的关系。

1. **在设计阶段一般不设立对照组**　现况研究在设计实施阶段，往往根据研究目的确定研究对象，然后查明该研究对象中每一个体在某一时点上的暴露和疾病状态，最后在资料分析阶段，根据暴露的状态或是否患病进行比较，或者探讨这一时点上不同变量之间的关系。

2. **特定时间**　现况研究关注的是某一特定时点上或某一特定时期内某一群体暴露与疾病的状况或联系。对于特定的时点来说，并不强调必须是某年某月的某一特定时间，对于该群体中的每一个个体，时点所指的具体时间可能不同。如在一个人群中调查高血压的患病情况，则对于每个个体来说，特定时点是指测量血压的时间、诊断是否为高血压的时间。同样的，特定时点也可以是病人入院的时间、出院的时间等。如果这些不同的具体时间持续得太久，将会对调查结果产生影响；或者所调查的疾病是急性的，且随着时间变化其发病率也有不同，则结果就很难解释。理论上，这个时间应该越集中越好，如人口普查的时间点定在11月1日零点。一般来讲，时点患病率较期间患病率更准确。

3. **确定因果关系时受到限制**　由于所调查的疾病或健康状况与某些特征或因素是同时存在的，即在调查时因与果并存，不能确定疾病或健康状况与某些特征或因素的时间顺序，故在现况研究中常进行相关性分析，只能为病因研究提供线索。

4. **对研究对象固有的暴露因素可以作因果推断**　诸如性别、种族、血型、基因型等因素，在疾病发生之前就存在，且不会因患病而发生改变，则在排除和控制了可能存在的偏倚的情况下，现况研究可以提供相对真实的暴露（特征）与疾病的时间先后顺序的联系，从而进行因果推断。

一般认为，现况研究是一种描述性研究；有时，在一定的条件下，也可发挥分析性研究的作用，用于对暴露与疾病关联性的初步探索。因此，现况研究可以是描述性的、分析性的，或两者兼有。该方法不但可以描述研究人群（study population）或特定人群组（specific population groups）中的各种变量的分布特征（HIV感染、血红蛋白浓度、吸烟暴露等），为发现问题、分析原因和解决问题打下基础，还可以分析变量间的关联强度，对变量间关联关系的假设进行统计学检验，为建立分析性研究中的关联假设提供线索，尤其能对不会随时间发生变化的因素（血型、种族、性别等）提供暴露与疾病联系的初步证据。

## 三、目的及用途

1. 描述疾病、健康状况或暴露因素和其他有关变量的分布情况,确定防病重点和高危人群,为制订卫生服务规划和疾病防制策略提供依据。

2. 分析某些因素或特征与疾病或健康状态的联系,为病因学研究提供线索,为其他流行病学研究提供基础资料。

3. 用于早期发现病人,以便早期诊断、早期治疗。

4. 用于监测疾病、促进人群健康或评价防制措施及其效果。

## 四、研究类型

现况研究的类型包括两种,即普查(census)和抽样调查(sampling survey)。

### (一)普查

1. **概念**　普查是为了了解某种疾病的患病率或健康状况,在特定时间内,对特定范围的人群中每一成员进行的调查或检查。特定时间应该很短,甚至是某一时点。一般为1~2天、1~2周或1~2个月,最长不宜超过3个月。特定范围是指某一地区或具有某一特征的人群。

2. **目的**　普查的目的可因不同的研究工作而异:①早期发现、早期诊断和早期治疗某些疾病。如对35岁以上已婚妇女开展宫颈涂片细胞学检查,以早期发现子宫颈癌。②了解疾病和健康状况的分布。如对儿童身高、体重、发育状况和营养的调查。③了解当地居民健康水平。如居民膳食和营养状况的调查。④了解人体各类生化指标的正常值范围。如人体中微量元素的正常水平测定等。

3. **优点与局限性**

(1)优点:①能发现普查人群中的"全部"病例,并给予及时治疗;②能了解该地区某病的全貌;③通过普查可进行一次广泛的医学科普宣传;④调查对象为全体目标人群,不存在抽样误差。

(2)局限性:①不适于患病率低和检查方法复杂的疾病调查;②普查对象多,难免漏诊、误诊;③工作量大,组织难度大,质量不容易控制。

4. **应用原则**　①要明确普查的主要目的是早期发现病例并给予及时治疗;②普查的疾病最好是患病率比较高的,以便调查在短时间内能得到足够的病例;③普查应具备灵敏度高、特异性强且易于在现场实施的检验或检查的方法;④进行普查要有足够的人力、物力和财力支持。

### (二)抽样调查

1. **概念**　在实际调查工作中,若不是为了早发现和早治疗病人,而是要揭示某种疾病或健康状态的分布规律,就不一定要开展普查,调查某一总体人群中一部分有代表性的人即可,根据这种调查结果,可估计出该总体人群某病的患病率或某些特征的情况,这种调查方法称为抽样调查。抽样调查是一种以小窥大、以局部估计总体的调查方法。

2. **基本原理**　抽样调查中被抽样的总体人群称为源人群或抽样框架(sampling frame),是由研究者严格定义的,具有一定的个体、地区和时间上的特征,凡符合其要求的个体都应属于源人群中的一员。被抽取的人群称为样本(sample)或研究人群(study population),是指研究者对其进行观察并收集相关信息的人群,属于源人群中的一部分。而目标人群(target population)是研究者根据研究目的而拟定的,为研究结果或已有的知识所能推及的人群。值得注意的是,目标人群并不一定是研究者所进行观察的人群。

抽样调查的关键在于样本的代表性,样本的代表性取决于抽样的随机化和样本量的大小。样本量的大小取决于总体中抽样指标的分布和变异,变异越大则样本量越大。从整个源人群中随机地抽取一部分人,假如样本的数量足够大,调查数据可靠,由此所获得的调查结果或推导出的结论就能够在相当程度上代表整个源人群。

随机化抽样是指在一个个体数为 $N$ 的总体中,抽取 $n$ 个个体,则每个个体都应有 $n/N$ 的概率被抽到;也即从总体中随机地抽取一个样本,则整个研究人群中的每个单位(可以是人,也可以是个人的集合体,如学校、连队、班级或居民委员会等)被选入样本的概率相等。抽样的随机化程度取决于抽样的方法和抽样的质量控制。

**3. 优点与局限性** 与普查相比,抽样调查具有节省人力、物力和时间,以及由于调查范围小而使调查精度较高的优点,在流行病学调查中占有很重要的地位,是最常用的方法。但是抽样调查的设计、实施与资料分析均比普查要复杂,重复和遗漏不易被发现;不适用于变异较大的资料和需要普查普治的情况;不适用于患病率较低的疾病。

**4. 抽样方法** 抽样方法可分为概率抽样和非概率抽样。概率抽样即按照一定概率从构成总体的所有单元中随机选择一部分单元进入样本的抽样方法。非概率抽样是指样本不是按照一定的概率抽出,而是由抽样者主观抽出或任由受访者自愿进入样本的抽样方法。非概率抽样有多种方式,主要有便利抽样、滚雪球抽样、配额抽样等。

概率抽样的每个可能的个体都有一个确定的被抽取的概率,以随机原则抽取样本。这里的随机原则指的是不受主观因素的影响,使每一个单元都有一定的概率入选样本,即随机原则要求总体中的每一个单元都有一定的概率被抽中。随机原则并不意味着总体中每个单元都有相同的入样概率,等概率抽样的原则才是如此,而等概率抽样只是概率抽样的一种,这种等概率抽样,有时也称为完全随机抽样。概率抽样的优点是能够保证样本的代表性,避免人为因素的干扰。概率抽样还有另一个优点,用概率抽样取得的样本去估计总体特征时,可以对由抽样产生的抽样误差进行估计。这是非概率抽样所无法比拟的。概率抽样又分为多种形式:单纯随机抽样、系统抽样、整群抽样、分层抽样、多阶段抽样等。

(1) 单纯随机抽样(simple random sampling):也称简单随机抽样,是最基本的概率抽样方法。单纯随机抽样指在总体中以完全随机的方法抽取一部分观察单位组成样本。比如利用抽签、随机数字表或计算机产生随机数字的方法从目标人群中抽取研究样本,使目标人群中每个人被选入样本的概率相等。单纯随机抽样方法简单,但须先对总体中全部观察对象编号排序。在抽样范围较大时,因工作量大、成本高昂而难以采用。此外,在个体差异大、抽样比例较小而样本含量小时,用此法抽样所得样本的代表性差。

(2) 系统抽样(systematic sampling):又称机械抽样或等距抽样,即先将总体的观察单位按某一顺序号分成 $n$ 个部分,再从第一部分随机抽取第 $k$ 号观察单位,依次用相等间隔,从每一部分各抽取一个观察单位组成样本。如调查某社区居民乙型肝炎表面抗原(HBsAg)携带率,要从 1 000 户中抽取 100 户进行检测,抽样间隔为 10(总户数/抽样数=1 000/100)。先将 1 000 户按门牌号的顺序编号,然后在门牌 1~10 号之间随机抽取一户(比如 5 号住户)作为抽样的起点,其后每间隔 10 号抽取 1 户,即抽取 5,15,25,35,45…995 号,共 100 户。该方法简便易行,容易得到一个按比例分配的样本,其抽样误差一般小于单纯随机抽样。但正确使用系统抽样的前提是事先对总体的结构有所了解,如果总体中观察单位的排列顺序有周期性或单调增减趋势变化时,可能产生明显的系统误差。

(3) 整群抽样(cluster sampling):将总体分成 $n$ "群",随机抽取其中若干"群"组成样本。抽样时不以个体为抽样单位,而是由个体所组成的"群"(村、街道、居委会、车间、班级、连队等)作为抽样单位。这些"群"是从相同类型的群体中随机抽取的,被抽到的"群"中的所有成员均作为研究对象。如农村人口分散,可以"村"为抽样单位,被抽到的村中的所有村民均作为研究对象。整群抽样便于组织和控制调查质量,由于在同一地区进行调查工作,可以节省人力、物力。其缺点是抽样误差较大,抽取的"群"数越少,"群"间差异越大,抽样误差也越大。精确度一定时,所需样本量大约是单纯随机抽样的 1.5~2 倍。

(4) 分层抽样(stratified sampling):先将总体中的观察单位按对主要研究指标影响较大的某种特征分为若干类型或组别,即层(stratum),再从每一层内随机抽取一定数量的观察单位,合起来组成样本。如根据人群的人口学主要特征(年龄、性别、职业、教育程度等)将总体分为若干层,然后在各层中随机抽取若干比例的对象,组成调查的样本。分层抽样要求层内变异越小越好,层间变异越大越好,是从分布不均匀的研究人群中抽取有代表性样本的常用方法。

分层抽样可分为两种:①按比例分层随机抽样(proportional allocation),即将总体分层后,按各层观察单位的多少进行成比例抽样,各层内抽样比例相同。如每层均抽出 10% 的研究对象。②最优分配分层随机抽样(optimum allocation),不同层的抽样比例不同,除了考虑各层的观察单位数,还考虑各层的标准差大小,内部变异小的层抽样比例小,内部变异大的层抽样比例大,可使抽样误差进一步减小。

(5) 多阶段抽样(multistage sampling):多阶段抽样又称多级抽样,是开展大型调查时常用的一种抽样方法。该方法先从总体中抽取范围较大的单元,称为一级抽样单元(如省、市、县),再从中抽取范围较小的二级单元(如乡镇、街道),这是二级抽样。还可依次再抽取范围更小的单元(如村、居委会),这便是多级抽样。多级抽样是大型流行病学调查时常用的抽样方法,常与上述各种基本抽样方法结合使用。该方法的优点是节省人力和物力,如调查某地区在校小学生身体发育的某项指标,先抽取学校(一级抽样单元),从抽取的学校中再抽取年级或班级(二级抽样单元),然后在所抽到的年级或班级中抽取学生作为最后的抽样单位。这样,仅需要该地区的学校名单、抽到的学校的年级或班级的学生名单,而不需要该地区所有在校小学生的名单。在相同样本含量时,多级抽样的观察单位在总体中分布较均匀,其统计学的精确度高于抽样单位较大的整群抽样。

## 五、调查方法

现况研究成功的关键是资料的可靠性,因此在实施过程中必须有科学的调查方法。常用的方法有面访、信访、电话访问、自填式问卷调查、体格检查和实验室检查等,随着网络的普及还出现了网络调查等调查方法。

### (一) 面访

面访也叫访问调查法、访谈法,是一种最古老、最普遍采用的资料收集方法。访问调查一般都是访问者对被访问者做面对面的直接调查,通过口头交流的方式获取信息,是双方互动的过程。访问调查的特点:整个访谈过程是访问者与被访问者互相影响、互相作用的过程,调查者既可以创造和谐的调查气氛,又可以获得较高的应答率,可收集到许多有用的额外信息。但面访花费的人力、物力、财力较大,也比较费时。同时,在调查过程中要注意伦理学的问题,访谈提问时避免因诱导产生的信息偏倚,以及需要具备对敏感问题的处理技巧。

### (二) 信访

信访是通过邮局传递、派人送发等方式将调查问卷交到调查对象手中,由调查对象自行填写,然后再返回调查者。信访的优点是节约人力、物力和财力,但其应答率不如面访高,且质量控制困难。

### (三) 网络调查

21 世纪以来,互联网对调查研究产生了巨大的影响,有学者认为互联网调查将很快取代传统的数据收集方法。网络调查的优势在于可以通过极低的成本获得较大样本的调查对象数据,但网络覆盖率会影响网络调查结果外推。另外,还受到上网者的填答意愿的限制,目标人群可能视而不见,也可能根据其内容、主题、娱乐性或者调查的其他特性而作出参与调查的决定,而且调查数据的质量也难以保证。

### (四) 电话访问

电话访问是通过电话询问调查内容来获得研究所需信息的一种方法。其既有面访灵活性的优点,又有信访省力、省时的优点,缺点是受到电话普及率、调查内容过简等限制。电话访问在随访类研究中使用较多。

### (五) 体格检查和实验室检查

现况研究中往往涉及一些需要通过一定设备测量的变量,如身高、体重、血压、血脂、血红蛋白含量等,这时就需要做相应的体格检查或实验室检查。该法常常与上面的方法结合进行。这种方法的优点在于能获得定量数据,但是同时该方法要注意医学伦理学的问题和选择偏倚、测量偏倚(观察者、被观察者、仪器)等因素的影响。

## 六、设计与实施

在现况研究中遇到的问题可能是复杂多样的,所以现况研究的实施要遵循科学的研究程序,对调查中的每个环节都要进行周密的设计和推敲,只有遵循科学研究共同的规范、程序,调查结果才能经得起检验,而且只有在遵循相同程序的前提下,调查的结果才有可能相互比较,共同的程序提供了比较的准绳。

### (一) 确定调查目的

确定调查目的是现况研究的第一步。根据研究所提出的问题,明确该次调查所要达到的目的。如:要描述某种疾病或健康状况的三间分布,还是要寻找危险因素的线索、发现高危人群;是要对疾病干预做需求分析,还是要进行疾病的"三早"预防(早发现、早诊断、早治疗);或者是为了评价疾病防制措施的效果。然后根据研究目的确定是采用普查还是抽样调查的方法。研究目的是整个现况研究的出发点,对现况研究的各个步骤都有决定性的影响。

确定调查目的需要做许多准备工作,只有充分掌握背景资料,了解该问题现有的知识水平、国内外研究进展情况,才能阐明该研究的科学性、创新性和可行性,才能估计其社会效益和经济效益。

### (二) 确定调查对象

选择调查对象首先要考虑研究目的。如果为了要进行疾病的"三早"预防,则可选择高危人群;如果为了研究某些相关因素与疾病的关联,则要选择暴露人群或职业人群;如果是为了获得疾病的三间分布资料或确定某些生理生化指标的参考值,则要选择能代表总体的人群;如果为了评价疾病防制措施的效果,则要选择已实施了该预防或治疗措施的人群。

如比较某市不同区的精神疾病患病率,则可从不同区进行抽样。如果对某职业暴露有兴趣,可选择有暴露的工厂的工人与无暴露的工厂的工人,比较其患病率;或选择同一工厂中有暴露的工人与无暴露或暴露水平低的工人作比较。

选择调查对象时还要结合实际,考虑在目标人群中开展调查的可行性,如经费来源、是否便于调查等。

### (三) 确定调查类型和方法

调查类型的确定也应以调查目的为依据。比如:如果是为了进行疾病的"三早"预防,则可以选择普查;如果是为了了解某种疾病的患病率,则采用抽样调查。同时,还要考虑现有的人力、物力和财力,权衡利弊后再作决定。

研究方法的确定也应从研究目的出发,结合所收集资料的特殊性,并考虑调查对象的特点和适应性。如果调查的对象集中且文化水平较高,则选用自填式问卷调查,能节省人力、物力和时间;如果所调查的人群电话普及率高,则可以考虑电话访问;如果调查对象极其分散,则信访可能比较合适;如果调查的要求较高,所调查的内容须经调查对象当面核实,或者调查内容中有现场观察的部分,则选择面访更合适。

在现况研究中,对于需要进行体格检查或实验室检查方可获得的变量,应注意尽量采用简单易行的技术和灵敏度、特异度高的检验方法,这一点在患病率低的疾病的现况研究中尤为重要。

### (四) 样本含量的估算

样本大小是在设计任何一项现况研究时都必须注意的问题,样本太大或太小都不适宜。决定现况研究样本大小的因素主要是:①总体的疾病患病率 $\pi$。$\pi$ 越小,所需的样本含量越大;反之则可小些。②对调查结果精确性的要求。精确性要求越高,即容许误差($d$)越小,所需样本就越大;反之亦然。③显著性水平($\alpha$)。$\alpha$ 越小,样本量越大,$\alpha$ 通常取 0.05 或 0.01。样本大小的计算方法:对均数或率做抽样调查时的样本含量公式(单纯随机抽样)如下。

(1)若抽样调查的分析指标为计量资料,其样本含量可用下式估计:

$$n=Z_\alpha^2 S^2/d^2 \qquad\qquad 式(4-1)$$

式中,$n$ 为样本大小,$\alpha$ 为显著性水平,$Z$ 是指统计学上标准正态分布的 $Z$ 值,当 $\alpha$=0.05 时,$Z_\alpha \approx 2$,$S$ 为总体标准差的估计值,$d$ 为容许误差,即样本均数(或率)与总体均数(或率)之差,由调查设计者根据实际情况规定。通常显著性水平 $\alpha$=0.05,$Z_\alpha \approx 2$,上式也可表示为:

$$n=4S^2/d^2$$

例 4-1:欲调查肝硬化病人的血红蛋白含量,预定 $\alpha$=0.05,则 $Z_\alpha \approx 2$,从正常人群的资料查知一般人群的血红蛋白标准差约为 3.0g/100ml,调查的容许误差为 0.2g/100ml,则所抽取的样本含量应为多大?

根据题意,$Z_\alpha \approx 2$,$S$=3.0g/100ml,$d$=0.2g/100ml,则 $n$ 为:

$$n=4S^2/d^2=(4\times9)/0.04=900(人)$$

(2)若抽样调查的分析指标为计数资料,其样本含量可用下式估计:

$$n=Z_\alpha^2 PQ/d^2 \qquad\qquad 式(4-2)$$

式中,$P$ 为估计患病率,$Q$=1–$P$。

例 4-2:欲调查我国的肺结核患病率,预定 $\alpha$=0.05,则 $Z_\alpha \approx 2$,从以往全国结核病流行病学调查资料获知以往我国的结核病患病率为 367/10 万,若调查的容许误差定为 50/10 万,则所抽取的样本含量应为多大?

根据题意,$Z_\alpha \approx 2$,$P$=367/10 万 =0.003 67,$Q$=1–$P$=0.996 33,$d$=50/10 万 =0.000 5,则 $n$ 为:

$$n=Z_\alpha^2 PQ/d^2=(4\times0.003\,67\times0.996\,33)/0.000\,5^2=58\,505(人)$$

其他抽样方法的样本量和抽样误差的计算公式请查阅统计学相关内容。

### (五)确定研究变量和设计调查表

1. 确定研究变量　现况研究的目的确定后,在实施过程中需要将待研究的问题进一步具体化,即转化成一系列可测量的研究变量。现况研究的研究变量可分为人口学资料(包括姓名、年龄、性别、职业、文化程度、民族、住址等)、疾病指标(包括死亡、发病、现患、伤残、生活质量、疾病负担等),以及相关因素(主要是指某些可能与研究疾病相关的特征,如吸烟、饮酒、经济收入、饮食习惯、家族史等)。对研究的任何一个因素或变量,都应有明确的定义。因为不同的人对同一问题(因素)的含义会有不同理解,如关于年龄的定义,有人理解为"虚岁",有人理解为"实足岁",因此常常以出生日期为标准。另外,对吸烟、饮酒等类的问题也应有明确的规定,即根据研究目的和这些因素的作用来确定一个执行定义。对调查项目的定义可用黑体字等方式印在调查表上,也可编制一份"调查表项目说明"备用。

对调查项目还应选择合适的测量尺度,尺度的设定应适合研究目的,既要实际可行又要能提供较丰富的信息。如规定经济收入的测量尺度,"您的月收入是:1 000 元及以下、1 001~2 000 元、2 001~3 000 元、3 001~4 000 元、4 001~5 000 元和 5 000 元以上"。尺度的划分要宽窄合适,并能包括所有可能出现的情况,如设"不记得""其他"等栏目。

2. 设计调查表　研究变量是通过调查表来具体体现的。调查表又称问卷(questionnaire),是流行病学研究获得原始资料的主要工具之一。通过调查表收集到的信息质量可直接影响整个调查研究工作的质量。因此,拟定出质量优秀的调查表是保证流行病学调查结果真实可靠的基本条件。

（1）问卷编制的步骤：设计问卷一般按以下步骤进行。首先，根据研究目的确定的调查内容归纳为一系列的变量，再将每个变量设置成各个指标，然后将各个指标根据调查对象的不同而使用相应的语言，草拟出调查表上的项目，即问题和答案，形成调查表初稿，之后通过预调查和修改，对调查项目进行筛选，最后对调查表作出信度和效度评价。

1）准备阶段：在准备阶段，须确定调查的主题范围和调查项目，将问卷涉及的内容列出一个提纲，并分析这些内容的主次和必要性。在此阶段应充分征求各类相关专业人员的意见，使问卷内容尽可能地完备和切合实际需要。

2）问卷的初步设计：在这一阶段，主要是确定问卷结构，拟定编排问题。问卷一般包括题目、调查与填表说明、问卷主体内容和核查项目四个部分。

首先可根据研究目的写出说明信，在说明信里交代调查的主办单位或个人的身份、研究的目的和意义、匿名保证及致谢等。此外，有的问卷通常还把填答问卷的方法、要求，回收问卷的方式和时间等具体事项写进说明信中。说明信的文笔要简明、亲切、谦虚、诚恳，切忌啰唆。

之后开始初步设计主体部分。根据要调查的内容，按照问卷设计的基本原则列出相应的问题，并考虑问题的提问方式，再对问题进行筛选和编排。对于每个问题，要注意考虑是否必要、答案是否全面与合理。有时，需要针对某些较特殊的问题作出特定指示，如"可选多个答案""请按重要程度排列""若不是，请跳过 10～14 题，直接从 15 题开始作答"等。总之，问卷中每一个有可能使回答者不清楚、不明白、难以理解的地方及一切有可能成为回答者填答问卷障碍的地方，都需要给予相应指导。

最后是调查表的质量控制项目，如调查员姓名、调查日期等内容。

3）试用及修改：初步设计出来的问卷须在小范围内多次试用和修改，即事先评估设计的问卷中不合理的地方、不明确的问题，选择答案是否合适、有无遗漏，问题的顺序是否符合逻辑，回答时间是否合适等。之后，针对问卷存在的问题进行有效的修改和完善。

4）信度、效度评价：为了提高调查问卷的质量，进而提高整个研究的价值，问卷的信度和效度分析是研究过程中必不可少的重要环节。信度和效度分析的方法包括逻辑分析和统计分析，信度的统计分析标准有重测信度、分半信度和内部一致性信度；效度的统计分析标准有内容效度、结构效度和标准关联效度。具体内容请参考统计学相关内容。

5）印制问卷：将定稿的问卷交于印刷部门印制，将问卷制成正式问卷。

（2）问卷设计的注意事项

1）问题的设计：对问题设计的要求是语句表达要简明、生动，要注意概念的准确，不要用似是而非的语言。具体设计应注意以下几点：①问题应清楚明确，避免过多使用专业术语，以免造成调查对象理解偏差或拒绝回答。如"您是否感到心悸？"有些人不知道"心悸"的含义，故无法作出正确回答。②提问中避免使用不确切的词，如"您是否经常生病？"这里的"经常"较模糊，调查对象难以回答，更改为"您最近一个月内生了几次病？"则易于回答。③问题的提法应明确和具有客观性，不要有诱导性和倾向性，否则具有暗示作用，会使调查对象不假思索地同意暗示的答案，产生偏性。④避免断定性的问题，如"您正在服用的降血压药药名是什么？"在未询问调查对象是否患高血压及是否服药的情况下，提出这样的断定性问题，让人不知如何回答。⑤一个问题不能涉及两件事，如"您父母是什么文化程度？"如果父母的文化程度不同，就难以回答。⑥尽量避免提令人难堪、禁忌和敏感的问题，有些人对"性生活"一词比较忌讳，或不愿回答有关性生活的问题，或认为是个人隐私不愿透露。因此，这类问题容易引起调查对象的反感和拒答，在问卷设计过程中应尽量避免一些敏感词汇，如必须提出问题，则应注意提问的方式。

2）问卷答案的设计：①二项选择法。即问题答案只有两种形式，"是"或"否"、"有"或"无"等（表 4-1 问题 2.1）。②多项选择法。即所提出的问题有 2 个以上的答案，调查对象可选一个或多个适合的选项。③矩阵法。将 2 个或 2 个以上的问题集中起来提问。如"您对糖尿病干预措施实施情况的评价是？"此类问题用于某项特征多个方面的判断。④序列法。是指所选答案具有不同程度的差异并排序,如表4-1中问题3.2干预措施实施情况的评价选项。调查对象可从中选出适合自己的答案。⑤尺度法。将答案设计成一段线段,线段的两个端点表示两个极端的度。如对伤害后疼痛的评估可用0~10级线性视觉模拟评分法。0代表根本不痛,10代表极痛,调查对象可在适当的地方打"×"。这种答案测量的自由性比分类性答案更大(图4-1)。⑥填入式。调查对象可直接将答案填入空格中(表4-1问题1.2)。⑦自由式。开放性问题,可自由回答(表4-1问题3.3)。⑧顺位法。也叫排序法,列出若干项目,由调查对象按照某种特征进行排序(表4-1问题3.1)。

表4-1　糖尿病病人调查表

编号□□□□□□

1. 一般情况

1.1　姓名_____

1.2　年龄_____(岁)

1.3　性别　　　　　　①男　　　　　　②女

1.4　文化程度　　　①小学及以下　　②初中　　③高中　　④大中专　　⑤本科及以上

2. 糖尿病史

2.1　您是否被诊断患有糖尿病?　　①是　　　　②否

2.2　首次确诊时间:　　　_____年____月____日

2.3　是否经常吃下列食物?_____(可多选)

①肉类　②豆制品　③鱼类　④奶类　⑤蔬菜　⑥水果　⑦蛋类

2.4　是否患有下列疾病?_____(可多选)

①无　②高血压　③高脂血症　④冠心病　⑤脑梗死　⑥其他

2.5　是否患有糖尿病并发症?_____(可多选)

①无　②糖尿病酮症酸中毒　③高渗性昏迷　④低血糖昏迷　⑤糖尿病眼病　⑥心脑血管病　⑦下肢坏疽

3. 干预措施

3.1　您认为可治疗糖尿病的非药物措施是?_____(请按主次顺序选择3个答案)

①控制饮食　②有规律体育运动　③减轻体重　④限盐　⑤放松情绪　⑥戒烟限酒　⑦保健食品　⑧其他

3.2　您对糖尿病干预措施实施情况的评价是?　　①满意　②较满意　③一般　④不太满意　⑤不满意

a. 对病人进行饮食指导

b. 对病人进行用药指导

c. 对病人进行健康教育

3.3　对于糖尿病的防制,您还有哪些疑问?_____

调查者:_____　　　调查时间:_____年____月____日

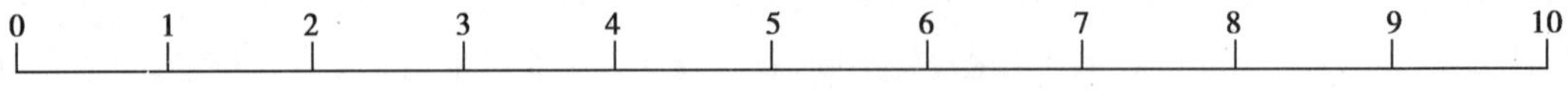

图4-1　0~10级线性视觉模拟评分法

1. 无痛:评分为0分,表示病人没有感受到任何疼痛。

2. 轻度疼痛:评分通常在1~3分之间,表示病人感受到轻微的疼痛,但这种疼痛是可以忍受的。

3. 中度疼痛:评分在4~6分之间,表示病人感受到的疼痛已经开始影响日常生活,如睡眠等,但仍然在可忍受的范围内。

4. 重度疼痛:评分在7~9分之间,表示病人感受到强烈的疼痛,这种疼痛难以忍受,可能需要药物治疗或采取其他缓解疼痛的措施。

5. 剧痛:评分为10分,表示病人感受到的疼痛是难以忍受的,需要立即采取医疗措施进行缓解。

3）问题的数目和顺序：通常问卷调查时间不宜过长，一般 5～30 分钟较适宜，否则调查对象会感到厌烦而随意填写，影响调查的真实性。问题排列也有一定规则，问卷应条理清晰，便于调查对象思考，减少拒答，主要原则有：①提问内容应从简单到复杂逐步过渡；②提问内容应按逻辑顺序排列，同类问题、有关联的问题放在一起；③调查的核心问题应放在前面，专业性强的具体细节问题尽量放在后面；④敏感问题尽量放在后面；⑤开放性问题一般放在最后。

（3）问卷填写的方式：因调查对象和采访方法不同，可分为以下几种方式。①知情人填写。如调查对象为文盲或伤残，自己不能填写调查表或填写困难，可由其家人、邻居代为填写。②调查对象填写。小学 5 年级以上文化程度的调查对象可自己填写调查表。通过工会等组织将调查对象集中在一起，研究者对问卷进行简要说明，待调查对象完成表格填写后即收回，填写不清楚的地方当场查漏补缺。此方法应答率可达 100%。③调查人员填写。由调查者向调查对象进行面对面询问，将答案填入调查表。此方法可提高调查对象对问题的理解和所收集信息的准确性，但要花费大量的人力、物力。

（4）问卷调查的质量控制：①预调查。通过让一小部分人试填调查表，找出调查表存在的错误或歧义，从而进行修改，确定最终较理想的问卷调查表。②建立问卷填写指导语。问卷开头部分可简要说明问卷调查内容、意义和填写方法。如是面对面调查或调查对象集中调查，可口头上对调查对象进行填写指导，以提高调查对象对问卷的理解程度，冷静、准确地填写问卷。③调查员。调查员必须明确问卷目的和熟悉问卷内容，并且能够选择合适的地点、时间与调查对象接触。同时调查员还须具备良好的人际沟通能力和应变能力。因此调查员的选择须慎重，培训须到位。采用统一调查和检测标准，避免测量偏倚的产生。④取得调查对象的信任与合作。要取得调查对象良好的合作，需要调查员亲切且有礼貌，表达清晰；调查内容能引起调查对象的兴趣。如入户调查，最好由调查对象熟悉的人带领或引见调查员。

## （六）资料收集

在现况研究中，资料的收集一般有三种方法：第一种是通过实验室测定或检查的方法来获得，如血糖、血脂的测定等；第二种是通过调查表对研究对象进行调查，来获得暴露或疾病的资料；第三种是利用常规资料。具体可采用：①常规登记和报告。利用疾病报告登记、体检记录、医疗记录或其他现有的相关记录资料。②专题询问调查和信函调查。根据调查目的和疾病种类制订调查表。调查中应注意调查对象的"无应答率"，一般认为"无应答率"不得超过 20%，否则样本的代表性差。③临床检查及其他特殊检查的有关资料。收集各种医学检查数据和因特殊目的进行的检查，如入学和入伍前体检等。

## （七）资料整理、分析及结果解释

**1. 资料的整理**　现况研究结束后首先应对原始资料逐项进行检查与核对，以提高原始资料的准确性、完整性，同时应填补缺漏、删去重复、纠正错误等，以免影响调查质量。接下来按照卫生统计有关技术规定及流行病学需要来整理原始资料，如组的划分、整理表的拟订，以便进一步分析计算。现况研究通常只是在某一特定时点或特定时期内对特定人群进行调查，来收集该人群中某一个个体的暴露与疾病的资料，在资料分析时则可进一步将人群分为暴露人群和非暴露人群或不同水平的暴露人群，比较分析各组间疾病患病率与健康状况的差异；也可将调查对象分为患病组和非患病组，评价暴露与疾病的联系。现况研究的整理步骤如下。

（1）先仔细检查原始资料的完整性和准确性，对原始资料进行检查和核对，并进行逻辑纠错。

（2）按照事先确定的规则及专业知识需要进行原始资料的整理，如划分组别。由于现况研究一般数据量比较大，不但样本较大，每一例可能同时收集几个、几十个，甚至更多的变量，在调查、填写、编码、录入计算机等过程中都有可能出现错误。因此，在统计分析之前，必须对数据进行细致的检查和整理，包括录入计算机前的检查、双轨录入计算机时的检查和统计分析前的检查。在进行正式的数据分析之前，某些变量需要分组或分级，对于连续性变量，常常需要编码、分组才便于分析。对于非连续性变量或分级变量，有时也需要重新编码、分组。

（3）对于连续性变量的数据，了解数据的分布类型。非正态分布的数据进行适当的数据转换后使数据呈正态或近似正态分布类型。如仍是非正态，则可将数据转换成分类变量进行统计分析，或使用非参数检验进行统计分析。

（4）率的计算：现况研究中常用的率是患病率。分析时要考虑到混杂因子的存在，如比较不同地区某疾病的患病率，直接比较会导致错误结论，常可采用率的标准化（standardization）方法（标化率）。除患病率，现况研究中还常用到感染率、病原携带率、抗体阳性率、某因素的流行率（如吸烟率）等指标，这些率的计算方法与患病率相似。此外还可能用到一些比、构成比等指标，如性别比、年龄构成比等。在计算出上述的各种率以后，还要计算率的标准误，以估计率的抽样误差。

（5）关联性分析：在现况研究的资料分析中，对某些因素和疾病或健康状态之间的关系，可进行初步的相关或关联分析。两变量间关联强度测量最常用的指标是比值比、率比和率差。

**2. 结果的解释** 现况研究的结果解释一般应先说明样本的代表性、应答率等情况，然后估计分析调查中有无偏倚及其来源、大小、方向和调整方法，最后归纳疾病分布情况及提供病因线索。

现况研究若为了查明疾病分布，可根据三间分布的特征，结合有关因素进行解释；若是利用现况研究来提供病因线索，则可把研究对象分为病例组与非病例组，从而比较某些特征和某些因素在病例组与非病例组间的差异。要注意，现况研究一般只能为进一步地分析流行病学研究（如队列研究及病例对照研究等）提供病因线索，不能作因果联系分析。

对现况研究结果的解释必须谨慎。如以疾病的现患人群为研究对象可产生生存者偏倚，因为患该病的一部分人已经死亡，而生存者总受到影响存活的因素的影响，或者是疾病轻重不同，或者是病程长短各异，故用这种调查结果解释所研究疾病有一定的局限性和片面性。

反向因果关联（reverse causality）是横断面研究中经常会遇到的一种情形，反向因果关联描述了这样一种事件：暴露与结果之间的关联不是由于暴露与结果的直接因果关系，而是因为定义的"结果"实际上导致定义的"暴露"发生变化。如一项研究可能会发现使用消遣性药物（暴露）与心理健康不佳（结果）之间存在关联，因此得出结论，使用药物可能会损害健康，而反向因果关联的一个可能解释是心理健康状况不佳的人更有可能使用消遣性药物作为逃避现实的手段。

## 七、偏倚及其控制

### （一）现况研究中常见的偏倚

**1. 选择偏倚**（selection bias） 是指在研究对象的选择过程中所产生的系统误差。通常包括以下几种。

（1）选择性偏倚：在调查过程中，不是按照抽样设计的方案进行选择，而是"随意"或"随便"选择。如抽样中的对象没有找到，而随意由其他人代替，从而可能破坏调查对象的同质性。

（2）无应答偏倚（no-response bias）：调查对象不合作或因种种原因不能或不愿意参加，由于这些人的身体素质、暴露状况、患病情况、嗜好等可能与应答者不同，由此产生的偏倚称为无应答偏倚。如应答率低于 80% 就较难通过调查结果来估计整个研究对象群体的现况。

（3）生存者偏倚（survivorship bias）：在现况研究中，调查对象均为生存者，无法调查死亡的对象，因此可能无法全面反映实际情况，带有一定的局限性和片面性。

**2. 信息偏倚**（information bias） 是指在收集资料过程中所产生的各种系统误差，使所获得的资料缺乏真实性。通常有以下几种。

（1）调查对象引起的偏倚：询问调查对象有关问题时，由于种种原因回答不准确从而引起偏倚（报告偏倚或说谎偏倚）；调查对象对过去的暴露史等回忆不清，由其家属代替回忆，特别是由于健康的调查对象没有患病经历，容易遗忘过去的暴露情况等，导致回忆偏倚。

（2）调查人员引起的偏倚：调查员有意识地调查具有某些特征的对象，而不重视或马虎调查其他不具备某些特征的对象，而导致调查偏倚。如对病人再三询问其吸烟史，对健康者则不然。

（3）测量偏倚（measurement bias）：是指测量仪器、量具不准确或测量过程中操作失误导致的各种系统误差。

（4）调查环境引起的偏倚：调查环境是造成信息偏倚的重要原因之一。如吸烟调查中，男性居民在妻子在场与不在场时会给予不同的答复。这就是调查环境所致的偏倚。

### （二）现况研究中偏倚的控制

所谓偏倚的控制，就是调查的质量控制，是一次现况研究成败的关键。针对各种可能的偏倚，采取相应的防范措施。

#### 1. 选择偏倚的控制

（1）严格按照抽样设计方案进行研究对象的选取，坚持随机化原则。

（2）设法提高调查对象的应答率。

（3）在现况研究中，要考虑生存者偏倚的问题，病例的选择面尽可能广，并注意收集有关病程、疾病类型等方面的资料，以便在分析结果时综合考虑。

#### 2. 信息偏倚的控制

（1）为使调查对象提供准确的信息，必须在调查表的设计上下功夫。比如，问题一定要明确具体，对个人既往暴露史应提供可能的记忆目标。另外，入户调查要先取得对方的信任，充分说明本次调查的目的和意义，从而使调查对象积极合作，提供可靠的信息。对于一些敏感问题的调查，要采用间接询问法、对象转移法等技术，以保证所需信息的获取。

（2）对于调查员，关键是要进行严格的培训，增强工作的责任感；统一调查程序、方法。为避免调查员产生主观偏倚，可以进行交叉调查、小样本重复等方法对调查质量进行评价。对责任心不强、工作不认真的调查员要严禁上岗。

（3）测量仪器要选用标准一致、不易产生偏倚和稳定的，使用前要统一校正，从而保证测试结果的准确与可靠。

（4）调查环境是可以选择与控制的。要根据调查目的和对象的特点来考虑。如心理功能测试应无任何外环境的干扰，性格问卷应是一对一的调查，涉及家庭成员的敏感问题调查也应请家属回避。

## 八、优点与局限性

因为现况研究是基于快照的研究，主要特征是可以比较单个时间点不同人群的暴露或健康状态相关特征分布，如可以选择测量40岁以上和40岁以下两个年龄段的日常步行者的胆固醇水平，并将其与相同年龄段的非步行者的胆固醇水平进行比较，也可以按性别进行进一步的分层分析。但是只能关注某一时刻的胆固醇水平，一般不考虑过去或将来的胆固醇水平。

此研究设计的优点之一是可以使研究人员同时探索和比较许多不同的变量。如，可以评价与步行和胆固醇水平相关的年龄、性别、收入和受教育程度对其关系的影响，而不需要增加额外费用。

现况研究的优点还包括：研究相对快速且成本低廉；是确定患病率的最佳方法，可以研究多种暴露和结果的关联；由于暴露和结局都是观察性的测量，因此很少有伦理上的障碍。

现况研究的局限性也很明显：一般无法获得发病率（除非进行多次现况研究）；难以研究罕见疾病；无法进行因果推断。此外，也容易受到抽样偏倚的影响。

## 第四节 | 生态学研究

### 一、概述

生态学研究（ecological study）是以群体为观察、分析单位，描述不同人群中某因素的暴露情况与疾病的频率，从而分析暴露与疾病关系的一种流行病学研究方法。如以国家或省市等为分析单位研究人均收入与癌症死亡率的关系。

生态学研究是描述性研究的一种,其特点在于收集疾病或健康状态以及某些因素的资料时,以群体而不是个体作为分析单位。通常描述某疾病或健康状态在各人群中所占的百分比或比数,以及有某特征者在各人群中所占的百分数或比数。从这两类群体数据分析某疾病或健康状态的分布与人群特征分布的关系,从而探求病因线索。

## 二、研究类型

生态学研究的方法一般分为两种类型。

**1. 生态比较研究**(ecological comparison study)　是比较在不同人群组中某因素的平均暴露水平($x$)和疾病频率($y$)之间的联系,以及比较在不同人群组中疾病的发病率或死亡率的差异,了解这些人群中某些因素出现的频率,并同疾病的发病率或死亡率进行对比,从而为探索病因提供线索。$x$和$y$之间的关系可做相关和回归分析。生态比较研究的应用较为广泛。

**2. 生态趋势研究**(ecological trend study)是连续观察平均暴露水平的变化(或者给予干预)和一个群体中某种疾病或健康状况频率变化的关系,了解其变化趋势,通过比较暴露水平变化前后疾病或健康状况频率的变化情况,判断该暴露与某种疾病或健康状况的联系。例如人均烟草消耗量变化与肺癌的发病率变化具有相同趋势,表明吸烟可能是肺癌的危险因素(图4-2)。

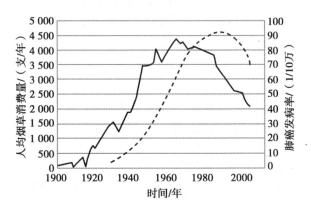

图4-2　人均烟草消耗量与肺癌发病率的关系
实线:人均烟草消耗量;虚线:肺癌的发病率。

## 三、偏倚

由于生态学研究是以由各不同情况的个体"集合"而成的群体为观察、分析单位,因此只能对暴露和疾病的关系进行粗线条的描述和分析,容易产生生态学谬误。

生态学研究显示某疾病与某暴露分布的一致性,可能是该疾病与某暴露间确实有联系,也可能毫无联系。当生态学上的联系与事实不相符时称为生态学谬误或生态学偏倚(ecological bias),主要是由生态学研究的局限性所致。

## 四、用途

1. 生态学研究被广泛应用于对慢性非传染性疾病的病因学研究,可为病因学研究提供病因假设。生态学研究也可提供与疾病分布有关的线索。

2. 可用于探讨某些环境变量与人群中疾病或健康状态的关系。

3. 可用于评价人群干预试验或现场试验的效果。

4. 在疾病监测工作中,应用生态学研究可估计某种疾病发展的趋势,为疾病控制或制订促进健康的对策与措施提供依据。

## 五、优点与局限性

### (一)优点

1. 生态学研究最显著的优点是,在所研究的疾病病因不明、方向尚不清楚时,能提出病因线索供进一步深入研究。

2. 生态学研究可以利用历史和常规资料进行研究,因而节省时间、人力和物力,可较快得到结果。

3. 尤其适用于人群中变异较小和难以测定的暴露研究。有时某些变量个体累积暴露水平不易测量,如空气污染与肺癌的关系,由于个体的暴露量的测量比较困难,一般只能做生态学研究;所研究的变量在所研究地区的人群中变异非常小时,也比较适合做生态学研究,如脂肪摄入量与乳腺癌的关系。

4. 比较适合对人群干预措施效果进行评价。在某些情况下,不一定需要作出个体水平的评价,而是需要作出群体水平的评价。此时应用生态学研究更为适宜。

### (二) 局限性

1. **生态学谬误**(ecological fallacy)　生态学研究以由各个不同情况的个体集合而成的群体为观察和分析的单位,无法得知个体的暴露与效应(疾病或健康状况)间的关系,得到的资料是群体的平均水平,是粗线条的描述,因此会削弱变量之间的联系,同时存在的混杂因素等原因会造成研究结果与真实情况不符,从而产生了生态学谬误,是生态学研究最主要的缺点。生态学谬误的产生主要有以下几种情况:①无法控制可疑的混杂因素;②缺乏暴露与结局联合分布的资料;③相关资料中的暴露水平只是近似值或平均水平,并不是个体真实暴露情况,无法精确评价暴露与疾病的关系,造成对暴露与研究结局之间联系的一种曲解。

2. **缺乏控制可疑混杂因素的能力**　生态学研究是利用群体的暴露资料和疾病资料来评价两者之间的关系,其不能收集协变量资料,无法消除潜在的混杂偏倚。

3. **当暴露因素与疾病之间存在着非线性关系时,生态学研究很难得出正确结论**　如有人对 19 个国家的酒精消耗与冠心病死亡之间的关系进行了研究,结果为明显的负相关。实际上,分析性研究表明,酒精消耗与冠心病之间不是负相关关系,而是一个“J”形曲线,即中度饮酒者冠心病死亡的危险比重度饮酒者和不饮酒者均低。生态学研究则很难对这种非线性关系作出正确结论。

因此在选择研究对象时,尽可能使组间可比,观察分析的单位尽可能多,每个单位内人数尽可能少;资料分析时采用多因素回归分析,分析模型中尽可能多纳入一些变量;对研究结果进行推测时,尽量与其他非生态学研究结果相比较,并结合对所研究问题的专业知识等来综合分析和判断。

(王伟炳)

本章数字资源

本章思维导图

# 第五章 | 队列研究

队列研究和病例对照研究均属于分析流行病学研究方法,是检验病因假说的重要工具。与病例对照研究不同,队列研究是通过随访观察并比较暴露和不暴露于某个因素的人群在特定时间内结局疾病发生率的差异,来判断暴露因素与疾病有无因果关联及关联的程度,以达到检验病因假设的目的。

## 第一节 | 概 述

### 一、基本概念

队列研究(cohort study)是将研究人群按照是否暴露于某个因素或暴露的程度分为暴露组和非暴露组,追踪观察并比较两组成员在特定时间内暴露因素相关结局(如疾病)发生率的差异,从而判定暴露因素与结局之间有无因果关联及关联程度的一种观察性研究方法。

在流行病学研究中,暴露(exposure)泛指与结局(如疾病)有关的各种因素,即研究对象所具有的与结局有关的特征或状态(如年龄、性别、职业、遗传、行为、生活方式等)或曾接触与结局有关的某因素(如X线照射、重金属、环境因素等),这些特征、状态或因素即为暴露因素,也称为研究因素或研究变量。因此,暴露在不同的研究中有不同的含义,暴露可以是有害的,也可以是有益的,但都是研究者感兴趣的。

队列(cohort)原意是指古罗马军团中的一个分队,流行病学家借此来表示具有某种共同特征的一组人群,如长期居住在某地区范围内的人群(社区人群队列)或者符合特定标准的某种疾病的病人人群(专病队列)。根据研究对象进出队列的时间是否相同,队列又可分为两种:一种叫固定队列(fixed cohort),是指观察对象都在某一时刻或一个短时期之内进入队列,之后不再加入新的成员,随访观察至观察期终止,观察对象很少或几乎没有因为所研究疾病等结局事件以外的其他原因退出,即在整个观察期内队列成员是相对固定的;另一种叫动态队列(dynamic cohort),即在整个观察期内,原有的队列成员可以不断退出,新的观察对象可进入,即整个观察期内队列成员不是固定的。这两种队列结局发生率的计算方法不同。

### 二、原理与特点

#### (一)原理

队列研究的原理是在某一特定人群中,根据目前或过去某个时期是否暴露于某个或多个待研究的因素,将研究对象分为暴露组和非暴露组,或按不同的暴露水平将研究对象分成不同的亚组,如低水平暴露组、中等水平暴露组和高水平暴露组,随访观察各组人群待研究结局(如疾病、死亡或其他健康事件)的发生情况,比较各组结局的发生率,从而判定暴露因素与结局的因果关系。如果暴露组与非暴露组之间某结局发生率的差异有统计学意义,研究中又不存在明显的偏倚,则可推测暴露与结局之间可能存在因果关系,再进一步估计暴露与结局之间关联的强度。其原理见图5-1。

#### (二)特点

根据队列研究的基本原理,可以归纳出队列研究的四个特点。

**1. 时间具有前瞻性** 在队列研究开始时,入选的研究对象都没有发生所研究的结局,通过随访,前瞻性观察在特定时间内相关疾病或其他结局发生的情况,因此,队列研究有前瞻性研究之称。

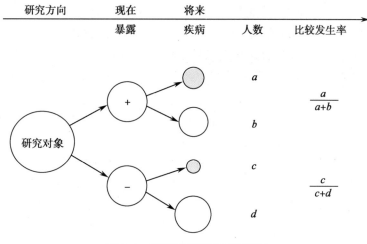

图 5-1 队列研究的原理示意图

**2. 属于观察性研究** 队列研究是基于研究人群自然暴露于可疑因素后观察相关结局出现的情况。这里的暴露不是研究者人为给予或随机分配的,研究结局也是在非干预情况下产生的,故队列研究的本质是观察性研究,而不是实验性研究。

**3. 研究对象按暴露与否进行分组** 研究对象是按有无暴露或暴露的程度进行分组,以非暴露组或低水平暴露组作为对照组进行比较。

**4. 从"因"到"果"** 队列研究要求所有研究对象在进入队列时没有出现待研究的结局,但在随访期间可能发生该结局,然后前瞻性随访观察并比较暴露组和非暴露组结局出现的情况,在病因推断上合乎先因后果的逻辑推理顺序,因此能明确暴露与结局的因果联系。

## 三、研究类型

### (一)依据研究对象进入队列及终止时间分类

依据研究对象进入队列及终止观察的时间不同,队列研究可分为前瞻性队列研究、历史性队列研究和双向性队列研究三种类型(图 5-2)。

**1. 前瞻性队列研究**(prospective cohort study) 是队列研究的基本形式,即在研究开始时,根据每个研究对象的暴露情况进行分组,此时研究结局还没有出现,需要随访观察一段时间,收集每个研究对象研究结局发生情况的信息。Doll 与 Hill 关于吸烟与肺癌的队列研究、Framingham 心脏研究以及中国慢性病前瞻性队列(China Kadoorie Biobank,CKB)均属于这种类型的队列研究。其最大优点是

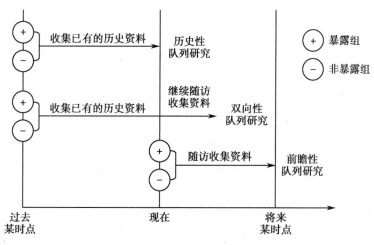

图 5-2 队列研究类型示意图

研究者可以直接获取关于暴露与结局的第一手资料,因而资料的偏倚较小,结果可信;但缺点是随访观察的时间往往很长,所需观察的人群样本大,花费较大,研究对象容易失访,从而影响其可行性。

**2. 历史性队列研究**(historical cohort study)　也称回顾性队列研究(retrospective cohort study),是根据研究开始时研究者已掌握的有关研究对象在过去某个时点暴露状况的历史资料进行分组,研究的结局在研究开始时已经发生,不需要前瞻性观察。在这种队列研究中,暴露与结局均来源于有关的历史记录或档案材料,如医院的病历、个人的医疗档案、工厂和车间的各种记录等,可以在较短时期内完成资料搜集,不需要进行随访观察,但其性质仍属前瞻性(从过去的暴露到现在的结局),是从"因"到"果"的研究。省时、省力、出结果快是历史性队列研究的突出优点,适用于长诱导期和长潜伏期疾病的研究。但是,仅在具备详细、准确历史资料的条件下才适用,故多用于具有特殊暴露的职业人群的职业病研究。这种类型的研究依赖于历史记录,而这些记录可能有缺失或记录有误,容易发生选择偏倚和信息偏倚;记录中也常常缺乏影响暴露与结局关系的混杂因素的资料,故难以控制混杂因素的干扰。因此,历史资料的完整性和真实性将直接影响这种类型研究的可行性和研究结果的真实性。

**3. 双向性队列研究**(ambispective cohort study)　历史性队列研究常常因为追踪的历史太短,结局还没有充分显现,需要继续对研究对象前瞻性随访观察一段时间,即在历史性队列研究的基础上继续进行前瞻性队列研究,此即双向性队列研究,也称历史前瞻性队列研究(historical prospective cohort study)。这种研究类型适用于评价对人体健康同时具有短期和长期作用的暴露因素的效应,一般应用于研究开始时某种暴露因素引起的短期效应(如肝功能损害、流产、不育等)已经发生,而与暴露有关的长期影响(如肿瘤)尚未出现,需要进一步观察的情况。

### (二)依据研究对象性质分类

依据研究对象性质的不同,队列研究可分为自然人群队列、专病队列、出生队列、职业人群队列等类型。

**1. 自然人群队列**　以某地理或行政区域内自然人群为研究对象的队列研究。主要关注环境、膳食、生活习惯和遗传等因素对慢性病发生发展的影响。20世纪90年代以来,世界各国已建立多项基于不同研究目的的大样本自然人群队列。中国于2004年启动的中国慢性病前瞻性队列,在国内具有代表性的5个城市地区和5个农村地区共招募超过50万人,旨在评价环境、个体生活方式和遗传因素等在慢性病发生发展中的作用。

**2. 专病队列**　以患有某特定疾病人群为研究对象的队列研究。主要是针对目标疾病构建专病队列,建立生物样本库,整合临床诊疗信息,并经过长期随访,建立可开展疾病发生发展和预后研究的随访数据库体系。2016年,我国科技部正式启动了精准医学研究重点专项,以常见危害重大的疾病及流行率相对较高的罕见病为切入点,构建重大疾病专病队列和罕见病临床队列,共立项恶性肿瘤和心脑血管疾病等15个重大疾病专病队列,为我国重大疾病防制提供重要科学依据。

**3. 出生队列**　为旨在探讨生命早期环境/行为因素对亲代生殖生育结局和子代近、远期健康的潜在影响的队列研究设计。20世纪90年代以来,"成人疾病胎源说"广受关注,建立了越来越多的出生队列。2016年,在国家重点研发计划"生殖健康及重大出生缺陷防控研究"重点专项的资助下,南京医科大学联合全国20多家医疗机构,启动建设中国国家出生队列(China National Birth Cohort,CNBC),目标是招募3万个自然妊娠家庭和3万个接受辅助生殖技术(assisted reproductive technology,ART)治疗的家庭人群,对夫妻双方以及孕育子代情况开展长期随访。该出生队列对我国妇幼健康和生殖医学研究具有重要的支撑作用。

**4. 职业人群队列**　以职业人群为研究对象,探讨职业因素、环境因素、个人生活方式、遗传因素和遗传-环境交互作用对职业人群主要慢性病发生和发展的影响,多采用历史性队列研究。如多金属暴露的前瞻性职业人群队列,样本量近5万人,对于研究重金属暴露与疾病风险的关系具有独特的优势。

此外,还有一些特殊人群的队列研究,如长寿或老年人群队列、少数民族人群队列、体检或健康管理人群队列等,可以根据不同的研究目的,选用不同的队列研究设计。

### 四、主要用途

#### (一) 检验病因假设

在研究暴露与疾病的关系时,通常根据描述流行病学的研究结果提出病因线索或假设,然后进行分析流行病学研究检验假设,因此检验病因假设是队列研究的主要目的和用途。由于队列研究是由因及果的分析性研究,在病因推断上合乎先因后果的逻辑推理顺序,其论证强度优于病例对照研究,能检验暴露与疾病的因果关系。一次队列研究可以只检验一种暴露与一种疾病之间的因果关联(如吸烟与肺癌),也可同时检验一种暴露与多种结局之间的关联(如可同时检验吸烟与肺癌、心脏病、慢性支气管炎等多种疾病的关联)。现代的大型队列还可以同时检验多种暴露与多种结局的关联。

#### (二) 评价预防效果

可以通过人群的"自然实验"(natural experiment),如随访观察大量摄入蔬菜水果的人群结肠癌的发生是否较少,或自行戒烟的人群肺癌的发生是否减少,进而评价这些因素预防疾病的效果。这里的暴露因素亦即预防措施(如摄入蔬菜水果和戒烟)不是人为给予的,而是研究对象的自发行为,因此,"自然实验"属于队列研究,不是流行病学实验研究。

#### (三) 研究疾病自然史

队列研究不但可了解队列成员个体疾病的自然史,而且可全面了解疾病在人群中的发生、发展直至转归的全过程,包括暴露因素变化、早期生物学效应的产生、机体结构或功能的改变等疾病临床前的变化与表现,以及临床发病和之后的转归,全面揭示疾病的自然史,为制订预防策略和措施提供依据。

#### (四) 预后因素研究和新药上市后监测

队列研究也是临床流行病学中预后研究的最常用的研究方法,用于研究疾病预后的预测因素或影响因素,也可以研究不同的治疗及护理措施等因素对疾病转归的影响,以及药物上市后使用效果与副作用的监测与评估。

## 第二节 │ 研究设计与实施

### 一、确定研究目的

开展队列研究首先要确定研究目的,即本次研究所期望解决的问题,队列研究常用于检验描述流行病学研究提出的病因假设和评价预防措施的效果。

### 二、确定研究因素

队列研究耗费的人力、物力、财力和时间较多,且通常只能研究一个或一组因素,因此暴露因素的确定至关重要,直接关系到队列研究的成功,一定要有足够的科学依据。通常是在描述性研究提供的病因线索和病例对照研究初步检验病因假设的基础上确定研究的暴露因素。

暴露因素确定后,必须明确"暴露"的定义。如研究吸烟与肺癌的关系时,必须明确什么是吸烟,常将"吸烟"定义为一生中连续或累计吸烟6个月或以上。通常根据研究目的,通过查阅文献或请教有关专家,同时综合考虑人力、财力和对研究结果精度要求等因素,对暴露因素进行定义。一般要从定性和定量两个角度考虑,如果可以定量,则应明确其单位;不易准确定量时,也可以将暴露水平进行分级。可以根据暴露经历的最大强度、一段时期的平均强度或累积暴露剂量(如暴露强度与暴露持续时间的乘积)来确定暴露水平。同时还要考虑开始暴露的年龄和暴露的方式(如间歇暴露或连续暴露、直接暴露或间接暴露、一次暴露或长期暴露)等。

除了要确定暴露因素,还应确定需要同时收集的其他相关因素,包括研究对象的人口学特征和各种可疑的混杂因素,便于对研究结果进行深入分析,排除混杂偏倚对结果的影响。

## 三、确定研究结局

研究结局也称结局变量（outcome variable），是指随访观察中预期出现的与暴露因素有关的结果，也就是研究者所希望追踪观察的事件（如发病或死亡等）或某些指标的变化。

不同的研究目的，其研究结局不同。如研究疾病病因时，结局往往是所研究疾病的发生或所致的死亡；进行预后研究时，结局常常为被研究疾病的痊愈或由疾病引起的死亡、致残等。应结合研究目的、时间、财力和人力等因素，全面、具体、客观地确定研究结局，并尽可能准确地判断结局发生的时间。长时间的观察往往以结局事件（如发病或死亡等）为主要结局，短期效应则以实验室或仪器检查指标（如血糖、血脂水平）的改变作为主要结局。

应规定明确统一的结局变量判定标准，并在研究的全过程中严格遵守该标准。如果以某种疾病发生为结局，一般采用国际或国内通用的疾病诊断标准，如《疾病和有关健康问题的国际统计分类》第十一次修订版（ICD-11），以便对不同地区的研究结果进行比较。另外，考虑到一种疾病往往有多种表现，如轻型和重型、不典型和典型、急性和慢性等，可以考虑按照自定标准判断，并准确记录其他可疑症状或特征以供分析时参考。

除确定主要研究结局，还可以同时收集可能与暴露有关的多种结局，分析单因多果的关系，提高研究效率。如在 Doll 与 Hill 关于吸烟与肺癌的队列研究中，就同时观察了吸烟与肺癌和其他多种疾病（包括其他癌、其他呼吸系统疾病、冠状动脉栓塞等）死亡的关系。

## 四、确定研究现场和研究人群

### （一）研究现场

依据不同的研究目的，队列研究既可以在医院进行，也可以在人群现场进行。由于队列研究的随访时间长，并且要求在研究期内观察到足以检验研究假设的一定数量的结局事件，因此在考虑研究现场的代表性的基础上，队列研究应选择那些人口相对稳定，便于随访，预期研究结局发生率较高，有较好的组织管理体系，研究能够获得当地政府重视、群众理解和支持的现场。最好是当地的文化教育水平较高，医疗卫生条件较好，交通较便利的现场。选择符合这些条件的现场，将使随访调查更加顺利，所获资料更加可靠。

### （二）研究人群

研究人群通常包括暴露组和非暴露组（对照组），有时暴露组又可以分为不同暴露水平的亚组。在队列研究中，暴露组和非暴露组人群都必须是在研究开始时没有出现研究结局（如疾病），但有可能出现该结局的人群。根据研究目的和研究条件的不同，研究人群的选择有不同的方法。

1. **暴露组的选择**　暴露组为具有某暴露因素的人群，也称为暴露队列，可从以下四种人群中选择暴露组。

（1）职业人群：如果要研究某种可疑的职业暴露因素与疾病或健康的关系，必须选择相关职业人群作为暴露人群，如选择染料厂工人研究联苯胺致膀胱癌的作用，选择石棉作业工人研究石棉与肺癌的关系等。通常职业人群的暴露史比较明确，暴露水平较高，发病率也比较高，并且有关暴露与疾病的历史记录较为全面、真实和可靠，故对职业人群进行队列研究时，常采用历史性队列研究或双向性队列研究方法。

（2）特殊暴露人群：指由于某种原因对某因素有较高暴露水平的人群。如果暴露因素与疾病有关，则高暴露人群中疾病发病率或死亡率高于其他人群，将有利于探索暴露与疾病之间的联系，有时甚至是研究某些罕见暴露的唯一选择，如选择原子弹爆炸的受害者、核事故中的高暴露人群或接受放射治疗的人群，研究放射线暴露与白血病的关系，也常采用历史性队列研究或双向性队列研究方法。

（3）一般人群：即某行政区域或地理区域范围内的全体人群。从中选择暴露于研究因素者作为暴露组，而不暴露于该因素者作为非暴露组，这样，研究人群的代表性更好，研究结果更具有普遍意义。当所研究的因素(如吸烟、饮酒)比较常见,或者计划观察某地区一般人群的发病情况,特别是计划观察一些生理、生化指标,遗传标志及环境因素与疾病的关系时,可在一般人群中选择暴露组。如美国 Framingham 心脏研究就是在一般人群中前瞻性地观察冠心病的发病率及年龄、性别、家族史、血脂水平、体力活动、吸烟、饮酒等因素在冠心病发生发展中的作用。

(4)有组织的人群团体:即某些群众组织或专业团体成员、机关或社会团体成员、部队成员、参加人寿保险或医疗保险的人员等。该类人群可看作是一般人群的特殊形式,其优势是组织系统较完善,更便于收集随访资料,而且暴露组和对照组有相似的经历,可比性较好。如 Doll 和 Hill 选择英国医师协会会员研究吸烟与肺癌的关系就属于这种情况。

2. **对照人群的选择** 正确选择对照人群可以保证队列研究结果的真实性。设立对照的目的就是为了比较,以便更好地分析暴露的作用。因此,选择对照组的基本要求是尽可能保证与暴露组之间的可比性,即对照人群除未暴露或低水平暴露于所研究因素,其他各种可能影响研究结果的因素或人群特征(年龄、性别、民族、职业、文化程度等)都应尽可能地与暴露组相同。常用于选择对照人群的方式有下列四种。

(1)内对照(internal control):如果在一般人群或有组织的人群团体中选择暴露于所研究因素的对象作为暴露组,那么其余非暴露者就可作为对照组,此即内对照。这样暴露组和非暴露组来自同一个人群总体,可比性好,也可以了解该人群的总体发病率。Doll 与 Hill 关于吸烟与肺癌关系的研究以及 Framingham 心脏研究均是采用内对照。如果研究的暴露是人们普遍存在的,且为定量变量(如血清胆固醇、血糖、血压等)时,可按暴露水平分成若干等级,如果高水平暴露可增加疾病危险性,则以最低暴露水平的人群为对照组。

(2)外对照(external control):当选择职业人群或特殊暴露人群作为暴露组时,往往不能从这些人群中选出足够数量的具有可比性的对照,常须在该人群之外寻找对照组,这样选择的对照称为外对照,如可将具有暴露因素的某工厂全体工人作为暴露组,而无该暴露因素的其他工厂工人作为对照组。外对照与暴露组不是来自同一人群,须注意两组的可比性。

(3)总人口对照(total population control):即在采用职业人群或特殊暴露人群作为暴露组时,以该地区全人口的发病率或死亡率作为对照。其优点是对照组资料容易得到,可以节省研究经费和时间,但是对照组与暴露组在人口构成等方面可能存在差异,职业人群的健康状况通常优于一般人群,存在健康工人效应(healthy worker effect),故应用这种对照时要注意可比性。因为其中包含一些暴露者,所以实际上总人口对照并非严格意义上的对照。只有在能保证总人口中只有少部分人暴露于研究因素时,这种对照才是合理的。在实际应用时,常常不直接比较暴露组和总人口的发病(或死亡)率,而是用暴露组的发病(或死亡)人数与用总人口发病(或死亡)率算出的期望发病(或死亡)人数,计算标化比。

(4)多重对照(multiple controls):即同时选取上述两种或两种以上形式的对照。这样可以减少只用一种对照所带来的偏倚,增强结果的可靠性,并增加判断病因的依据,但设立多重对照会增加研究的工作量,也要注意暴露组与不同对照组之间的可比性。

## 五、估计样本量

### (一)影响样本量的因素

队列研究所需样本量取决于随访期内对照组(或一般人群)的估计结局发生率($p_0$)、暴露组的估计结局发生率($p_1$)、统计学要求的 I 类错误(假阳性)率($\alpha$)和假设检验的效能或把握度($1-\beta$)四个因素。其中,前两个因素可通过查阅相关文献或预调查获得,估计的暴露组与对照组结局发生率之差越小,所需样本量越大;$\alpha$ 和 $\beta$ 值由研究者根据实际情况来确定,$\beta$ 为 II 类错误(假阴性)率,$\alpha$ 和 $\beta$ 值越小,则所需样本量越大。为保证研究的可靠性,把握度应至少为 0.80。如果不能获得暴露组的估计结局发生率 $p_1$,也可通过查阅文献获得相对危险度($RR$)的值,由式 $p_1=RR \times p_0$ 求得 $p_1$。如果没有 $p_1$ 和 $RR$ 资料,可以根据专业知识人为设定 $RR$ 达到某个阈值时才有病因学意义。

## （二）样本量的计算

在暴露组与对照组样本量相等的情况下，可用式（5-1）计算出各组所需的样本量。另外，只要已知 $\alpha$、$\beta$、$p_0$ 和 $RR$ 四个基本数据，即可从某些参考书的相应附表上查出所需要的样本量。也可以应用统计软件计算样本量。

$$n = \frac{\left(z_\alpha \sqrt{2\,\bar{p}\,\bar{q}} + z_\beta \sqrt{p_0 q_0 + p_1 q_1}\right)^2}{(p_1 - p_0)^2} \qquad \text{式（5-1）}$$

式中 $p_1$ 与 $p_0$ 分别代表暴露组与对照组的估计结局发生率，$\bar{p}$ 为两组结局发生率的平均值，$q=1-p$，$z_\alpha$ 和 $z_\beta$ 分别为 $\alpha$ 与 $\beta$ 对应的标准正态分布临界值，可查表获得。

**例 5-1**：用队列研究探讨孕妇暴露于某药物与婴儿先天性心脏病之间的联系。已知不暴露于该药物的孕妇所生婴儿先天性心脏病发病率（$p_0$）为 0.7%，估计该药物暴露的 $RR$ 为 2.5，设 $\alpha$=0.05（双侧检验），$\beta$=0.10，求所需的样本量。

$z_\alpha$=1.96，$z_\beta$=1.282，$p_0$=0.007，$q_0$=0.993

$p_1$=$RR \times p_0$=2.5×0.007=0.017 5，$q_1$=0.982 5

$\bar{p} = \dfrac{1}{2}(0.007 + 0.017\,5) = 0.012\,3$，$\bar{q} = 0.987\,7$

将上述数据代入式（5-1），则：

$$n = \frac{\left(1.96\sqrt{2 \times 0.012\,3 \times 0.987\,7} + 1.282\sqrt{0.007 \times 0.993 + 0.017\,5 \times 0.982\,5}\right)^2}{(0.017\,5 - 0.007)^2} = 2\,310（人）$$

即暴露组与非暴露组各需 2 310 人。

## （三）确定样本量须考虑的问题

一般说来，对照组的样本量不宜少于暴露组，通常是相等的。如果某一组样本太少，将使合并标准差增大，因而要求总样本量增大。另外，队列研究通常要追踪观察相当长一段时间，这期间内研究对象的失访几乎是难免的。因此在计算样本量时，需要预先估计失访率，适当扩大样本量，防止在研究的最后阶段因失访所致样本量不足而影响结果的分析。如假设失访率为 10%，则可按计算出来的样本量再加 10% 作为实际样本量。

## 六、资料的收集与随访

由于队列研究所涉及的调查员多、跨时长，调查员的不规范调查与操作是引入误差的重要原因，加强实施过程特别是资料收集过程中的质量控制是保证研究质量的关键环节。因此，在正式调查前必须制订详细的调查手册，列出全部操作程序、注意事项及调查问卷的完整说明等，并按调查手册所述方案对所有调查员进行严格的培训，使其掌握统一的调查和随访方法和技术；调查中避免随意更改调查方案或自行解读调查内容；并要求调查员及时校正检测工具或仪器。

### （一）基线资料的收集

队列研究在选定研究对象之后，必须详细收集每个研究对象在研究开始时的基线资料。基线信息（baseline information）包括：①人口学资料（年龄、性别、职业、文化程度、婚姻状况等）以及可能的混杂因素信息，以便分析暴露与研究结局关系时排除其影响，也可判断研究对象的代表性。②暴露因素信息。详细调查现在的或既往累积的暴露情况，包括有无暴露，暴露的类型、频率、剂量，最早暴露的时间，最高暴露剂量，累积暴露剂量等，可作为判定暴露组与非暴露组的依据。③结局指标信息。以便进行病因研究时排除已患有所研究疾病的人员。

获取基线资料的方式一般有下列四种：①制订统一且详细的调查表，直接对研究对象或其他能够提供信息的人进行调查；②查阅医院、工厂、单位及个人健康记录或档案；③对研究对象进行相关的体格检查、实验室检查和特殊项目检查;④若所研究疾病的暴露因素为环境中的某些物理、化学、生物、气象等因素或与其有关的因素,除查阅卫生、气象等部门的有关记录,还要进行环境因素的定期监测。

### (二)随访

随访(follow up)就是通过定期的访问或检查,获取研究对象预期结局事件发生的情况或观察结局指标的变化,同时收集有关暴露和混杂因素变化的资料。随访的内容、方法、时间以及由谁来随访等均直接关系到研究的质量,需要事先周密计划,严格实施。

1. **随访内容** 一般与基线资料内容一致,但随访收集资料的重点是结局变量。有关暴露和主要混杂因素的情况也要随访,以便及时了解其变化,分析时充分考虑其影响。假如研究对象的暴露状态在随访期间有变化,则需要在观察结束时对不同时期的暴露状态进行重新分类。

2. **随访对象与方法** 所有完成了基线调查的合格对象(不论是暴露组还是对照组)均为随访对象。如果有多次随访,即使中途出现一次或以上失访,在随后的随访中,也应尽可能访问到,以降低失访率。收集随访信息的方法应尽可能与基线调查相同,对暴露组和对照组应采取相同的随访方法,且调查方法、检测工具、调查人员等在整个随访过程中应尽量保持不变。如可能,尽量采用盲法随访,即随访人员在不知道研究对象分组状态的情况下进行随访调查。另外,发现研究结局的方法要敏感、可靠、简单、易被接受。

3. **观察终点和终止时间** 观察终点(end-point of observation)指研究对象出现了预期的研究结局。一般情况下,观察终点是发生疾病或死亡,但也可以是某些指标出现变化,如血清抗体的出现、尿糖转阳及血脂升高等,根据研究目的的不同而不同。如果研究对象出现了预期的研究结局,即达到了观察终点,就不再对该研究对象继续随访,否则应继续坚持随访到观察终止时间,即整个研究工作已经按计划完成,可以作出结论的时间。由于人口流动等原因,有一些研究对象没有达到观察终点就失去联系,无法获得研究结局的信息,则视为失访,这在历时较长的队列研究中难以避免。如果研究对象在达到观察终点之前死于意外或其他疾病,尽管不能对其继续随访,仍不能按照达到观察终点对待,也应看作是一种失访。对于失访者,应尽可能了解失访的原因,并在资料分析时比较失访者与继续观察者的基线重要特征的差异,以便估计失访对研究结果的影响。

4. **随访期和随访间隔** 随访期长短取决于两个因素:①研究结局出现的速度。对潜伏期短的急性病,随访期短;对潜伏期长的慢性病,随访时间则长。②暴露与结局的联系强度。暴露导致的发病率或死亡率越高,作用越强,随访时间越短;反之,随访时间越长。对于随访期比较短的队列研究,在终止观察时搜集一次资料即可。但大部分队列研究的随访期比较长,须多次随访,其随访间隔与随访次数将视研究结局出现的速度和研究的人力、物力等条件而定。随访间隔过短,浪费人力、物力,也给研究对象带来麻烦甚至伤害;间隔过长则容易失访,并且观察不到中间的变化。一般慢性病的随访间隔期可定为1~3年,Framingham心脏病的随访研究就是每两年一次。在同一研究中,随访间隔也可以随结局发生情况的变化而改变。

5. **随访者** 原则上随访者应为基线调查者,以便增加随访和基线调查的可比性。长时间随访做不到调查者相同时,应严格控制不同随访者之间的差异。更重要的是,同一随访者应随访相同比例的暴露组和对照组,或者是在不知道研究对象暴露状态的情况下进行盲法随访,以便公正地评估暴露组和对照组。因此,研究设计和实施时应尽可能避免知道暴露状况者来随访,或者在研究开始与随访时不确定暴露状态,以减少偏性随访带来的观察者偏倚。

## 第三节 │ 资料整理及分析

与其他研究方法相同,队列研究在资料分析前,应对原始资料进行审查,了解资料的正确性与完整性。对有明显错误的资料应重新调查、修正或剔除;对不完整的资料要设法补齐。在此基础上,通过计算机软件将原始资料录入计算机,建立数据库进行分析。

队列研究资料的整理与分析,要先对资料作描述性统计,即确定研究对象的暴露状态与暴露人数或人时数,确定结局事件发生人数及失访情况等,描述研究对象的人口学特征,分析两组的可比性及资料的可靠性;然后再进行推断性分析,即计算并比较两组或多组结局发生率的差异,分析暴露的效应,即暴露与结局是否有关联及其关联强度。

## 一、结局发生率的计算与比较

计算结局事件的发生率是队列研究资料分析的关键,根据观察队列的特点,可选择计算不同的指标。队列研究通常用于检验病因假设,结局发生率即为发病率,下面以此为例介绍其计算方法。固定队列和动态队列的研究资料可分别整理成表 5-1 和表 5-2 形式。

表 5-1 固定队列研究资料归纳整理表

| 组别 | 发病人数 | 未发病人数 | 合计 | 累积发病率 |
|---|---|---|---|---|
| 暴露组 | $a$ | $b$ | $a+b=n_1$ | $a/n_1$ |
| 非暴露组 | $c$ | $d$ | $c+d=n_0$ | $c/n_0$ |
| 合计 | $a+c=m_1$ | $b+d=m_0$ | $a+b+c+d=n$ | $m_1/n$ |

表 5-2 动态队列研究资料归纳整理表

| 组别 | 发病人数 | 人时数 | 发病密度 |
|---|---|---|---|
| 暴露组 | $A_1$ | $P_1T_1$ | $A_1/P_1T_1$ |
| 非暴露组 | $A_0$ | $P_0T_0$ | $A_0/P_0T_0$ |
| 合计 | $A$ | $PT$ | $A/PT$ |

### (一) 结局发生率的计算

1. **累积发病率**(cumulative incidence rate) 当研究人群的数量比较多,人口比较稳定(即固定队列),无论发病强度大小和观察时间长短,均可计算研究疾病的累积发病率,即以整个观察期内的发病人数除以观察开始时的人口数(式 5-2)。同样的方法可用于计算累积死亡率。可见,观察时间越长,则病例发生越多,所以本指标表示发病率的累积情况。因此,报告累积发病率时必须说明累积时间的长短,否则其流行病学意义不明确。

$$累积发病率 = \frac{观察期内发病人数}{观察开始时的人口数} \times k \qquad 式(5-2)$$

$k=100\%、1\,000‰、10\,000/万或 100\,000/10 万$

2. **发病密度**(incidence density) 观察时间比较长的队列研究,很难做到研究人口的稳定。当观察的人口不稳定,观察对象进入研究的时间先后不一,以及各种原因造成研究对象在不同时间失访等,均可造成每个研究对象被观察的时间不一样,这样的队列即为动态队列。此时以总人数为分母计算发病率是不合理的,因为提早退出的研究者若能坚持到随访期结束,仍有发病的可能。须以观察人时(person time)即观察人数与观察时间的乘积为分母计算发病率(式 5-3)。以人时为单位计算出来的发病率带有瞬时频率性质,即表示在一定时间内发生某病新病例的速率,称为发病密度。最常用的人时单位是人年(person year),如 10 个人年是指 10 个研究对象被观察 1 年或者 1 个研究对象被观察 10 年。以人年为基础计算的发病密度,也称为人年发病率。关于人年的计算请参考统计学相关内容。如果研究是以死亡事件为结局,则可计算死亡密度,或称人年死亡率。

$$发病密度 = \frac{观察期内的发病人数}{观察人年数} \times k \qquad 式(5-3)$$

$k=100\%$、1 000‰、10 000/万或 100 000/10 万

3. 标化比 当研究对象数量较少,结局事件发生率比较低时,无论观察时间长短,都不宜直接计算率。此时可以全人口的发病(或死亡)率作为标准,计算出观察人群的预期发病(或死亡)人数,再求得观察人群中实际发病(或死亡)人数与此预期发病(或死亡)人数之比,即标化发病(或死亡)比(standardized morbidity/mortality ratio,SMR)(式 5-4)。这一指标在职业病流行病学研究中常用。虽然标化比是在特殊情况下用来替代率的指标,但实际上不是率,其流行病学意义与后面将要介绍的关联强度(效应)指标类似。

$$SMR = \frac{观察发病(或死亡)数}{预期发病(或死亡)数} = \frac{观察发病(或死亡)数}{全人口发病(或死亡)率 \times 观察人数} \qquad 式(5\text{-}4)$$

如果不能得到某单位的历年人口资料,仅有死亡人数、原因、日期和年龄,则可计算标化比例死亡比(standardized proportional mortality ratio,SPMR)。其计算方法是以全人口中某病因死亡占全部死亡的比例乘以该单位实际死亡人数,得出某病因的预期死亡数,然后计算实际死亡数与预期死亡数之比,此即 SPMR。

### (二)显著性检验

队列研究中暴露组与对照组发病(或死亡)率的比较须作统计学显著性检验。当研究样本量较大,$p$ 和 $1-p$ 都不太小,如 $np$ 和 $n(1-p)$ 均大于 5 时,样本率的频数分布近似正态分布,此时可应用正态分布的原理来检验率的差异是否具有统计学意义,即用 $z$ 检验法来检验暴露组与对照组之间率的差异。也可以利用四格表资料的 $\chi^2$ 检验。如果发病(或死亡)率比较低,样本量较小时,可用确切概率法、二项分布检验或泊松分布检验。对 SMR 或 SPMR 的检验,实际是对所得结果值偏离 1 的检验,可用 $\chi^2$ 检验。详细方法可参阅有关书籍。

## 二、关联强度的估计

若暴露组与对照组发病(或死亡)率的差异有统计学意义,说明暴露与疾病发病(或死亡)有关联,可进一步估计暴露与发病(或死亡)之间的联系强度,即评价暴露的效应。常用的效应测量指标如下。

1. 相对危险度(relative risk,RR) 是反映暴露与发病(或死亡)关联强度的最常用指标,也叫率比(rate ratio,RR)或危险度比(risk ratio,RR),是暴露组和非暴露组的发病(或死亡)率之比。

$$RR = \frac{I_1}{I_0} \qquad 式(5\text{-}5)$$

式中 $I_1$ 和 $I_0$ 分别代表暴露组和非暴露组的发病(或死亡)率。RR 表示暴露组发病(或死亡)的危险是非暴露组的多少倍。$RR=1$ 表示两组的发病(或死亡)率没有差别;$RR>1$ 表示暴露组的发病(或死亡)率高于非暴露组,暴露可增加发病(或死亡)的危险性,暴露因素是疾病的危险因素;$RR<1$ 表示暴露组的发病(或死亡)率低于非暴露组,暴露可减少发病(或死亡)的危险性,暴露因素是疾病的保护因素。表 5-3 提供了相对危险度大小与关联强度关系常用的判断标准。可见,RR 值离 1 越远,表明暴露的效应越大,暴露与结局关联的强度越大。

表 5-3 相对危险度与关联强度

| RR | | 关联强度 | RR | | 关联强度 |
|---|---|---|---|---|---|
| 0.9～1.0 | 1.0～1.1 | 无关联 | 0.1～0.3 | 3.0～9.9 | 强 |
| 0.7～0.8 | 1.2～1.4 | 弱 | <0.1 | 10～ | 很强 |
| 0.4～0.6 | 1.5～2.9 | 中 | | | |

(引自:Monson,1980)

由样本资料计算出的 $RR$ 是一个点估计值,常采用 Woolf 法计算 $RR$ 的 95% 置信区间(confidence interval, $CI$),估计其总体范围,计算公式为:

$$\ln RR\ 95\%\ CI = \ln RR \pm 1.96 \sqrt{Var(\ln RR)} \qquad \text{式(5-6)}$$

$Var(\ln RR)$ 为 $RR$ 自然对数的方差,$Var(\ln RR) = \dfrac{1}{a} + \dfrac{1}{b} + \dfrac{1}{c} + \dfrac{1}{d}$

取 $\ln RR\ 95\%\ CI$ 的反对数值即为 $RR\ 95\%\ CI$。

$RR\ 95\%\ CI$ 不包括 1 时,说明暴露与疾病的关联有统计学意义。

**2. 归因危险度**(attributable risk, $AR$)　又叫特异危险度、率差(rate difference, $RD$)和超额危险度(excess risk),是暴露组发病(或死亡)率与对照组发病(或死亡)率相差的绝对值,说明暴露组发病(或死亡)危险特异地归因于暴露因素的程度,即由于暴露因素的存在使暴露人群发病(或死亡)率增加或减少的程度。

$$AR = I_1 - I_0 \qquad \text{式(5-7)}$$

由于 $RR = \dfrac{I_1}{I_0}$, $I_1 = RR \times I_0$

所以
$$AR = RR \times I_0 - I_0 = I_0(RR - 1) \qquad \text{式(5-8)}$$

同样,归因危险度也是一个样本的点估计值,可以计算 $AR$ 的 95% $CI$。

$$AR\ 95\%\ CI = AR \pm 1.96 \sqrt{\dfrac{a}{n_1^2} + \dfrac{c}{n_0^2}} \qquad \text{式(5-9)}$$

$RR$ 和 $AR$ 都说明暴露的生物学效应,即暴露的致病作用,但其意义却不同。$RR$ 说明暴露者与非暴露者比较,发生相应疾病危险的倍数,具有病因学的意义;$AR$ 则是暴露人群与非暴露人群比较,所增加的疾病发生率,亦即如果消除该暴露因素,就可降低这个数量的疾病发生,在疾病预防和公共卫生学的意义更大。以表 5-4 为例说明两者的区别,从 $RR$ 看,吸烟者与非吸烟者相比,死于肺癌的危险比死于心血管疾病的危险大得多,说明吸烟与肺癌的病因联系较强;而从 $AR$ 看,吸烟对心血管疾病的作用较大,如果消除吸烟因素,可使心血管疾病的死亡率有更加明显的下降,即预防所取得的社会效果更大。

表 5-4　吸烟者与非吸烟者死于不同疾病的 $RR$ 与 $AR$

| 疾病 | 吸烟者/(1/10 万人年) | 非吸烟者/(1/10 万人年) | $RR$ | $AR$/(1/10 万人年) |
|---|---|---|---|---|
| 肺癌 | 48.33 | 4.49 | 10.8 | 43.84 |
| 心血管疾病 | 294.67 | 169.54 | 1.7 | 125.13 |

(引自:Lee,1982)

**3. 归因危险度百分比**(attributable risk percent, $ARP$, $AR\%$)　又称为病因分值(etiologic fraction, $EF$),是指暴露人群中归因于暴露的那部分发病(或死亡)率占全部发病(或死亡)率的百分比。$AR\%$ 主要与 $RR$ 的高低有关。

$$AR\% = \dfrac{I_1 - I_0}{I_1} \times 100\% \qquad \text{式(5-10)}$$

或
$$AR\% = \dfrac{RR - 1}{RR} \times 100\% \qquad \text{式(5-11)}$$

**4. 人群归因危险度**(population attributable risk, $PAR$)　是指总人群发病(或死亡)率中归因于暴

露的部分。$PAR$ 的计算式如下。

$$PAR=I_t-I_0 \qquad 式（5-12）$$

其中，$I_t$ 代表全人群的发病（或死亡）率，$I_0$ 为非暴露组的发病（或死亡）率。

5. **人群归因危险度百分比**（population attributable risk percent，$PARP$，$PAR\%$）　也称人群病因分值（population etiologic fraction，$PEF$），是指总人群发病（或死亡）率中归因于暴露的部分占全部发病（或死亡）率的百分比。$PAR\%$ 的计算式如下：

$$PAR\%=\frac{I_t-I_0}{I_t}\times100\% \qquad 式（5-13）$$

或

$$PAR\%=\frac{P_e(RR-1)}{P_e(RR-1)+1}\times100\% \qquad 式（5-14）$$

式（5-14）中 $P_e$ 表示人群中具有某种暴露因素者的比例。从该式可看出 $PAR\%$ 既与反映暴露致病作用的 $RR$ 有关，又与人群中暴露者的比例有关，说明暴露对全人群的危害程度。如果某种暴露是某疾病的一个重要病因，即 $RR$ 较大，但在人群中的暴露率很小，则 $PAR\%$ 也会较小。如二硫化碳（$CS_2$）暴露使黏胶纤维厂工人患心肌梗死的 $RR$ 达 3.6，但 $CS_2$ 是一种职业暴露，在全人群中的暴露率非常低，因而 $PAR\%$ 会很小，说明在全人群中采取针对 $CS_2$ 的措施对于预防心肌梗死的意义不大，做好职业防护即可。

例 5-2：已知吸烟者肺癌年死亡率（$I_1$）为 0.483 3‰，非吸烟人群肺癌年死亡率（$I_0$）为 0.044 9‰，全人群的肺癌年死亡率（$I_t$）为 0.283 6‰，则：

$RR=I_1/I_0$=0.483 3‰/0.044 9‰=10.8，说明吸烟者的肺癌死亡危险是非吸烟者的 10.8 倍。

$AR=I_1-I_0$=0.483 3‰－0.044 9‰=0.438 4‰，说明如果去除吸烟因素，则可使吸烟人群肺癌死亡率减少 0.438 4‰。

$AR\%=\dfrac{I_1-I_0}{I_1}\times100\%=\dfrac{0.483\ 3-0.044\ 9}{0.483\ 3}\times100\%=90.7\%$，说明吸烟人群中由吸烟引起的肺癌死亡占所有肺癌死亡的 90.7%，亦即吸烟人群中有 90.7% 的肺癌死亡是由吸烟引起的。

$PAR=I_t-I_0$=0.283 6‰－0.044 9‰=0.238 7‰，说明如果去除吸烟因素，则可减少全人群中 0.238 7‰的肺癌死亡。

$PAR\%=\dfrac{I_t-I_0}{I_t}\times100\%=\dfrac{0.283\ 6-0.044\ 9}{0.283\ 6}\times100\%=84.2\%$，说明全人群中由吸烟引起的肺癌死亡占所有肺癌死亡的 84.2%，亦即全人群中有 84.2% 的肺癌死亡是由吸烟引起的。

从上述计算结果可知，虽然吸烟导致肺癌的 $AR\%$ 达 90.7%，但因人群中只有部分人吸烟，故 $PAR\%$ 仅为 84.2%。注意各指标的单位，有助于理解其意义。

### 三、剂量反应关系分析

如果队列研究的暴露因素是计量资料（如每日吸烟量），则可以按照实际暴露情况将研究对象分为不同暴露水平的亚组，分别计算不同暴露水平亚组的发病（或死亡）率，然后以非暴露组或最低暴露水平组为对照，分别计算各暴露水平亚组的 $RR$ 和 $AR$，如果暴露的剂量越大，$RR$ 和 $AR$ 越大，则暴露与效应之间存在剂量反应关系，说明该暴露作为病因的可能性越大。必要时，应对率的变化作趋势性检验。如表 5-5 的结果显示，肺癌死亡率、$RR$ 和 $AR$ 均随每日吸烟量的增加而增大，两者存在剂量效应关系，说明吸烟很可能是肺癌死亡的原因。

表5-5 肺癌死亡率与吸烟量的关系

| 吸烟量/(支/日) | 肺癌死亡率/‰ | *RR* | *AR* |
|---|---|---|---|
| 不吸烟 | 0.07 | 1.00 | 0.00 |
| 1~14 | 0.57 | 8.14 | 0.50 |
| 15~24 | 1.39 | 19.86 | 1.32 |
| ≥25 | 2.27 | 32.43 | 2.20 |

# 第四节 │ 偏倚及其控制

队列研究和其他各种流行病学研究方法一样,在设计、实施和资料分析等各个环节都可能产生偏倚,包括选择偏倚、信息偏倚和混杂偏倚。为保证研究结果的真实性,获得正确的结论,需要在各阶段采取措施,预防和控制偏倚的发生。

## 一、选择偏倚

队列研究中选择偏倚常发生于最初选定的研究对象中有人拒绝参加,或研究对象由志愿者组成,或在进行历史性队列研究时部分档案丢失、记录不全,特别是研究对象失访等情况。

队列研究的要点之一就是要对暴露组和对照组的全部成员进行随访,但要做到这一点是非常困难的。在长期的随访期间,暴露组和对照组成员中总会有人由于对参加该研究不感兴趣,或因身体不适不便继续参加研究,或移居外地,或因死于非终点疾病等原因而退出研究,这种退出被称为失访。由于队列研究的随访时间长,失访往往是难以避免的。如果暴露组和对照组的失访率相近,各组中失访者和未失访者的基本特征和结局发生率相似,则可以认为通过该研究获得的各组发病率可以反映该研究人群的实际情况,失访对研究结果没有影响;否则,暴露与结局之间的关系可能因失访而被歪曲,这种情况称为失访偏倚(lost to follow-up bias),是队列研究中最常见的选择偏倚。如果暴露组失访者的发病率高于未失访者,则从继续观察者获得的发病率要低于全部研究对象的实际发病率,使暴露与结局的联系被低估;如果暴露组失访者的发病率低于未失访者,则其偏倚效应相反。

选择偏倚一旦产生,往往很难消除,因此应采取预防为主的方针,严格按规定的标准选择便于随访的人群;研究对象一旦选定,必须尽可能克服困难,坚持对每个研究对象随访到整个研究结束。一项队列研究的失访率最好不超过10%,否则应慎重解释结果和推论,即在资料分析时,对失访者和已完成随访者的基线特征进行比较,并尽可能通过各种途径了解失访者最后的结局,与已完成随访者的最后观察结果作比较,推测失访可能对研究结果产生的影响,作出合理的结论。

## 二、信息偏倚

队列研究中的信息偏倚常因使用的仪器不精确、询问技巧不佳、检验技术不熟练、对暴露组和对照组成员随访方法不一致、诊断标准不明确或不统一等造成的暴露错分、疾病错分以及暴露与疾病的联合错分所致。

选择精确稳定的测量方法、调准仪器、严格遵守实验操作规程、同等地对待暴露组和对照组成员,或采取盲法随访、提高临床诊断技术、明确各项标准并严格执行是防止信息偏倚的重要措施。此外,还应认真做好调查员培训,提高询问调查技巧,统一标准,并要求调查员有一定的责任心。

## 三、混杂偏倚

在队列研究中,如果暴露组和对照组在一些影响研究结果的主要特征(如性别、年龄等)上不一致,就会产生混杂偏倚。

可通过在研究设计阶段对研究对象的条件作某种限制,以便获得同质的研究样本,或者采用匹配的办法选择对照,以保证暴露组和对照组在一些重要变量上的可比性;以及在资料分析阶段采用标准化率分析、分层分析和多变量分析等方法来控制混杂偏倚。

## 第五节 ｜ 优点与局限性

### 一、优点

1. 由于研究对象暴露资料的收集在结局发生之前,并且都是由研究者亲自观察得到或来自历史记录,所以资料相对可靠。

2. 可以直接获得暴露组和对照组的发病(或死亡)率,直接计算出 $RR$ 和 $AR$ 等反映暴露与疾病关联强度的指标。

3. 由于暴露在前,疾病发生在后,因果时间顺序明确,故检验病因假说和验证因果关系的能力较强。

4. 随访观察过程有助于了解人群疾病的自然史。

5. 能同时观察一种暴露因素所致的多种疾病,分析一种暴露与多种疾病的关系。

### 二、局限性

1. 前瞻性研究耗费的人力、物力、财力和时间较多,不易实施。

2. 不适于发病率很低的疾病的病因研究。

3. 由于随访时间较长,容易产生失访偏倚。

4. 在随访过程中,未知变量引入人群,或人群中已知变量的变化等,都可使结局受到影响,使分析复杂化。

(马　菲)

# 第六章 | 病例对照研究

病例对照研究是一种常用的分析流行病学研究方法。主要用于探索疾病相关因素和检验病因假设,在病因研究中应用广泛。近年来,病例对照研究从疾病和健康状态相关因素的筛选到病因假设的验证,从宏观的暴露与结局关系的分析到微观的生物标志与疾病和健康状态机制的探讨,越来越显示出其独特的优势。

## 第一节 | 概 述

### 一、基本概念

病例对照研究(case-control study)是以确诊某种特定疾病的一组病人作为病例,以不患有该病但具有可比性的一组个体作为对照,回顾性地收集其既往对所研究因素的暴露情况,通过比较两组暴露的差异推测疾病与因素之间有无关联及关联强度大小的一种观察性研究。这是一种回顾性的、由果及因的分析流行病学的研究方法,是在疾病发生之后去追溯假定的病因因素的方法。

### 二、原理与特点

#### (一)原理

选择病例组(病人)和具有可比性的对照组(非病人),通过询问、实验室检查或复查病史等方法,收集两组人群既往某些因素的暴露情况和/或暴露程度,测量并比较病例组与对照组中各因素的暴露比例,经统计学检验,若两组暴露比例差别有统计学意义,则可认为因素与疾病之间存在统计学关联。在估计各种偏倚对研究结果影响的基础上,进一步分析暴露与疾病的关联强度(图6-1)。

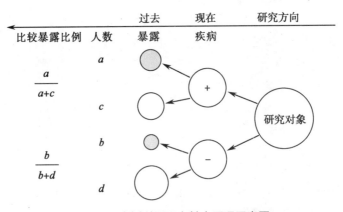

图6-1 病例对照研究基本原理示意图

病例对照研究中的"病例"可以是患某疾病的病人,或某种病原体的感染者,或具有某特征事件(如健康、有效、痊愈、死亡、药物副作用等)的人,对照可以是未患该病的其他病人,或不具有所感兴趣事件的个体,或健康人。病例对照研究中的暴露因素,既可以是增加疾病等事件发生概率的各种危险因素,也可以是降低疾病等事件发生概率的保护因素。

## (二) 特点

**1. 属于观察性研究** 病例对照研究中各种因素是否暴露是自然存在的,而非人为控制,研究者不施加干预措施,仅通过客观地收集研究对象各种因素的暴露情况,分析暴露因素与疾病或其他卫生事件的关系,因此具备了观察性研究的特征。

**2. 设立对照** 病例对照研究必须设立与病例具有可比性的对照,为病例组的暴露比例提供参比。该特点体现了分析性研究的基本特征。

**3. 由"果"推"因"** 病例对照研究开始时已有确定的结局(患病或未患病,出现或未出现感兴趣的事件),进而追溯可能与疾病或事件有关的因素,即从所研究疾病(果)与过去的暴露因素(因)的关联性来推断因素与疾病发生的关系,以寻找病因线索。此特点与队列研究"由因推果"的特征明显不同。

**4. 论证强度相对较弱** 病例对照研究不能观察到由因到果的发展过程,因此因果联系的论证强度不及队列研究,但可为队列研究及实验性研究提供病因研究的线索。

## 三、研究类型

病例对照研究可以按照研究目的、研究特点、研究设计等分类,在此重点介绍根据选择对照是否有限制,将病例对照研究分为非匹配病例对照研究和匹配病例对照研究两种类型。

### (一) 非匹配病例对照研究

非匹配病例对照研究对于对照的选择不作任何限制和规定,在设计所规定的病例和对照人群中,分别抽取一定数量的研究对象,一般对照人数应等于或多于病例人数。如欲探讨某社区 50 岁以上人群患高血压病的危险因素,可选择该社区 50 岁以上的全部高血压病人作为病例组,未患高血压者或随机样本作为对照组。这种方法更容易实施,但对混杂因素的控制能力较弱,在统计分析的时候要采用相应的方法予以弥补。

### (二) 匹配病例对照研究

匹配(matching)又称作配比、配对,是指所选择的对照在某些因素或特征上与病例保持一致。这些因素或特征被称为匹配因素或匹配变量,如年龄、性别、居住地等。匹配的目的是使匹配因素在病例组与对照组保持均衡,排除这些因素或特征对研究结果的干扰,从而更准确地说明所研究因素与疾病的关系,提高研究效率(study efficiency)。

匹配因素应当根据所研究的疾病而定,并不是越多越好。欲作病因探索的因素不可作为匹配因素。匹配的特征或变量必须是已知的混杂因素(confounding factor),或至少有充分理由怀疑是混杂因素,否则不应匹配。如果将不起混杂作用的因素作为匹配变量进行匹配,企图使病例与对照尽可能一致,不仅会增加选择对照的难度和工作量,还可能使与结局事件有关的因素被匹配,而丢失某些重要信息,这种情况被称为匹配过度(over-matching)。如在研究心血管疾病与吸烟关系时,将血脂水平进行了匹配,将低估吸烟与心血管疾病的关联性,因为血脂水平是研究因素(吸烟)与疾病(心血管疾病)因果链上的中间环节。一旦病例与对照按照这些因素匹配,意味着病例与对照在这些变量方面一致,也就不再分析这些因素与疾病的关系。因此,不符合混杂因素特征的变量不应用来匹配。

根据匹配的方式不同,可将匹配分为成组匹配和个体匹配两种形式。

**1. 成组匹配病例对照研究** 成组匹配(category matching)又称频数匹配(frequency matching),是指对照组具有某种或某些因素或特征者所占的比例与病例组一致或相近,即病例组与对照组之间某些因素和特征的分布一致或接近。如病例组男女各半,60 岁以上者占 1/3,则对照组的性别与年龄分布应与病例组一致,差别无统计学意义。

**2. 个体匹配病例对照研究** 个体匹配(individual matching)是指以病例和对照个体为单位,在某种或某些因素或特征方面相同或接近。1 个病例可以匹配 1 个对照,这种情况叫配对(pair matching),如社区中 1 个符合研究条件的 50 岁的男性病例,按照性别相同且年龄相差不超过 3 岁的配对原则,只能配 1 个年龄在(50±3)岁(47～53 岁)的男性对照。一般情况下,总样本量一定时,如果病例和对照来源均较充足,病例和对照之比为 1:1 时的统计学效率最高。如果对照易得而病例罕见,也可以 1 个病例匹配多个对照,如 1:2、1:3……1:$R$,以获得较满意的研究效率。由渐近相对效率(asymptotic relative efficiency,又称 Pitman efficiency)递增公式 $2R/(R+1)$ 可知,随着 $R$ 值的增加,效率也在增加,但增加的幅度会越来越小。由于超过 1:4 匹配时研究效率增加缓慢且增加工作量,故不建议采用。

### 四、主要用途

1. **广泛探索影响因素** 从众多与疾病或卫生事件发生相关的可疑因素中,筛选相关因素,特别是对病因不明的疾病进行可疑因素的广泛探索是病例对照研究的优势。

2. **深入检验某个或某几个病因假说** 在描述性研究初步形成病因假说的基础上,可进一步通过病例对照研究检验假设。如食管癌病人多存在热烫饮食、饮酒、饮食过快、食用泡菜、辛辣饮食等习惯,因此提出病因假设,食管癌的发生与这些因素有关。再通过病例对照研究,调查食管癌和非食管癌病人的这些因素暴露情况,进一步检验假设。

3. **研究健康状态等事件发生的影响因素** 将研究扩大到与疾病和健康状态相关的医学事件或公共卫生事件的影响因素研究,如进行意外伤害、老年人生活质量、心理健康问题、肥胖与超重等相关因素的研究,为制订相应卫生决策提供依据。

4. **疾病预后因素的研究** 同一疾病可能有不同的结局。将发生某种临床结局者作为病例组,未发生该结局者作为对照组,进行病例对照研究,追溯产生不同结局的有关因素,如曾经接受的治疗方法,以及曾经的病情、病期等因素,从而比较、分析影响疾病预后的主要因素,为改善疾病预后提供依据。

5. **临床疗效影响因素的研究** 同样的治疗方法对同一疾病可有不同的疗效。将发生和未发生某种临床疗效者分别作为病例组和对照组进行病例对照研究,分析不同疗效的影响因素,更好地指导临床实践。

## 第二节 | 研究设计与实施

病例对照研究的设计主要内容包括:明确研究目的、确定研究类型、确定研究因素和研究结局、选择研究对象、估计样本含量、确定资料收集与分析方法和预期分析指标、质量控制以及组织计划与经费预算等。在病例对照研究的设计与实施中,特别应关注以下内容。

### 一、确定研究目的和研究类型

研究目的是阐述要解决什么样的问题,明确研究目的是制订研究计划的核心和指导思想,也是进行任何科学研究的第一步。病例对照研究根据疾病发生的特点、既往研究的结果或临床工作中需要解决的问题,结合文献学习,提出明确的研究目的。

研究类型的选择可以从以下方面考虑:①根据研究目的确定适宜的研究类型。如研究目的是广泛探索疾病的危险因子,可以采用不匹配或频数匹配的病例对照研究。②根据可供研究的病例数量选择研究类型,如果研究的是罕见病或能得到的符合规定的病例数很少,可采用 1:$R$ 个体匹配的研究类型。③根据对照与病例在某些重要因素或特征方面的可比性要求,比如病例的年龄、性别构成特殊,随机抽取的对照组很难与病例组均衡可比,以选择个体匹配为宜。

### 二、确定研究因素

1. **研究因素的确定** 研究因素(或变量)是研究者感兴趣的与研究结局事件有关的各种变量。应根据研究目的选择研究因素,尽可能保证"精而全",即与目的有关的变量绝不可少,与目的无关的变量不宜纳入。一般可通过描述性研究、不同地区和人群中进行的病例对照研究、临床观察或其他学科领域提出的研究线索等来确定研究因素。

**2. 研究因素的规定**　研究因素一旦确定后,必须对每项研究因素的暴露或暴露水平作出明确而具体的规定。尽可能采用国际或国内统一的标准,以便交流、比较,如吸烟定义为一生中连续或累计吸烟6个月或以上。涉及某些生物学指标的测定方法、结果判断等,均应有明确、统一的标准。研究者也可根据实际情况作出具体的、操作性较强的规定。

**3. 研究因素的收集**　病例对照研究将所确定的研究因素归纳于调查表中,通过调查,每个研究对象的暴露及疾病的信息均应准确记录于调查表,病例和对照须采用相同的调查表。除死亡病例,一般由研究对象本人来回答有关问题,并要求调查者采用同等认真的态度完成病例和对照暴露的测量和资料收集。研究因素的收集和测量主要通过面对面访谈、电话访问、信访、查阅记录、现场观察及环境和人体生物学材料的检测等。收集的资料是否准确、可靠,关系到研究结果和结论的真实性水平高低。研究中尽量对暴露进行定量测量,或转化为等级资料,以便进行较深入的资料分析。

## 三、确定研究对象

病例对照研究的研究对象包括病例组和对照组,对照的选择在整个研究中尤为关键。

### (一) 病例的选择

**1. 选择原则**　病例对照研究中的病例是指患有所研究疾病且符合研究入选标准的人。病例选择的基本原则有两个:①代表性。理想条件下,病例组应为源人群(即产生这组病人的目标人群)中的全部病人。但并非绝对,也可以是从全部病人中随机抽取的一个样本。选择的病例应足以代表产生病例的源人群中的全部病例。②诊断明确。必须对所研究疾病的诊断标准作出明确规定,所有病例都应是按照严格的诊断标准确诊为所研究疾病的病人。疾病的诊断标准应尽可能按照国际及国内统一标准执行,以便与他人的工作比较。对于无明确诊断标准的疾病,可根据研究的需要制订明确的工作定义。此外,为了控制非研究因素对结果的干扰,可对研究对象的某些特征(如性别、年龄、民族等)作出规定或限制。

**2. 病例的类型**

(1) 新发病例(incident case):是指研究期间新发生并确诊的病例。由于患病的时间较短,对暴露的回忆比较清楚,提供的信息较为准确、可靠,且不受生存因素的影响,研究对象的配合性较好。但收集新发病例花费时间长,费用高,尤其是对发病率低的疾病。

(2) 现患病例(prevalent case):是指研究人群中已存在的所研究疾病的病人。收集现患病例所需时间较短,费用相对较低。但现患病例因患病时间相对较长,对暴露史的回忆易发生偏差,难以区分暴露和疾病的时间顺序,而且容易将由于患病而改变了的暴露特征当作疾病的危险因素。

(3) 死亡病例(death case):是指研究时已死亡的病例。选择死亡病例进行研究费用低,出结果快,获得的信息对进一步深入研究有一定的帮助。但因暴露信息是由询问亲属或其他人,或经查阅历史资料和记录获得,所获资料准确性较差。一般认为,如果条件许可应尽可能选择新发病例。

**3. 病例的来源**　主要有两种,一类是来自医院,即以医院为基础(hospital-based)的病例来源,可以是门诊病人或住院病人,也可以是已经出院甚至死亡的病人。其优点是方便可行,节省费用,合作性好,信息较完整、准确,对于罕见病有时是唯一可行的方法,但从医院中选择病例容易发生选择偏倚。另一类来自社区,即以社区为基础(community-based)的病例来源,从社区人群中选择病例时,可以利用疾病监测资料或居民健康档案选择合格的病例,对于常见病,也可以组织专门的调查(普查或抽样调查)从社区居民中发现该病的病例。其最大优点是代表性较好,结果外推到该人群的可信度较高,但病例获得比较困难,工作量和工作难度均较大,耗费人力、物力较多。

### (二) 对照的选择

在病例对照研究中,对照的选择在整个研究中尤为关键,比病例的选择更复杂,更困难。

1. **选择原则** 对照必须是以与病例相同的诊断标准判断的未患所研究疾病者。选择对照应遵循代表性和可比性的原则。代表性体现为所选择的对照应能代表病例源人群暴露的分布情况,最好是源人群的一个无偏样本,或是产生病例的源人群中全体未患该病人群的一个随机样本。可比性是指除研究因素(暴露因素),其他有关因素在病例组与对照组间的分布应一致。

2. **对照的来源**

(1)同一或多个医疗机构中诊断的其他疾病的病人:实际工作中常采用这种对照,其优点为易于选取,比较合作,且可利用档案资料;但代表性较差,容易产生偏倚。为避免偏倚,应尽可能选择多医院、多科室、多病种的病人作为对照。同时还应注意,对照一般不应患有与所研究疾病有已知共同病因的疾病,如研究吸烟与肺癌的关联时,与吸烟有关的慢性阻塞性肺疾病的病人不能作为对照。

(2)社区人口或团体人群中非该病病例或健康人:其优点是代表性强,但实施难度大,费用高,所选对照不易配合。

(3)病例的邻居或同一住宅区内的健康人或非该病病人:邻居对照有助于控制社会经济地位的混杂作用。

(4)病例的配偶、同胞、亲戚、同学或同事等:这种对照易选且比较合作,排除了某些环境或遗传因素对结果的影响。如同胞对照有助于控制早期环境影响和遗传因素的混杂作用,配偶对照则可控制某些环境因素对结果的干扰。

不同的对照各有优缺点,在实际工作中,可以选择多重对照,以弥补各自的不足。

3. **对照的选择方法** 选择对照时主要采取匹配与非匹配两种方式。匹配的主要目的是提高研究效率,控制混杂因素的干扰。因此,在条件许可时尽可能采取匹配的方式选取对照,如果病例和对照的来源都较充分,则以配对为佳;如果病例少而对照相对易得,则可采用一个病例匹配多个对照的方式。

## 四、估计样本量

### (一) 样本量的影响因素

病例对照研究中影响样本量的主要因素如下。

1. 研究因素在对照人群(对照组)中的估计暴露率($p_0$)。

2. 研究因素与疾病关联强度的估计值,即相对危险度($RR$)或比值比($OR$)。

3. I类错误(假阳性)率($\alpha$),一般取 $\alpha=0.05$。

4. 假设检验的效能或把握度($1-\beta$),$\beta$ 为II类错误(假阴性)率,一般取 $\beta=0.10$。

一般而言,$\alpha$ 或 $\beta$ 越小,所需样本量越大;$\alpha$、$\beta$ 和 $p_0$ 一定时,$OR$ 或 $RR$ 的估计值越远离 1,即因素对疾病发生的作用越强,所需的样本量越小;$p_0$ 与 $p_1$ 差值越大,所需样本量越小。

### (二) 样本量的估计方法

样本量是确保研究结论具有一定检验效能基础上的最少观察单位数。样本量的大小受多种因素的影响,在估计样本量时需要注意:①样本量的估计是有条件的,而这些条件并非一成不变,因此,所估计的样本量并非绝对精确的数值;②样本量并非越大越好,样本量过大,常会影响调查工作的质量,增加负担和费用;③在总的样本量相同的情况下,病例组和对照组样本含量相等时研究效率最高;④不同研究设计的样本量的计算方法不同。

1. **非匹配或成组匹配设计样本量估计** 非匹配或成组(频数)匹配设计的病例对照研究,通常设定病例组与对照组数量相等或对照数多于病例数。当病例数与对照数相等时可用式(6-1)估计样本量:

$$n=\frac{(z_\alpha\sqrt{2\overline{p}\ \overline{q}}+z_\beta\sqrt{p_0q_0+p_1q_1})^2}{(p_1-p_0)^2} \qquad 式(6-1)$$

式中:$n$ 为病例组或对照组人数;$z_\alpha$ 与 $z_\beta$ 分别为 $\alpha$ 与 $\beta$ 对应的标准正态分布的分位数,可查表获得;

$p_0$ 与 $p_1$ 分别为对照组和病例组某因素的估计暴露率;$q_0=1-p_0$,$q_1=1-p_1$,$\bar{p}=(p_0+p_1)/2$,$\bar{q}=1-\bar{p}$。$p_1$ 可用式(6-2)计算:

$$p_1=(OR \times p_0)/(1-p_0+OR \times p_0) \qquad \text{式(6-2)}$$

例 6-1:某学者拟进行一项吸烟与肺癌关系的病例对照研究。查阅文献获得吸烟者患肺癌的 $OR$ 为 2.0,当地人群吸烟率约为 20%。设 $\alpha=0.05$(双侧),$\beta=0.10$,须估计样本量 $n$。

先用式(6-2)求得 $p_1$:

$$p_1=(2 \times 0.2)/(1-0.2+2 \times 0.2)=0.333$$

则 $q_1=1-0.333=0.667$,$\bar{p}=(0.2+0.333)/2=0.267$,$\bar{q}=1-0.267=0.733$

再用式(6-1)求 $n$

$$n=\frac{(1.96\sqrt{2 \times 0.267 \times 0.733}+1.282\sqrt{0.2 \times 0.8+0.333 \times 0.667})^2}{(0.333-0.2)^2}=230.4(人)$$

即病例组和对照组至少各需 231 人。

2. 个体匹配病例对照研究样本量估计 个体匹配病例对照研究因对照数目 $R$ 的不同,计算公式有所不同。以 1:1 匹配设计为例,常采用 Schlesselman 推荐的计算公式,首先要计算病例和对照暴露情况不一致的对子数($m$):

$$m=[z_\alpha/2+z_\beta\sqrt{p(1-p)}]^2/(p-1/2)^2 \qquad \text{式(6-3)}$$

式中:$m$ 为病例与对照暴露情况不一致的对子数;$p=OR/(1+OR)$。

研究需要的病例和对照的总对子数 $M$ 依照式(6-4)求得:

$$M \approx m/(p_0q_1+p_1q_0) \qquad \text{式(6-4)}$$

式中:$p_0$ 与 $p_1$ 分别为目标人群中对照组和病例组某因素的估计暴露率;$p_1$ 的计算方法同式(6-2);$q_0=1-p_0$,$q_1=1-p_1$。

例 6-2:某学者拟采用 1:1 匹配病例对照研究的方法探讨某地 45 岁以上人群高血压等因素与脑卒中的关系,设 $\alpha=0.05$(双侧),$\beta=0.10$,当地 45 岁以上人群高血压患病率为 20%,$OR$ 为 2.5,计算样本含量 $M$。

$p=2.5/(1+2.5)=0.714\ 3$

$m=[1.96/2+1.282\sqrt{0.714\ 3(1-0.714\ 3)}]^2/(0.714\ 3-1/2)^2=53(对)$

$p_1=2.5 \times 0.2/[1+0.2 \times (2.5-1)]=0.384\ 6$

$q_1=1-0.384\ 6=0.615\ 4$,$q_0=1-0.20=0.80$

$M=53/(0.20 \times 0.615\ 4+0.384\ 6 \times 0.80)=123(对)$

即此项 1:1 匹配病例对照研究至少需要 123 对病例和对照。

样本量估计计算公式假设的是单一暴露因素,而病例对照研究中涉及的研究因素较多,每个因素都有其各自的 $OR$ 及 $p_0$,因此,在实际研究中通常注意:①根据每个因素的参数估算所需样本量,然后选择最大的样本量,保证高水准、高效能的检验假设;②根据研究目的,结合实际情况,权衡利弊,舍弃对次要因素和 $OR$ 值接近 1 的因素的探讨,适当减少样本量,使主要的研究因素得到有把握的检验。

### 五、资料的收集

病例对照研究中资料的收集应该根据研究目的和实际情况,恰当地选择资料收集方法。主要是利用专门设计的调查表对研究对象进行面对面访谈以获取所需信息;有时也可采用通信调查,以及查阅医疗记录、报告登记资料、职业史档案等作为询问调查的补充;某些研究还需要采集个人生物样本或环境样本进行实验室检测等。

使用所有方法都应进行质量控制,保证资料的准确、可靠。在收集资料时要注意,采用可比的方法对病例和对照进行信息收集,病例和对照接受调查的环境和方法应相同,病例和对照的调查时间愈近愈好。也就是说要求病例和对照收集信息的方式、资料来源、暴露测量时间和标准应一致,以减少偏倚。调查全过程要注意进行质量控制,如抽取一定比例的研究对象进行重复调查,通过两次调查的一致性评价调查的可靠性。

## 第三节 ｜ 资料的整理和分析

病例对照研究资料分析的中心内容是比较病例与对照中暴露的比例,并由此估计暴露与疾病之间是否有关联及关联强度大小;也可进一步分析暴露与疾病的剂量反应关系等;可通过分层分析、多因素分析等控制混杂偏倚对研究结果的影响。

### 一、资料的整理

首先要对所收集的原始资料进行全面检查与核实,确保资料尽可能完整和准确,然后对原始资料进行分组、归纳或编码后输入计算机,建立数据库。目前大多采用双录入的方法和录入后进行逻辑查错。在此基础上进一步分析暴露与疾病的关联及关联强度大小。

### 二、资料的分析

#### (一) 描述性分析

1. 研究对象一般特征的描述　对病例组和对照组的一般特征进行描述,如性别、年龄、职业、居住地、疾病临床类型等特征在两组的分布情况,一般以均数或构成比表示。

2. 均衡性检验　对病例组和对照组的某些基本特征进行均衡性检验。常采用 $t$ 检验、$\chi^2$ 检验等,以评价两组的可比性。对两组间差异确有统计学意义的因素,在后续分析时应考虑其对研究结果可能的影响并加以控制。

#### (二) 推断性分析

1. 非匹配或成组匹配设计资料的分析　将病例组和对照组按某个因素暴露史的有无整理成四格表的形式(表6-1),进行该暴露因素与疾病之间关联以及关联强度分析。

表6-1　非匹配或成组匹配病例对照研究资料分析表

| 暴露因素 | 病例组 | 对照组 | 合计 |
|---|---|---|---|
| 有 | $a$ | $b$ | $a+b=m_1$ |
| 无 | $c$ | $d$ | $c+d=m_0$ |
| 合计 | $a+c=n_1$ | $b+d=n_0$ | $a+b+c+d=T$ |

(1) 暴露与疾病关联性分析:检验某因素在病例组的暴露率或暴露比例($a/n_1$)与对照组($b/n_0$)之间的差异是否具有统计学意义,如果两组某因素暴露率差异有统计学意义,说明该暴露与疾病存在统计学关联。检验此假设一般采用四格表 $\chi^2$ 检验[式(6-5)、式(6-6)]。

$$\chi^2 = \frac{(ad-bc)^2 T}{m_1 m_0 n_1 n_0}$$

式(6-5)

当四格表中一个格子的理论数≥1,但<5,总例数≥40时,用校正 $\chi^2$ 检验

$$\chi^2_{校} = \frac{(|ad-bc|-T/2)^2 T}{m_1 m_0 n_1 n_0}$$ 式（6-6）

**例 6-3:** 某学者进行了母亲围孕期被动吸烟与子代先天性心脏病（congenital heart disease,CHD）关系的研究,比较了 695 例子代先天性心脏病病人和 1 564 例对照的母亲围孕期被动吸烟的情况,结果整理为表 6-2。

表 6-2 病例组和对照组研究资料整理表

| 母亲围孕期<br>被动吸烟史 | 子代 CHD 组/例 | 对照组/例 | 合计/例 |
|---|---|---|---|
| 有 | 186 | 94 | 280 |
| 无 | 509 | 1 470 | 1 979 |
| 合计 | 695 | 1 564 | 2 259 |

用 $\chi^2$ 检验分析例 6-3 资料,判断子代 CHD 与母亲围孕期被动吸烟之间是否存在统计学关联:

$\chi^2 = \dfrac{(186×1\,470-94×509)^2×2\,259}{280×1\,979×695×1\,564} = 190.84$,$\nu=1$,查表得:$P<0.01$。

结果表明:病例组母亲围孕期被动吸烟的比例明显高于对照组,差异有统计学意义,提示母亲围孕期被动吸烟与子代先天性心脏病有关。

（2）关联的强度分析:关联的强度（strength of association）分析的目的是推断暴露因素与疾病关联的密切程度,是病因学研究中资料分析的核心内容。因病例对照研究中无暴露和非暴露人群的观察人数,故不能计算发病率或死亡率,因而不能求得 $RR$,但可通过计算比值比（odds ratio,$OR$）来近似估计暴露和疾病的关联强度。

比值比（$OR$）是指病例组某因素的暴露比值（odds$_{病例}$）与对照组该因素的暴露比值（odds$_{对照}$）之比,反映了病例组某因素的暴露比值为对照组的若干倍。

从表 6-1 可见,病例组暴露的概率为 $a/n_1$,无暴露的概率为 $c/n_1$,两者的比值 odds$_{病例}=(a/n_1)/(c/n_1)=$ $a/c$。同理,对照组暴露与无暴露的比值 odds$_{对照}=b/d$。则比值比为:

$$OR = \frac{\text{odds}_{病例}}{\text{odds}_{对照}} = \frac{a/c}{b/d} = \frac{ad}{bc}$$ 式（6-7）

在不同患病率和发病率的情况下,$OR$ 与 $RR$ 是有差别的。一般而言,如果疾病的发病率较低,所选择的病例和对照代表性好,则 $OR$ 接近于 $RR$。有资料报道,当发病率低于 5% 时,$OR$ 可以较好地反映 $RR$。

$OR$ 是估计或近似估计的相对危险度,均反映暴露组的疾病危险性是非暴露组的多少倍。$OR$ 的数值范围为从 0 到无限大的正数,其数值大小的意义与 $RR$ 相同。$OR=1$,表明暴露因素与疾病之间无关联;$OR>1$,表明暴露因素与研究的疾病呈正关联,数值愈大,该因素为危险因素的可能性愈大;$OR<1$,表明暴露因素与研究的疾病呈负关联,数值愈小,该因素为保护因素的可能性愈大。

如以表 6-2 资料分析暴露与疾病的关联强度,计算其比值比为:

$$OR = \frac{186×1\,470}{94×509} = 5.71$$

结果表明:母亲围孕期有被动吸烟史者子代患 CHD 的危险性为没有被动吸烟史者子代患 CHD 危险性的 5.71 倍,提示母亲围孕期被动吸烟与子代患 CHD 呈正关联关系,母亲围孕期有被动吸烟史是子代 CHD 的危险因素。

（3）$OR$ 置信区间的计算:$OR$ 值是一个样本的点估计值,不能反映总体的 $OR$ 值,故须用样本 $OR$

推测总体 $OR$ 的所在范围。通常可按一定的概率(通常为 95%)来估计总体 $OR$ 的范围,称可信度或置信区间(confidence interval, $CI$),其上下限数值称置信限(confidence limit, $CL$)。

目前常用 Miettinen 卡方值法和 Woolf 自然对数转换法计算 $OR$ 的 95% $CI$。

1)Miettinen 卡方值法:计算公式为

$$OR\ 95\%\ CI = OR^{(1\pm1.96/\sqrt{\chi^2})} \qquad 式(6-8)$$

计算时一般用不校正的 $\chi^2$ 值,也可用 $\chi^2_{MH}$。

2)Woolf 自然对数转换法:计算公式为

$$\ln OR\ 95\%\ CI = \ln OR \pm 1.96\sqrt{Var(\ln OR)} \qquad 式(6-9)$$

$Var(\ln OR)$ 为 $OR$ 自然对数的方差

$$Var(\ln OR) = \frac{1}{a} + \frac{1}{b} + \frac{1}{c} + \frac{1}{d}$$

取 $\ln OR$ 95% $CI$ 的反对数值,即为 $OR$ 95% $CI$。

$OR$ 置信区间计算的意义为 95% $CI$ 表示有 95% 把握说明总体 $OR$ 所在的范围。根据置信区间是否包括 1 来推断暴露因素与疾病间关联强度的可靠性。如果 95% $CI$ 不包括 1($OR>1$ 或 $OR<1$),说明如果进行多次病例对照研究,有 95% 的可能 $OR$ 不等于 1,该项研究 $OR$ 不等于 1 并非抽样误差所致,有理由认为研究因素是研究疾病的危险因素或保护因素;如果 95% $CI$ 包括 1,说明如果进行多次病例对照研究,可能有 95% 的研究其 $OR$ 值等于 1 或接近 1,即研究因素与研究疾病无关。上述两种方法计算结果基本一致,Miettinen 法较 Woolf 法计算的置信区间范围窄,且计算方法简单。

由例 6-3 资料计算 $OR$ 的 95% 置信区间。

3)Miettinen 法计算

$$OR\ 95\%\ CI = 5.71^{\left(1\pm\frac{1.96}{\sqrt{190.84}}\right)}$$
$$OR_L = 5.71^{\left(1-\frac{1.96}{\sqrt{190.84}}\right)} = 4.46, OR_U = 5.71^{\left(1+\frac{1.96}{\sqrt{190.84}}\right)} = 7.31$$

得 $OR$ 95% $CI$ 为 4.46~7.31。

结果表明:本研究的 $OR$ 95% $CI$ 未包含 1 在内,且大于 1,提示该项研究的 $OR$ 有 95% 的可能落在 4.46~7.31 的范围内,$OR=5.71$ 的结果有 95% 的可能认为非抽样误差造成,有理由认为母亲围孕期被动吸烟是子代患 CHD 的危险因素。

4)Woolf 法计算:先计算 $\ln OR$ 的方差 $Var(\ln OR)$,即

$$Var(\ln OR) = \frac{1}{186} + \frac{1}{94} + \frac{1}{509} + \frac{1}{1\,470} = 0.018\,7$$

则

$$\ln OR\ 95\%\ CI = \ln 5.71 \pm 1.96 \times \sqrt{0.018\,7} = 1.47, 2.01$$

分别取其反自然对数,得 $OR$ 95% $CI$ 为 4.35~7.46。

结果表明:本研究的 $OR$ 95% $CI$ 未包含 1 在内,且大于 1,提示该项研究的 $OR$ 有 95% 的可能落在 4.35~7.46 的范围内,$OR=5.71$ 的结果有 95% 的把握认为非抽样误差造成,有理由认为母亲围孕期被动吸烟是子代患 CHD 的危险因素。

从上述分析方法可见,两种方法所得 $OR$ 95% $CI$ 接近,均不包括 1。

**2. 个体匹配设计资料的分析** 以 1∶1 个体配对的病例对照研究为例,根据每一个病例与其对照构成的每个对子的暴露情况,将资料整理为表 6-3 的形式。

表6-3 1∶1配对病例对照研究资料整理表

| 对照 | 病例 | | 合计 |
| --- | --- | --- | --- |
| | 有暴露史 | 无暴露史 | |
| 有暴露史 | $a$ | $b$ | $a+b$ |
| 无暴露史 | $c$ | $d$ | $c+d$ |
| 合计 | $a+c$ | $b+d$ | $T$ |

(1)暴露与疾病关联性分析:用 McNemar $\chi^2$ 检验公式计算。

$$\chi^2 = \frac{(b-c)^2}{b+c}$$ 式(6-10)

当 $b+c<40$ 或有理论数小于 5 但大于 1 时采用校正公式

$$\chi^2 = \frac{(|b-c|-1)^2}{b+c}$$ 式(6-11)

(2)关联强度的分析,计算 $OR$ 及其 95% $CI$

$$OR = \frac{c}{b}$$ 式(6-12)

$OR$ 95% $CI$ 的计算同式(6-8)、式(6-9)。

例 6-4:Doll 和 Hill 在对吸烟与肺癌关系的研究中进行了肺癌与其他肿瘤对照的 1∶1 匹配病例对照研究,即每调查一例肺癌,同时匹配一例同医院同期住院的胃癌、肠癌等非呼吸系统肿瘤。匹配条件为年龄相差不超过 5 岁、性别及居住地区相同、家庭经济条件相似。表 6-4 为对男性肺癌与非呼吸系统肿瘤(对照)的吸烟情况整理结果。

表6-4 男性吸烟与肺癌 1∶1配对病例对照研究资料分析

| 对照 | 病例/例 | | 合计/例 |
| --- | --- | --- | --- |
| | 吸烟 | 不吸烟 | |
| 吸烟 | 1 287 | 7 | 1 294 |
| 不吸烟 | 61 | 2 | 63 |
| 合计 | 1 348 | 9 | 1 357 |

$$\chi^2 = \frac{(7-61)^2}{7+61} = 42.88, P<0.01$$

$$OR = \frac{61}{7} = 8.71, OR\ 95\%\ CI = 4.55 \sim 16.67$$

结果表明:吸烟与肺癌有关,提示吸烟是肺癌患病的危险因素。

**(三)分级分析**

病例对照研究中,在收集暴露有无的同时,常常可以获得某因素不同暴露水平(如低、中、高)的资料,此时可以进行资料的分级分析。

**1. 分级分析的模式** 将不同暴露水平的资料由小到大或由大到小分成多个有序的暴露等级,不同水平的各级暴露分别与无暴露或最低水平的暴露作比较,以分析暴露与疾病或其他卫生事件之间是否存在剂量反应关系（dose-response relationship），以增加因果关联推断的依据。通常将资料整理为 $2 \times k$ 列联表（表6-5）。

表6-5 病例对照研究分级资料整理表

| 项目 | 暴露分级 | | | | | | |
|---|---|---|---|---|---|---|---|
| | 0 | 1 | 2 | 3 | 4 | … | 合计 |
| 病例 | $a_0(=c)$ | $a_1$ | $a_2$ | $a_3$ | $a_4$ | … | $n_1$ |
| 对照 | $b_0(=d)$ | $b_1$ | $b_2$ | $b_3$ | $b_4$ | … | $n_0$ |
| 合计 | $m_0$ | $m_1$ | $m_2$ | $m_3$ | $m_4$ | … | $T$ |

**2. 病例组与对照组暴露水平分布的检验** 用 $R \times C$ 列联表 $\chi^2$ 检验。

例6-5：前述例6-4中，Doll 和 Hill 在对吸烟与肺癌关系进行初步研究的基础上，进一步对男性调查对象每日吸烟量与肺癌的关系进行了分级分析（表6-6）。经检验，$\chi^2=43.15$，$v=3$，$P<0.001$，说明男性肺癌组和对照组的每日吸烟量分布的差别有统计学意义。

**3. 计算各暴露水平的 $\chi^2$、$OR$ 及 95% $CI$** 通常以不暴露或最低水平的暴露为参照。本例以不吸烟为参照，各吸烟水平分别与不吸烟状态比较，其 $\chi^2$、$OR$ 及 95% $CI$ 的计算同式（6-5）～式（6-9），结果见表6-6。

表6-6 男性每日吸烟的支数与肺癌的关系

| 项目 | 每日吸烟量/支 | | | | |
|---|---|---|---|---|---|
| | 0 | 1～4 | 5～14 | ≥15 | 合计 |
| 病例 | 2($c$) | 33($a_1$) | 250($a_2$) | 364($a_3$) | 649($n_1$) |
| 对照 | 27($d$) | 55($b_1$) | 293($b_2$) | 274($b_3$) | 649($n_0$) |
| 合计 | 29($m_0$) | 88($m_1$) | 543($m_2$) | 638($m_3$) | 1 298($T$) |
| $\chi^2$ | — | 9.74 | 17.17 | 28.18 | |
| $OR$ | 1.00(参照) | 8.10 | 11.52 | 17.93 | |
| $OR$ 95% $CI$ | | 2.18～30.13 | 3.62～36.68 | 6.00～48.90 | |

结果提示，各级的 $\chi^2$ 值和 $OR$ 值随着每日吸烟量的增加显示递增趋势，$\chi^2$ 趋势检验呈现明显的剂量反应关系（$\chi^2_{趋势}=40.01$，$v=1$，$P<0.05$）。说明随着每日吸烟量的增加，肺癌患病的风险增加。

趋势 $\chi^2$ 检验可用来检验剂量反应关系是否具有统计学意义，具体计算方法可参阅相关书籍。

**（四）分层分析**

**1. 分层分析（stratification analysis）模式** 把病例对照研究中的病例组和对照组按不同特征（一般为可疑的混杂因素）分为不同层次，再分别在每一层内分析暴露与疾病的关联强度，从而可以在一定程度上控制混杂因素对研究结果的影响。

分层分析时，将资料整理为表6-7形式。

表6-7 病例对照研究分层分析资料整理表

| 暴露 | $i$ 层 | | |
|---|---|---|---|
| | 病例 | 对照 | 合计 |
| 有 | $a_i$ | $b_i$ | $m_{1i}$ |
| 无 | $c_i$ | $d_i$ | $m_{0i}$ |
| 合计 | $n_{1i}$ | $n_{0i}$ | $t_i$ |

例6-6：某学者进行了一次食管癌发病因素的病例对照研究,共调查食管癌病人200例,社区人群对照776例。其中饮酒与食管癌的关系分析结果见表6-8。

表6-8　饮酒与食管癌关系的病例对照研究资料分析

| 饮酒史 | 病例/例 | 对照/例 | 合计/例 |
|---|---|---|---|
| 有 | 164 | 397 | 561 |
| 无 | 36 | 379 | 415 |
| 合计 | 200 | 776 | 976 |

$\chi^2$=61.88,$P$<0.001,$OR$=4.35（95% $CI$ 3.02～6.27）

结果提示,饮酒与食管癌有关,是食管癌的危险因素。

据以往研究,吸烟也是食管癌发生的危险因素,而吸烟与饮酒关系密切。因此,研究者怀疑吸烟可能是饮酒与食管癌关系研究中的一个混杂因素。故按照是否吸烟分层后,再进一步分析饮酒与食管癌的联系。资料整理见表6-9。

表6-9　按吸烟与否分析饮酒与食管癌的关系

| 饮酒史 | 不吸烟/例 | | | 吸烟/例 | | |
|---|---|---|---|---|---|---|
| | 病例 | 对照 | 合计 | 病例 | 对照 | 合计 |
| 有 | 62 | 207 | 269 | 102 | 190 | 292 |
| 无 | 16 | 241 | 257 | 20 | 138 | 158 |
| 合计 | 78 | 448 | 526 | 122 | 328 | 450 |

**2. 计算各层资料的 $OR$**　利用式（6-7）计算各层的比值比 $OR_i$。

$$OR_1=（62 \times 241）/（207 \times 16）=4.51$$
$$OR_2=（102 \times 138）/（190 \times 20）=3.70$$

各层 $OR$ 的计算结果出现不同情况及分析策略:①当各层间 $OR$ 接近或一致,即经齐性检验（homogeneity test）差异无统计学意义时,应计算总 $\chi^2$、总 $OR$ 及 $OR$ 95% $CI$,以分析和判断可疑混杂因素是否起混杂作用;②当各层间的 $OR$ 相差较大,即经齐性检验差异有统计学意义时,提示各层资料不属同质资料,不宜再计算总 $\chi^2$ 和总 $OR$,而应进一步分析分层因素与暴露因素间的交互作用（interaction）。齐性检验常用 Woolf 齐性检验法,具体计算公式如下:

$$\chi_w^2 = \sum_{i=1}^{I} W_i(\ln OR_i - \ln OR_w)^2 \qquad 式（6-13）$$

$$W_i = \frac{1}{Var(\ln OR_i)} \qquad 式（6-14）$$

$$Var(\ln OR_i) = \frac{1}{a_i} + \frac{1}{b_i} + \frac{1}{c_i} + \frac{1}{d_i} \qquad 式（6-15）$$

$$\ln(OR_w) = \frac{\sum_{i=1}^{I} W_i(\ln OR_i)}{\sum_{i=1}^{I} W_i} \qquad 式（6-16）$$

本例经 Woolf 齐性检验法,显示吸烟与不吸烟两层的 $OR$ 值差异无统计学意义（$\chi_w^2$=0.25,$v$=1,$P$>0.05）,说明两层资料是同质的（homogeneous）,故须计算总 $\chi^2$ 与总 $OR$。

3. **计算总 $\chi^2$、总 $OR$ 及 $OR$ 95% $CI$**　总 $\chi^2$ 和总 $OR$ 的计算常用 Mantel-Haenszel 提出的计算公式,分别以 $\chi^2_{MH}$ 和 $OR_{MH}$ 表示,具体计算方法参照有关书籍。$OR_{MH}$ 95% $CI$ 的计算可用 Miettinen 法或 Woolf 法公式。

本例对表 6-9 资料计算后得

$$\chi^2_{MH}=(164-119.050)^2/36.94=54.70$$

$$v=i-1=1,P<0.001$$

$$OR_{MH}=4.05,OR\ 95\%\ CI=2.80\sim5.87$$

从上述分析可见,按照吸烟分层后仍显示饮酒与食管癌之间的联系有统计学意义,分层后总 $OR$ 为 4.05,与分层前的粗 $OR$(4.35)有一定差别,提示吸烟对饮酒与食管癌的关联产生了混杂效应,吸烟夸大了饮酒与食管癌的关联强度。

### (五) 多因素分析

病例对照研究涉及的研究因素通常较多,需要从多个因素中筛选出与疾病关系更为密切的。用简单的单因素分析及分层分析方法不可能对多个因素与疾病的关系作出判断,也不可能同时对多个混杂因素加以控制。多因素分析的方法较多,如多元线性回归分析、主成分分析及因子分析、Logistic 回归分析、Cox 回归分析等,这些分析方法被广泛应用于病例对照研究中,以探讨多个因素与疾病间的关系以及控制混杂因素。病例对照研究的多因素分析较常用的是 Logistic 回归模型。其中,非条件 Logistic 回归模型可进行非匹配或成组匹配病例对照研究资料的多因素分析,而条件 Logistic 回归模型则用于匹配病例对照研究资料的多因素分析。

## 第四节 │ 偏倚及其控制

病例对照研究在研究设计、实施、资料分析的过程中都可能受到多种因素的影响,使研究结果偏离真实结果,即产生偏倚(bias)。偏倚的存在歪曲了研究因素与疾病的关系,甚至得出完全错误的结论。一项研究很难做到完全没有偏倚,但可以通过严谨的设计和细致的分析以识别、减少和控制偏倚。常见的偏倚有选择偏倚、信息偏倚和混杂偏倚。

### 一、选择偏倚

在病例对照研究中,选择偏倚(selection bias)主要表现为病例不能代表目标人群中病例的暴露特征,或对照不能代表目标人群暴露的特征。

#### (一) 常见的选择偏倚

1. **入院率偏倚**(admission rate bias)　也称伯克森偏倚(Berkson's bias),在以医院为基础的病例对照研究中常发生这种偏倚。当利用医院病人作为研究对象时,由于所选的病例和对照仅是住院病人中的一部分,而不是目标人群的随机样本,而且由于医院的医疗条件、病人的居住地区及社会经济文化等多方面因素的影响,病人对医院以及医院对病人都有一定的选择性,如在医疗水平较高的医院选择病例,难免重症或久治不愈的病人多。因此作为病例组的病例不是全体病人的随机样本,难免会产生偏倚。

2. **现患-新发病例偏倚**(prevalence-incidence bias)　也称奈曼偏倚(Neyman bias)。病例对照研究中的研究对象如果选自现患病例,而死亡病例、新发病例及已痊愈病例由于不易收集等因素而未纳入研究对象,特别是病程较长的现患病例,所得到的暴露信息可能与存活有关而与发病无关,或者是现患病例由于疾病而改变了原有的一些暴露特征(如生活习惯),与新发病例所提供的暴露信息有所不同,其结果可能将存活因素等作为疾病发生的影响因素,夸大或缩小了研究因素和研究疾病的真实关系。

3. **检出症候偏倚**(detection signal bias)　也称暴露偏倚(unmasking bias)。某因素虽不是病因,

但其存在有利于某些体征或症状出现,病人常因这些与疾病无关的症状而就医,从而提高了早期病例的检出率,致使过高地估计了暴露程度,而产生系统误差。20 世纪 70 年代,一系列病例对照研究发现妇女口服雌激素与子宫内膜癌有关,认为口服雌激素是子宫内膜癌的危险因素,二者存在因果关联。但进一步的研究发现,口服雌激素可能导致子宫内膜癌更易被检出而不是更易发生,该类研究结果存在检出症候偏倚,所发现的关联属于虚假关联。原因在于,雌激素可以刺激子宫内膜生长,使子宫容易出血,服用雌激素者可能由于子宫出血而比未服用雌激素者更加频繁地就医,使得处于早期阶段的子宫内膜癌病人更易被发现。以这类病人为病例组开展病例对照研究,会导致子宫内膜癌病人中具有口服雌激素暴露史的比例增高,从而高估了雌激素与子宫内膜癌之间的真实联系。

### (二)选择偏倚的控制

研究时制订严格的研究对象选择条件,尽可能选择人群病例和人群对照。如进行以医院为基础的病例对照研究,最好能在多个医院选择一定期间内连续观察的某种疾病的全部病例或其随机样本,在与病例相同的多个医院选择多病种对照,有条件时在社区人群中再选择一组对照,并且尽可能选择新发病例。

## 二、信息偏倚

### (一)常见的信息偏倚

1. **回忆偏倚**(recall bias)　由于研究对象对暴露史或既往史回忆的准确性和完整性存在系统误差而引起的偏倚。病例对照研究主要依据研究对象对过去暴露史的回忆而获取信息,因此这种偏倚是病例对照研究中最常见和最严重的偏倚之一,也可见于历史性队列研究,只要是暴露信息需要通过研究对象回忆来获得,就有可能发生此类偏倚。多种因素均可导致回忆偏倚,如病程、发生事件的重要性、调查者的询问方式和询问技巧等。

2. **调查偏倚**(investigation bias)　可来自调查者或调查对象。调查者对病例与对照进行调查时,自觉或不自觉地采取不同的询问方式(方法、态度、广度、深度等)收集信息,产生的这种系统误差称诱导偏倚(inducement bias)。如研究服用避孕药妇女患血栓栓塞的危险性,研究者从有关报道中得知避孕药和血栓形成有关联,在询问和记录有关避孕药服用的资料时,对血栓性静脉炎女性病人的记录很可能要比没有静脉炎的女性更为详细,由此得出的口服避孕药和血栓栓塞之间的关联,可能是采集病史时的偏倚所致。收集信息时如果对暴露情况及诊断结果划分发生错误则会引起错误分类偏倚(misclassification bias);研究对象因某种原因有意报告非真实信息将导致报告偏倚(report bias),比如夸大职业中某些因素的作用或者不报告自己的疾病状况。

### (二)信息偏倚的控制

提高测量的准确性和可靠性有助于控制信息偏倚,常用的方法包括:①严格定义诊断标准及暴露,并规范执行;②严格培训调查员,最好采用盲法调查;③尽量采用客观的方法来获取信息。此外,调查项目繁简得当、问题明确、指标客观,调查者询问方式适当、态度认真,气氛融洽,以及调查对象心态平和等,都是减少或避免信息偏倚的有效方法。通过随机抽取一定比例的研究对象进行重复调查而进行质量控制,也是减少信息偏倚的方法。

## 三、混杂偏倚

在病例对照研究中常涉及多个研究因素,混杂偏倚的产生在所难免。通常在研究的设计阶段,可用限制和匹配的方法控制病例对照研究中混杂偏倚的产生;在资料的分析阶段,可用分层分析、多因素分析等方法分析和控制混杂偏倚。

## 第五节 | 优点与局限性

### 一、优点

1. 适用于罕见的、潜伏期长的疾病研究,有时往往是罕见病病因研究的唯一选择;也适于研究新出现的或原因不明的疾病,能广泛地探索其影响因素,可为公共卫生干预策略与方案的制订提供重要依据。

2. 与队列研究相比,病例对照研究需要的样本量较小,因此相对更节省人力、物力、经费和时间,并且较易于组织实施。

3. 适用于多种暴露因素与某一种疾病关联的研究,也可进行多种因素间交互作用的研究。

4. 不仅应用于病因的探讨,还可用于疾病预后、临床疗效、药物不良反应、疫苗免疫学效果的评价及影响因素的研究,也可在疾病暴发调查中为寻找病因提供线索。

### 二、局限性

1. 不适用于研究人群中暴露比例很低的因素,因需要的样本量较大,从而影响研究的可行性。

2. 易发生各种偏倚,如果暴露信息来自研究对象的回忆,可能会出现回忆偏倚,故而影响病例对照研究结果的真实性。但是如果暴露信息来自历史记录,病例对照研究也将不发生回忆偏倚。

3. 难以确定暴露与疾病的时间先后顺序,无法直接推论因果关联。

4. 不能直接计算暴露组和非暴露组的发病率,只能用 *OR* 估计相对危险度($RR$),因此难以充分而直接地分析研究因素与疾病之间的关系。

(雷立健)

# 第七章 | 实验流行病学研究

实验流行病学（experimental epidemiology）是流行病学重要的研究方法之一，是指以人群为研究对象的实验研究，主要由研究者对研究对象实施干预，然后评价干预措施对疾病或健康的影响。实验流行病学研究的基本特点是随机、对照、干预和前瞻性观察，是流行病学研究的高级阶段，既可以对病因研究中的假设进行验证，也可以用于评价预防和治疗性措施对疾病或健康的效果。

## 第一节 | 概　述

### 一、概念

实验流行病学研究又称干预试验（interventional trial），是指研究者根据研究目的，按照预先确定的研究方案将研究对象随机分配到试验组和对照组，对试验组人为地施加或减少某种因素，然后追踪观察该因素的作用结果，比较和分析两组或多组人群的结局，从而判断干预措施的效果。实验流行病学研究的基本原理见图7-1。

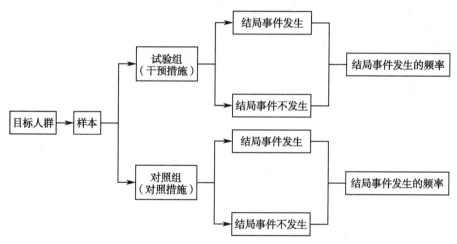

图7-1　实验流行病学研究原理示意图

### 二、基本特点

实验流行病学具有以下基本特点。

1. **属于前瞻性研究**　实验流行病学必须是干预在前，效应在后，所以是前瞻性研究。

2. **有人为施加的干预措施**　这是与观察性研究的一个根本不同点。干预措施可以是治疗某病的药物、干预的方法措施及预防某种疾病的疫苗等。

3. **随机分组**　严格的实验流行病学研究应采用随机方法把研究对象分配到试验组或对照组，以控制研究中的偏倚和混杂。如果条件受限不能采用随机分组方法，试验组和对照组的基本特征应该均衡可比。

4. **具有均衡可比的对照组**　实验流行病学研究中的对象均来自同一总体的样本人群，其基本特征、自然暴露因素和预后因素应相似,这点与观察性研究不同。

## 三、主要类型

根据研究目的和研究对象的特点,实验流行病学研究可以分为临床试验、现场试验和社区干预试验三种。

1. **临床试验**(clinical trial) 是以病人为研究对象的实验研究,常用于评价药物和治疗方法的效果。

2. **现场试验**(field trial) 是以自然人群作为研究对象的实验研究,常用于评价疾病预防措施的效果,如评价疫苗预防传染病的效果。临床试验和现场试验的干预单位通常是个体,即干预措施是具体分配到每个个体的。

3. **社区干预试验**(community intervention trial) 又称社区试验(community trial),是以社区人群整体作为干预单位的实验研究,常用于某些不便于落实到个体的干预措施效果的评价。如检验食盐加碘预防地方性甲状腺肿的效果或通过改水降氟预防饮水型地方性氟中毒的效果,干预措施施加于整个人群,而不是分别给予每一个体。

## 第二节 │ 临床试验

### 一、概念

临床试验(clinical trial)是以已确诊患有某疾病者作为研究对象,以临床治疗措施(药物或治疗方案)为研究内容,通过观察和比较试验组和对照组的临床疗效和安全性,对临床各种治疗措施的效果进行科学评价。在临床试验时,首先从具有临床症状的大量病人中选出合适的研究对象,然后将研究对象分为两组:一组为试验组,给予某种干预措施(新药或新疗法);另一组为对照组,给予安慰剂或传统疗法。然后观察两组的治疗效果及转归,比较两组的治愈率、好转率、病死率等指标,从而评价临床治疗措施的效果。在实际工作中也常用实效性临床试验来评价药物的疗效。临床试验主要用途包括:①新药临床试验。新药在取得新药证书前必须经过临床试验,确定安全有效后,才能被批准进行批量生产,进入市场广泛应用。②临床上不同药物或治疗方案的效果评价。通过临床试验选择有效的药物或治疗方案,提高病人的治愈率,降低致残率和病死率,延长病人的寿命及提高病人的生存质量。

### 二、基本原则

临床试验根据是否将研究对象进行随机分配,可以分为随机对照试验(randomized controlled trial,RCT)和非随机对照试验(non-randomized controlled trial)。随机对照试验是临床试验的主要类型,应遵循对照、随机化、盲法和重复等4项基本原则。

1. **对照原则** 为了排除非研究因素的干扰,实验流行病学研究必须设立对照。因此要求两组的研究对象必须具有可比性,即除了给予不同干预措施(如治疗),其他基本特征如性别、年龄、居住环境、身体状况、疾病严重程度等应尽可能一致。此时试验结果的组间差别才能归因于干预措施。

2. **随机化原则** 随机化包括随机抽样和随机分组。临床试验中很难做到随机抽样,为了保证样本具有一定的代表性,临床试验一般是在不同地区的多家临床研究机构同时招募病人。临床试验中的随机化主要是随机分组,即样本中的每个研究对象有同等的机会被分配到试验组或对照组,从而保证两组的可比性或均衡性。

3. **盲法原则** 在从事临床试验研究工作的过程中,由于研究对象和研究者的主观心理因素影响,在临床观察、资料收集或分析阶段容易出现信息偏倚。为避免这种偏倚,在设计和实施时可采用盲法,研究者或研究对象预先不知道干预措施的分配,从而使研究结果更加可靠、真实。

**4. 重复原则** 要获得处理因素的真实效应,除用随机分组方法提高两组的可比性,重复是消除非处理因素影响的又一重要手段。重复是指在相同的条件下重复试验的过程。临床试验的可重复性,要求试验必须有一定的样本含量,并且符合统计学要求。

## 三、分期

在临床疗效的研究中,很大一部分是新药研究。一种新药的开发、投产、应用于临床和投放市场,除按规定必须进行临床前药理学、毒理学评价,还必须按照规定申报临床试验。新药临床评价是根据新药的各期临床试验研究结果,对新药在人体内的安全性和有效性所作出的评价。新药的临床试验可分为 4 期。

Ⅰ期临床试验是指在 10～30 例志愿者身上进行初步的临床药理学及人体安全性评价试验。观察人体对新药的耐受程度和药代动力学,为制订给药方案提供依据。

Ⅱ期临床试验是指以 100～300 例病人作为研究对象,对治疗作用进行初步评价。目的是初步评价药物对目标适应证病人的治疗作用和安全性,也包括为Ⅲ期临床试验研究设计和给药剂量方案的确定提供依据。此阶段的研究设计可以根据具体的研究目的采用多种形式,包括随机、盲法、对照临床试验。

Ⅲ期临床试验是治疗作用确证阶段。通常研究对象为 1 000～3 000 人,其目的是进一步验证药物对目标适应证病人的治疗作用和安全性,评价利益与风险关系,最终为药物注册申请的审查提供充分的依据。

Ⅳ期临床试验是新药上市后的应用研究阶段。其目的是考察在广泛使用条件下的药物疗效和不良反应,评价在普通或者特殊人群中药物使用的利益与风险关系,以及改进给药剂量等。

## 四、设计与实施

### (一) 确定研究的问题和目的

随机对照试验主要用于评估医学干预措施的作用,即回答一个干预措施是否有效、是否益处大于害处的问题。如辛伐他汀是否可以在血脂中度偏高的心血管疾病高危男性人群中降低心血管疾病的 5 年发病和死亡的危险,就是一个典型的随机对照试验的研究问题。这类研究问题一般含有 5 个主要内容:研究对象(participant)、干预(intervention)、比较(comparison)、临床结局(outcome)以及研究类型(study design),简称为 PICOS,随机对照试验立题的实质就是对这 5 个方面进行详细准确的考量、定义和解释。

医学的干预措施是多样的,不仅仅是药物治疗,还包括其他治疗措施(如外科手术)、诊断、服务管理模式、卫生政策,以及医疗卫生系统等。研究目的主要有两种,一是对干预措施本身的有效性和安全性进行评估;二是与其他同类措施进行比较,决定他们的相对价值。不同病人和不同干预措施的组合构成了不同的研究目的。以化学治疗药物为例,随机对照试验的研究目的为以下几种:①评估效果不明的药物;②研究一种药物的剂量效应关系;③比较不同给药方式的效果差别;④评估老药新用的效果;⑤比较不同药物的效果;⑥研究药物间的交互作用;⑦确定药物在特定病人或环境下的效果;⑧重复验证重要的研究。

### (二) 研究对象的确定

研究对象指参与随机对照试验并接受干预措施的人,也称为受试者或受试对象。研究对象通常是无目标结局的人群,比如,心血管疾病初级预防的研究对象必须是无心血管疾病的人群。研究者必须对研究的疾病有明确、严格的定义,并具有可靠的诊断标准和方法。

研究对象由研究目的决定,从界定研究对象的意义上说,研究对象可以分为以下 3 种:①从该治疗中可能获益最大且受害最小的人群,也是最易检出疗效的人群;②研究者特别关心的人群,如儿童或老年人;③治疗效果不明确人群。

其他决定研究人群选择的因素包括:①出现不良反应的可能性;②是否有不适合该治疗的指征;③对治疗的依从性;④退出和失访的可能性;⑤研究可能检出疗效的大小,即统计的把握度;⑥其他可能影响研究质量的因素,如不能准确理解和回答问卷的问题。以上第①和第②条是出于对病人安全的伦理方面的考虑,第③、④和⑥是出于减少偏倚和增加科学性的考虑,第⑤条属于可行性方面的考虑。

研究对象的范围由入选标准和排除标准来界定和限制,入选标准界定了研究者希望未来使用该干预措施或该研究结果的病人范围。用来制订排除标准的因素包括:①疾病的严重程度;②有无并发症和伴发症;③病人的年龄、性别;④病史和既往治疗史。

对研究对象的界定也是对入选病人范围的界定,需要平衡代表性、可行性和伦理性三个方面的因素。从科学角度讲,入选的病人范围越小越好,因为同一治疗在不同人群的效果可能不同,将具有不同效果的人群混为一谈,可能会导致使用药物时不能确定最适用的人群,错误地治疗无须治疗的病人。因此,疗效明显不同的人群,必须用独立的临床试验或同一试验的亚组分析分别进行研究。但是当入选病人的标准太严时,会大大降低适合进入研究的总人数,从而使研究难以在短期内完成,其研究结果也只能适用于一个很小的人群。因此,任何临床试验中研究对象入选范围的界定都是对科学性和可行性审慎平衡的结果。

### (三) 结局的确定和测量

结局特指干预可能影响或改变的事件、指标或变量,如痊愈和死亡,是随机对照试验估计效果时必须收集的资料。一项干预措施可能影响的结局是多种的,有些是与疾病和健康直接相关的结局,如生存时间和生活质量;有些是干预产生的间接结果,如病人的满意程度、资料的消耗以及资源分配的公平性。

在研究干预措施效果时,人们往往会错误地认为一种干预措施只影响一种临床结局,因此在设计临床试验时只考虑了该项结局。然而,实际情况很少如此,一种疾病有很多可能的结局,一种干预措施可能会影响一种、多种或所有相关的结局。如果只考虑某一种结局,忽略其他方面的作用,可能会导致偏颇甚至错误的结论,从而造成不恰当的决策。

比如,血压和心脑血管病事件是不同的临床结局,一种药物如果只能降低血压而不能降低心脑血管病发病和死亡危险,那么该药预防心脑血管病的用途将很有限。又如,心脑血管病死亡和所有原因的死亡是不同的临床结局,一种药物如果可以降低心脑血管病死亡危险,但同时又增加其他原因的死亡,从而增加了总死亡危险,那么该药的有益作用可能小于其有害作用。因此,如果只考虑心脑血管病死亡的结果,就会导致错误的结论。

临床结局有些是分类变量,如痊愈、好转、恶化和死亡;有些是连续变量,如血压、血糖、生活质量和生存时间。不同的人对临床结局重要性的认识也不同,如治疗帕金森病时,病人认为生活质量最重要,医生认为病情的改善最重要,而决策者可能更关心治疗所导致的资源分配的公平性。此外,有些临床结局是单一指标,如血压;有些是综合指标,如生活质量。

### (四) 确定样本量

**1. 样本量的估计**　决定样本量大小的因素包括以下几方面。

(1) 试验组和对照组差异的大小是决定样本量大小的主要因素。两组差值(即率差或均数差)越大,所需样本量越小;反之,两组差异越小,所需样本量就越大。

(2) 如果观察指标为计数资料,结局事件在人群中发生的频率越接近0.5,所需的样本量越大。

(3) 如果观察指标为计量资料,个体间的差异(即方差或标准差)越大,所需的样本量越大。

(4) 检验的Ⅰ类错误率 $\alpha$ 和检验效能 $1-\beta$($\beta$ 为Ⅱ类错误的概率)影响样本量大小。$\alpha$ 和 $\beta$ 规定得越小,所需样本量越大。

**2. 样本量计算公式**　由于资料的性质不同,其计算公式也不相同。

（1）计数资料样本量大小的计算：计数资料主要是一些率，如有效率、生存率、死亡率、病死率、治愈率等。按式（7-1）计算：

$$N=\frac{(z_\alpha\sqrt{2\bar{p}\,\bar{q}}+z_\beta\sqrt{p_0q_0+p_1q_1})^2}{(p_1-q_1)^2} \qquad 式（7-1）$$

式中 $N$ 为一组样本量，$z_\alpha$ 与 $z_\beta$ 分别为 $\alpha$ 与 $\beta$ 对应的标准正态分布的分位数，可查表获得。

$p_0$ 与 $p_1$ 分别为对照组与试验组估计的某结局发生率，计算公式如下：

$$q_0=1-p_0,\quad q_1=1-p_1,\quad \bar{p}=(p_0+p_1)/2,\quad \bar{q}=1-\bar{p}$$

（2）计量资料样本量的计算：计量资料是指身高、体重、血压、血脂和胆固醇含量等有度量衡单位的数据。其样本量大小的计算公式为：

$$N=\frac{2(z_\alpha+z_\beta)^2\sigma^2}{d^2} \qquad 式（7-2）$$

式中 $\sigma$ 为估计的标准差，$d$ 为两个样本均数之差（一般为期望值），$z_\alpha$、$z_\beta$ 和 $N$ 与上述相同。

### 3. 样本量计算后需要注意的事项

（1）以上计算所得到的 $N$ 是一组人群（试验组或对照组）的大小。如果两组人数相等，则全部试验所需要的样本量为 $2N$。

（2）试验中 $\alpha$ 和 $\beta$ 一般由研究者根据需要确定，如果希望结果更可靠，可选择数值小的 $\alpha$ 和 $\beta$，则样本量就会大些。

（3）失访对试验结局及统计学检验都会产生影响，确定样本量时，在计算样本量的基础上增加 $10\%\sim15\%$ 作为实际应用的样本量。

### （五）设立严格的对照

设立对照的目的是消除因非试验因素干扰而产生的混杂和偏倚，以便得出正确的结论。在临床上，由于还不能准确地预料多数疾病的自然病程，当有的疾病自然恢复时，如果没有设立阴性（不用治疗的）对照，则易误认为是某药的治疗效果。若设立对照就可消除这些因素对试验产生的干扰，得出正确结论。另外，设立对照还有助于确定治疗的副作用或疾病本身的并发症。

常用的对照方法如下。

**1. 标准对照**（standard control）或称**阳性对照**（positive control）　是临床上最常用的一种对照方法，也称有效对照或积极对照。此种对照设立的方法是以现行最有效或临床上最常用的药物或治疗方法作为对照，用以判断新药或新疗法是否优于该常用药物或疗法。

**2. 安慰剂对照**（placebo control）或称**阴性对照**（negative control）　药物常具有特异和非特异效应，为了排除非特异效应的干扰，常用安慰剂作对照。安慰剂常用没有任何药理作用的淀粉、乳糖、生理盐水等制成。使用安慰剂对照时要注意两点：第一，要求安慰剂的剂型和外观尽量与试验药物相同，而且对人体无害，以利于盲法试验；第二，要掌握安慰剂的使用指征，此种对照由于病人未得到治疗，故应限于研究目前尚无有效药物治疗方法的疾病，或在使用安慰剂期间，对病情和预后基本没有影响，否则不应使用安慰剂对照。

**3. 交叉对照**（crossover control）　这是一种特殊的随机对照，即按随机方法将研究对象分为甲、乙两组。甲组先用试验药，乙组先用对照药。一个疗程结束后，间隔一段时间以消除治疗药物的滞留影响；然后甲组再用对照药，乙组再用试验药，最后分析和比较疗效。这样既能自身前后对比，又可分析用药顺序对疗效的影响。两次治疗的间隔时间应因疾病的症状或药物残留作用的时间长短而有所不同。此种对照一般在研究药物应用先后顺序对治疗结果的影响，以及研究药物最佳配伍时应用。

**4. 互相对照**（mutual control）　同时研究几种药物或治疗方法时，可以不设专门的对照，分析结果时各组之间互为对照,从中选出疗效最好的药物或疗法。

5. 自身对照(self control)　在同一研究对象中应用试验和对照的方法,如比较用药前后体内某些指标的变化情况,或研究皮肤科用药时使用左右肢体作试验和对照,分析药物疗效。

### (六) 随机分组

随机化是指所有的对象均按照预先设定的概率被分配到试验组或对照组中,而不受研究者或受试者主观愿望或客观原因的影响。随机化是为了使对照组与试验组具有可比性,以提高研究结果的正确性,减少偏倚。临床疗效试验中常用的随机分组方法有三种。

1. 简单随机化(simple randomization)　最常用的方法是利用随机数字表或随机排列表,也可用抽签或抛硬币等方法。

2. 区组随机化(block randomization)　当研究对象人数较少,而影响试验结果的因素又较多时,可以采用区组随机化法进行分组。其基本方法是将特征(如年龄、性别、病情等)相近的一组研究对象作为一个区组,再将每个区组内的研究对象进行随机化分组。该法的优点是在分组过程中,可尽量保持试验组与对照组病例数一致,并可根据试验要求设计不同的区组。

3. 分层随机化(stratified randomization)　按主要临床特点或预后因素将研究对象分为1～3层,再运用随机化方法将每层内的研究对象分到试验组和对照组。通过分层随机化,使得两组的临床特征比较相近,增加组间可比性,结论更可靠。

### (七) 应用盲法

为了消除人(包括研究对象、观察者及资料收集分析者)的主观心理因素对临床试验研究结果产生的干扰作用,观察结果时最好使用盲法。盲法可分为单盲、双盲和三盲。

1. 单盲(single blind)　是指研究对象不知道自己的分组和所接受处理情况,但观察者和资料收集分析者知道。单盲方法简便,容易进行,且观察者知道受试者分组的情况,对受试者的健康和安全有利。单盲法可以减少来自研究对象的偏倚,但不能防止来自观察者的观察性偏倚,即不能避免观察者主观因素引起的偏倚。若观察者认为研究对象的主观回答和客观反应与研究前的假说不一致,就可能下意识地在研究过程中暗示或引导研究对象按照观察者的意图回答,或是有目的地增加某些辅助处理以得到阳性或阴性结果,因此影响结果的可靠性和研究结论的正确性。

另外,研究人员可能通过许多方面去影响病人的治疗,如医生对试验组的病人观察特别细致,护士对试验组病人的关心和照顾,这些都可能影响或暗示研究对象作出不同的应答反应。

2. 双盲(double blind)　研究对象和观察者都不知道分组情况,也不知道研究对象接受的处理措施,称为双盲。病人与医生只知道研究对象的编号,试验结束和资料分析后才宣布分组情况。双盲法较复杂,执行起来也比较困难,应用时必须考虑其可行性,在执行中要有严格的管理制度和方法。在试验过程中,双盲状态可因种种原因遭到破坏,因此在使用时:①试验药的制剂应防止破密,试验药和安慰剂两种制剂的颜色、气味、大小、外形要相同,甚至容器和外包装也要一样,一般常用胶囊制剂。②保证试验对象的安全。在双盲试验中,当医生发现病人出现了严重的副作用、治疗无效或病情加重时,不应单纯为追求完整的资料而继续试验,必须立即停止该病人的盲法治疗,并公开该病人所用的真实药物。因此,在盲法试验之前,应由设计者预先制订出停止盲法的指标和条件,以便于观察者执行,避免给病人带来不良影响或严重后果。③不宜用于危重病人。双盲法的缺点是在管理上缺乏灵活性,因而不适于危重病人的抢救。此外,有特殊副作用的药物容易被破密。

3. 三盲(triple blind)　是研究对象、观察者和资料收集分析者均不知道研究对象的分组和处理情况,只有研究的组织者知道,直到试验结束时才公布分组和处理情况。这种方法在理论上可减少资料分析时产生的偏倚,使研究结果更符合客观情况。但该法减弱了对整个研究工作的监督作用,使研究的安全性得不到保证,所以应用并不普遍。在实际应用中通常用双盲随机对照试验。

### (八) 质量控制

临床试验质量控制的重要原则是:尽可能遵循随机对照试验设计的一般性原则。然而,无论实验研究方案设计做得如何周到,在复杂的研究过程中,仍会出现违背研究方案的问题,所以采取有效的质量控制措施是保障研究质量的重要手段之一。

有必要再次强调减少和处理以下几类研究对象的重要性:已经入选的不合格研究对象、自动退出研究的病人、根本没有接受治疗或交换组间治疗的病人,以及临床结局资料缺失的病人。随机分组后,剔除任何病人都可能会破坏组间可比性,因此处理这些问题时应遵循以下 4 个原则:①采取措施减少随机分组后这类事件发生的频率;②对于不合格病人的判断和剔除,必须与治疗和结局无关,即研究人员在不知道治疗分组和转归的条件下进行分析和判断;③采用盲法,减少主观因素对研究结果的影响;④维持原随机分组分析。

其中,维持原随机分组分析是指在资料分析时,对失访、退出和互换事件的处理,必须遵循维持原随机分组获得的可比性的原则。该原则包括:①不能剔除任何随机分组分配的病人;②不能更换任何随机分配病人的组别;③结局资料缺失时,假设该病人治疗没有效应。维持原随机分组分析的主要目的是保持随机分组获得的可比性。

另外,还须注意符合入选标准的病人参加试验的比例。如需 200 例病人,则前 200 例符合标准的病人都应参加试验。如果有许多符合标准的病人没有参加试验,则有理由怀疑其对所研究病例的代表性。在报告结果时,应当说明符合要求的病人参加试验的比例有多少。对于符合要求但未参加试验的病人应当保存其记录,说明未参加试验的原因,以供判断选择偏倚的大小。

关于临床试验中资料收集相关的其他质量控制问题,可以参考流行病学研究质量控制的有关内容。比如问卷设计、资料收集方法和程序的标准化、测量仪器的标准化、资料收集人员的培训、预实验以及资料输入和核查。

## 五、资料分析

### (一)收集资料

收集资料前,应该根据研究目的设计不同的病例报告表(case report form,CRF),在实施过程中仔细记录调查表中的各项内容。病例报告表中的数据来自原始文件并与原始文件一致,试验中的任何观察、检查结果均应及时、准确、完整、规范、真实地记录于病历和正确地填写至病例报告表中,不得随意更改;确因填写错误而作任何更正时,应保持原记录清晰可辨,由更正者签署姓名和时间。

### (二)分析资料

资料收集后首先要对资料进行仔细核对,然后按照统计分析计划进行统计分析,并给出统计分析报告。统计分析包括统计描述、统计推断和临床与公共卫生意义的判断。常用的指标包括有效率、治愈率、病死率、不良事件发生率、生存率等。此外,评价指标还有相对危险度降低、绝对危险度降低和需要治疗人数等。

**1. 有效率**(effective rate)

$$有效率=\frac{治疗有效例数}{治疗的总例数}×100\%$$

式(7-3)

**2. 治愈率**(cure rate)

$$治愈率=\frac{治愈例数}{治疗总人数}×100\%$$

式(7-4)

**3. 病死率**(fatality rate)

$$病死率=\frac{一定期间内因某病死亡人数}{同期患某病的人数}×100\%$$

式(7-5)

**4. 不良事件发生率**（adverse event rate）

$$不良事件发生率 = \frac{发生不良事件病例数}{可供评价不良事件的总病例数} \times 100\%  \qquad 式（7-6）$$

**5. 生存率**（survival rate）

$$n \text{ 年生存率} = \frac{随访满 \; n \; 年尚存活的病例数}{开始随访的病例数} \times 100\%  \qquad 式（7-7）$$

**6. 相对危险度降低**（relative risk reduction, *RRR*）

$$RRR = \frac{对照组事件发生率 - 试验组事件发生率}{对照组事件发生率}  \qquad 式（7-8）$$

**7. 绝对危险度降低**（absolute risk reduction, *ARR*）

$$ARR = 对照组事件发生率 - 试验组事件发生率  \qquad 式（7-9）$$

**8. 需治疗人数**（number needed to treat, *NNT*）

$$NNT = \frac{1}{ARR}  \qquad 式（7-10）$$

在评价治疗或预防疾病措施效果的实验研究中，*NNT* 表示在特定时间内，为防止 1 例某种不良结局或获得 1 例某种有利结局，需要用某种干预方法处理的人数，*NNT* 越小越好。如有一项关于加强胰岛素治疗减少糖尿病视网膜病变恶化的随机对照临床试验，*ARR* 为 25%，那么 *NNT* = 1/*ARR* = 1/25% = 4，即每 4 例病人加强胰岛素治疗，可防止 1 例发生视网膜病变恶化。如 *NNT* 为负数，表示在特定时间内，用某种干预引起 1 例某种不良事件所需要的人数（number needed harm, *NNH*），*NNH* 用于评价干预造成的有害效应，绝对值越大越好。

此外，还可采用卫生经济学指标进行评价，如成本效果比、成本效益比、成本效用比等。

## 六、偏倚及其控制

### （一）常见偏倚

**1. 失访**（loss of follow up）　是指研究对象因迁移或其他疾病死亡等而造成失访，从而破坏了原有样本的代表性。

**2. 干扰**（co-intervention）　是指试验组额外接受了与试验效应一致的其他处理措施，从而造成人为夸大疗效的假象。

**3. 沾染**（contamination）　是指对照组病人额外地接受了试验组药物，造成人为夸大对照组疗效，从而低估效应的现象。

干扰和沾染的控制办法就是使用盲法，并严格按治疗方案进行，不要随意增加或减少药物种类。

### （二）偏倚的控制

为了保证达到临床试验研究的预期目的，在研究过程中要注意防止偏倚的产生。防止偏倚产生的方法主要有如下几种。

**1. 排除**（exclusion）　在随机分配研究对象之前，应进一步筛查研究对象，有治疗或干预措施的禁忌证者、无法追踪者、可能失访者、拒绝参加者以及不符合标准的研究对象，均应予以排除。经过排除后，其结果可减少偏倚，但可能影响研究结果的外推，被排除的研究对象愈多，结果外推的范围小。此外，如果在随机分配后发现不符合标准者，可根据入选标准将研究对象分为合格者和不合格者两个亚组分别进行分析。如果两者的结论不一致，则在下结论时应慎重。

**2. 提高依从性（compliance）** 临床依从性是指病人在临床试验中执行医嘱的程度。完全执行医嘱者为依从性好，反之为不依从或依从性不好。试验组病人不遵守试验规程，相当于退出试验组；而对照组病人不遵守对照规程私下接受干预措施，相当于加入试验组。在临床试验中，研究对象的依从性好，其结果就比较真实可靠，代表性就好。提高试验对象的依从性是保证临床试验获得有价值的科学结论的重要条件之一。

试验对象不依从或依从性不好的原因一般有以下几种：①试验或对照措施有副作用；②研究对象对试验不感兴趣；③研究对象的某些情况发生改变，如病情加重等。为了防止和减少不依从者的出现，最好选择医疗水平较高的医院开展临床试验研究，同时在试验开始前对研究对象进行宣传教育，讲清试验的目的、意义及研究对象遵守试验规程的重要性；要注意设计的合理性，试验期限不要太长，要充分考虑治疗或干预措施的可操作性和研究对象的易接受性等，以便取得研究对象的支持与合作。

**3. 降低失访率** 在临床试验研究中尽量减少失访，一般要求失访率不超过10%。试验中出现失访时，应尽量采取相应的措施加以弥补，如通过电话、信函或专门访视等进行调查。在资料分析时，应对两组失访情况作出详细分析，应考虑两组失访率的差异，若失访率不同，则资料的分析结果可能产生偏倚。即使两组失访率相同，但失访原因或失访者的特征不同，对两组的结果也可能产生影响，所以应当详细分析两组失访的原因和失访者特征，并作出详尽的个案报告。在统计分析计划中需要事先确定对缺失数据、截尾数据的处理方法。

## 第三节 │ 现场试验和社区干预试验

### 一、概述

#### （一）定义

现场试验和社区试验均是以社区人群作为研究对象，在现场环境下进行的干预研究，但前者接受干预措施的基本单位是个人，后者接受干预措施的基本单位是整个社区，或某一人群的各个亚人群。也有人把两者统称为"现场试验"。这两种方法常用于对某种预防措施或方法的效果进行评价。

与临床试验不同，现场试验的研究对象是一般社区人群，须到社区"现场"（工作场所、家庭、部队、学校等）开展研究。

#### （二）目的

现场试验和社区试验的主要目的如下。

1. 评价疫苗、药物或其他措施预防疾病的效果。

2. 评估病因和危险因素。主要通过干预危险因素的暴露，观察干预对预防疾病或促进健康的效果来评估病因或危险因素。如通过评估戒烟对预防肺癌发病的效果来验证吸烟与肺癌的因果关系。

3. 评价卫生服务措施的质量。

4. 评价公共卫生策略。

#### （三）设计类型

1. **随机对照试验** 指以个体为干预单位的随机分组的现场试验。如评价流感疫苗对流感的预防效果，可采用随机对照试验设计。现场随机对照试验设计基本原则同临床随机对照试验。

2. **群组随机对照试验（cluster randomized trial）** 采用以群组为单位随机分组的试验研究方法称为群组随机对照试验。对于一些行为或环境暴露的干预研究，有时采用群组随机对照试验比个体随机对照试验更合适，因为在同一个小环境中，成员之间行为相互影响或受到同样环境因素的影响。如为了评价儿童刷牙对预防龋病的效果,可以以家庭为干预单位进行群组随机对照试验。与个体随机对照试验相比,群组随机对照试验的设计更复杂,要获得相当的统计检验效能需要更多的受试者,分析也更复杂。

**3. 类实验** 类实验是不能做到随机分组或没有平行对照的实验。由于社区试验中干预措施分配的单位是群体,而且常常对象多,范围广,较难做到随机分配,因此常属于类实验。类实验的设计与实施原则和标准的现场试验相比,除研究对象的分组一项,其余基本相同。类实验无法随机设对照组,但通常设非随机对照组,对照组也需要按可比的原则进行选择,必要时对一些特征进行匹配。类实验也可不另设对照组,而以试验组自身为对照,即干预试验前和干预试验后相比较。如上述儿童刷牙对龋病预防效果评价的研究也可以采用类实验设计:在某地区开展广泛的宣传教育活动,教育儿童和家长养成良好的刷牙习惯,然后比较干预前后该地区儿童的龋病率,或与未开展该宣传教育活动的地区作比较。

## 二、设计与实施中应注意的问题

### (一)结局变量的确定

现场和社区试验的主要结局变量通常为减少发病或死亡,但也包括中间结局变量,如疫苗的抗体反应、危险行为的改变等。在社区试验中,一般需要考虑结局是否具有公共卫生意义,能否达到满意程度,以及是否能被准确记录。在健康危险行为的干预试验中,还要注意健康效应的滞后性,因此评价行为改变这个直接效应也是非常重要的。

### (二)资料收集

由于现场试验和社区试验样本量大,所以常不能像临床试验那样作精细的随访记录,而须建立社区登记系统来收集结局资料,如发病率或死亡率资料。

### (三)减少失访

因为样本量大、现场范围广,现场试验比临床试验更容易存在失访问题。因此在估计样本量时可适当增加一定的数量,选择现场以及人群也要考虑到便于随访的问题,而且要充分做好宣传动员工作,争取社区和受试者的配合。

### (四)避免组间"沾染"(串组)

现场试验和社区试验不像临床试验那么容易掌握受试者的行为,现场的情况很复杂,受试者行为受很多因素影响,因而容易发生"串组"的问题,即对照组也采用了与试验组相同的措施。如在高血压的行为干预试验中,对照组个体知道自己的血压高时,可能主动寻求医疗保健知识和服务。另外,对照组个体还可以通过其他各种途径(大众传媒或社会网络等)得到有关信息,从而自发改变行为。如果各组行为改善的实际状况接近,其健康效应也就可能没有差异了。

### (五)注意控制混杂因素

现场试验如果不是随机分组,两组间的特征可能差异较大。控制的方法包括:在设计时尽可能做到平衡两组人群的基本特征,如可采用匹配措施;在资料分析时可以采用分层分析、标准化或多因素分析等方法控制混杂。对自身前后对照的类实验资料,要注意可能存在时间效应偏倚。

## 三、评价指标

现场试验和社区干预试验常用于评价干预措施对一般人群疾病预防和控制的效果,常用的指标有保护率、效果指数和抗体阳转率等。

**1. 保护率**(protection rate, *PR*)

$$保护率 = \frac{对照组发病(或死亡)率 - 试验组发病(或死亡)率}{对照组发病(或死亡)率} \times 100\% \qquad 式(7\text{-}11)$$

**2. 效果指数**（index of effectiveness）

$$效果指数 = \frac{对照组发病率}{试验组发病率} \qquad 式（7-12）$$

**3. 抗体阳转率**（antibody positive conversion rate）

$$抗体阳转率 = \frac{抗体阳性人数}{疫苗接种人数} \times 100\% \qquad 式（7-13）$$

## 第四节 │ 真实世界研究

由于随机对照试验在实际临床研究中存在一定的困难性,近年来真实世界研究（real world study,RWS）因其根植于真实的临床实践,具有外部效度高、无须严格设定、研究易于开展等优势而受到研究者的重视。同时注册登记研究（patient registry）也在实际工作中得到广泛应用。

### 一、概述

真实世界研究是在真实的医疗环境中采用较大的样本量,覆盖更具代表性的广泛人群的基础上,根据病人的实际病情和意愿非随机地选择治疗措施,开展长期评价,并注重有意义的治疗结局,以进一步评价干预措施的外部有效性和安全性。真实世界研究的数据来源包括电子健康档案、理赔单和账单、药品和疾病登记表、个人健康设备收集的信息等,与其他研究方法的本质区别主要在于获取数据的环境,即真实世界研究的数据来源于医疗机构、家庭和社区,而非存在诸多严格限制的科研场所。实际上,真实世界研究不仅可以是观察性研究,还可以是干预性研究,甚至是采用类似 RCT 设计的随机对照研究。真实世界研究中常采用的观察性研究包括队列研究、病例对照研究和横断面研究等。为了更好地实现因果推断的目的,观察性研究通常采用队列研究设计的方法。观察性研究由于变量间因果关系的不确定性和复杂性,使得因果推断具有一定挑战性,而分析过程中选择不同模型则可能会导致分析结果不同。因此,需要在设计阶段明确主分析将要采用的分析数据集、分析模型及其相对应的统计学方法。同时为了尽量减少各类偏倚对研究结果造成的影响,在整个研究的设计和实施过程中要严格做好质量控制,以保证获得高质量的分析数据。

### 二、真实世界研究的优点与局限性

相比 RCT,RWS 以真实临床场景为研究环境,不进行过多人为限定,因此更适用于在整体人群中评价新疗法的实际效果和安全性。由于所有干预可以在受试者知情下进行选择,且不存在接受无效治疗的情况,因此 RWS 易满足伦理学要求,样本量和研究持续时间不受无伤害原则制约。通过收集和整合多种来源的电子信息,RWS 的样本量可以非常大,因而具有更高的统计效能,更易发现罕见不良反应。RWS 纳入的研究对象异质性高,可进行亚组分析,并建立特定人群的风险-获益模型。因研究持续时间不受限制,故 RWS 可对具有更广泛临床意义的结局指标进行评价,如治愈率、病死率、复发率、伤残情况等,更好地反映新疗法的远期效应和安全性。真实世界研究与随机对照试验的比较见表 7-1。

除以上优势,RWS 也存在一些问题。首先,电子健康档案、疾病登记表等数据来源的建立并非以研究为目的,故数据的准确性、可靠性以及与研究问题的相关性难以保证。其次,各数据库在收集和记录数据时标准可能存在差异,如何将这些数据标准化,是需要研究者解决的难题。再次,RWS 立足于真实世界,对可能干扰结果的混杂因素未采取人为控制,因此选择偏倚、信息偏倚、检出偏倚和失访偏倚较多。最后,许多数据来源于社交媒体,如不经过严格知情同意,可能存在暴露使用者隐私的风险。真实世界研究与随机对照试验的优势与不足见表 7-2。

表 7-1　真实世界研究与随机对照试验的比较

| 比较项目 | 真实世界研究 | 随机对照试验 |
|---|---|---|
| 研究类型 | 效果研究 | 效力研究 |
| 研究时间 | 研究时间较长 | 研究时间较短 |
| 研究对象的选择 | 对研究对象无特殊规定,符合临床实践 | 一般纳入特定年龄段,无合并疾病者为研究对象 |
| 样本量大小 | 样本量大,尽量覆盖广泛的病人人群 | 研究前计算具有检验效能的最小样本量 |
| 干预措施 | 按照临床实际情况给予干预,可随机分组 | 随机分组后给予严格控制的干预措施,限制合并用药等干扰因素 |
| 盲法的使用 | 可以不使用盲法 | 常使用盲法 |
| 结局 | 测量结局多种,临床意义明确 | 测量结局为一种或几种,常为替代指标 |
| 伦理 | 伦理条件易满足 | 伦理条件较难满足 |
| 应用 | 主要为上市后研究 | 主要为上市前研究 |

表 7-2　真实世界研究与随机对照试验的优势与不足

| 特点 | 真实世界研究 | 随机对照试验 |
|---|---|---|
| 优势 | 贴近临床实践,外推性好 | 数据完整准确 |
| | 证据容易获得,研究效率高 | 偏倚少 |
| | 结局指标临床意义明确,可反映医疗产品的实际效果及安全性 | 数据收集和结局测量有明确标准 |
| | 可行亚组分析,建立各人群的风险-获益模型 | 反映效力 |
| 不足 | 数据常不完整、准确性差、可能与研究问题的相关性不足 | 只适用于特定人群及临床环境,外推性差 |
| | 偏倚多 | 获取证据的效率低,成本高 |
| | 数据收集和结局测量未标准化 | 常使用替代指标,临床意义有待明确 |
| | 样本异质性可能会掩盖疗效 | |
| | 涉及隐私问题 | |

# 第五节 ｜ 优点与局限性

## 一、优点

1. 采用随机化分组将研究对象随机分为试验组和对照组,两组间除干预措施,其他基本特征相似,具有较高的可比性,减少了混杂偏倚。

2. 实验流行病学研究为前瞻性研究,在整个试验过程中,通过随访将每个研究对象的反应和结局自始至终观察到底,试验组和对照组同步进行比较,最终得出肯定性结论,因而检验假设的能力比队列研究强。

3. 有助于了解疾病的自然史,并且可以获得一种干预与多种结局的关系。

## 二、局限性

1. 整个实验设计和实施条件要求高、控制严、难度较大,在实际工作中有时难以做到。

2. 受干预措施适用范围的约束,所选择的研究对象代表性不够,以致会不同程度地影响实验结果推论到总体。

3. 有时需要随访较长的时间,因此依从性不易做得很好,影响实验效应的评价。

4. 由于长期的随访,因为死亡、退出、搬迁等造成的失访难以避免,从而影响研究的真实性。

5. 有时对照组不使用药物或其他疗法,只使用安慰剂;或者受试药物的疗效不如传统药物或存在副作用,就会存在伦理学问题。

(田庆宝)

本章思维导图

# 第八章 | 筛检与诊断试验的评价

随着科学技术的进步,新的筛检和诊断方法不断被研制成功,与此同时,现有的筛检和诊断方法不能完全满足需要,也须不断地改进和提高。新的或已有的筛检和诊断方法的应用效果如何? 如筛检或诊断方法检验为阳性,病人真正患病的可能性有多大? 要解决和回答这些问题,就要对筛检和诊断试验进行评价。筛检和诊断试验的评价,不但能为开展更加准确、合理的诊断提供方法和思路,也能为临床合理治疗提供可靠的依据。

## 第一节 | 概 述

### 一、概念

筛检(screening)又称筛查,是运用快速、简便的检验、检查等方法,将人群中可能患病或有缺陷但表面健康的个体,同真正无病或无缺陷的健康人区别开来。筛检提出的背景是如能尽早地使用一种或几种方法检测出疾病在临床前期出现的一些可识别的异常特征,如肿瘤早期标志物,血脂、血糖、血压升高等,并在此基础上,对异常或可疑异常的人进一步进行临床诊断、治疗,就可以在疾病早期阻止或延缓疾病的进展。筛检所用的各种手段和方法称为筛检试验(screening test),包括常规体格检查、问卷调查、物理学检查、实验室检验和分子标志物检测等。根据筛检结果作出筛检阳性和筛检阴性的初步判断。

诊断(diagnosis)是指通过详尽的检验、检查等方法收集信息,经过整理加工后对可疑病人的病情进行基本认识和判断,把真正的病人与可疑有病但实际无病者区别开来。用于诊断的各种检查方法称为诊断试验(diagnostic test),包括病史询问、体格检查、实验室检查、影像学检查等多种方法。诊断时根据这些资料和技术的既定标准对患病和未患病作出确切结论。

筛检和诊断是疾病防制过程的不同环节。筛检是在"健康"人群中将处于疾病风险、临床前期或临床期,但表面健康的病人同真正无病的人区别开来。对于筛检出的"有病"的人,须进一步诊断来确诊(图8-1)。诊断一般是对临床期的可疑病人进行检查,是为了确定某人是否患有某病,要尽量避免漏诊和误诊。筛检试验和诊断试验的区别见表8-1。值得注意的是,随着技术的发展,有些技术既可以作为筛检试验也可以用于诊断试验,如肠镜检查,既可以用于结直肠癌筛检,也可以用于临床诊断。

### 二、筛检与诊断的分类和实施的原则

#### (一)筛检的分类和实施原则

**1. 筛检的分类**

(1)按筛检对象的范围分类

1)人群筛检(mass screening):指用一定的筛检方法对一般人群进行筛检,找出其中可疑患某病的人,然后对其进行进一步诊断及治疗。

2)目标筛检(targeted screening):也称选择性筛检(selective screening)、高危人群筛检(high risk screening),指对有某种暴露的人群或高危人群等进行定期健康检查,以早期发现病人,及时给予治疗。

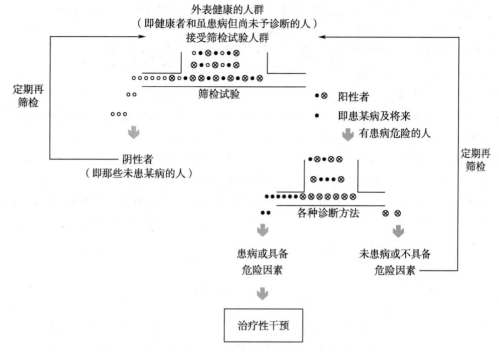

图 8-1　筛检和诊断试验流程图

表 8-1　筛检试验和诊断试验的区别

| 项目 | 筛检试验 | 诊断试验 |
| --- | --- | --- |
| 目的 | 区别无症状的隐匿型病人与健康人 | 区别病人与可疑有病但实际无病的人 |
| 对象 | 健康或表面健康的人 | 病人或可疑病人 |
| 要求 | 快速、简便、经济,对于危害较大疾病,筛查通常要求灵敏度高 | 复杂、准确,通常要求特异度高 |
| 处理 | 阳性者须进一步诊断或干预 | 阳性者要给予密切随访或治疗 |

（2）按筛检方法的数量分类

1）单项筛检（single screening）：指应用一种筛检试验对疾病进行筛检。

2）多项筛检（multiple screening）：同时应用多种方法对一种或多种疾病进行筛检。

（3）按筛检管理模式分类

1）组织性筛检（organized screening）：是由国家或地区的卫生服务机构设计和管理的系统筛检计划,旨在定期为符合条件的人提供特定疾病的检测机会。

2）机会性筛检（opportunistic screening）：是独立于组织性筛检之外的筛检活动,是由医疗卫生工作者在常规医疗活动中建议,或由个体自行决定的。

**2. 实施原则**　1968 年,WHO 颁布了由 Wilson 和 Junger 提出的 10 条疾病筛检原则和实践指南,也称为 Wilson 准则。经过 40 年的筛检实践以及随着基因组等技术的出现,该准则在不同国家应用时有所改进和调整。2008 年,WHO 颁布了新的 10 条准则,主要内容如下。

（1）筛检项目应该是公认确实需要的。

（2）筛检之初一定要明确筛检的目的。

（3）筛检的目标人群应该明确。

（4）有筛检项目有效的科学证据。

（5）筛检项目应该将教育、检测、临床服务及项目管理相结合。

（6）筛检项目应该有质量保证机制,使筛检的潜在风险降低至最小。

（7）筛检项目应该做到知情同意,保护隐私,并尊重筛检对象的自主选择权。

（8）筛检应该保障对整个筛检目标人群的公平性和可及性。

（9）项目开始就应该规划项目的评价。

（10）筛检的总体益处应该大于危害。

### （二）诊断的分类和实施原则

医学诊断可分为临床诊断、实验室诊断和影像学诊断。临床诊断依赖医生的临床经验、病人的症状和体征等;实验室诊断侧重于实验室检查,如血、尿、细胞等,以检测生物标志物或病原体;影像学诊断则使用医学影像技术,如 X 线、磁共振等,获取人体内部结构图像以进行诊断。这些不同类型的诊断方法通常相互补充,帮助医生更准确地确定病人的健康状况和制订治疗方案。

诊断是有效治疗的前提,必须有效鉴别病人和非病人,因此须符合以下要求:准确性高,具有高灵敏度和特异度;安全性和可接受度高,易被受试者接受,最好是无损伤、无痛苦、无副作用;可行性高,即简单、易行,易于操作者掌握,出结果周期短。

## 三、目的与意义

### （一）筛检的目的和意义

1. **实现二级预防** 通过筛检可早期发现可疑病人,推动早诊断、早治疗,提高治愈率,实现疾病的二级预防,即降低疾病的死亡率;同时,对某些自然史清晰的疾病,筛检还可通过对疾病前更早阶段的干预和治疗,降低发病率。例如对上消化道肿瘤癌前病变的筛查和干预,可显著降低上消化道肿瘤的发病率。

2. **实现一级预防** 筛检可发现高危人群,从病因学角度采取措施,实现疾病的一级预防,继而降低发病率。

3. **实施疾病监测** 因为筛检要求按计划定期举行,因此可了解疾病的自然史,同时也起到疾病监测的作用。

### （二）诊断的目的和意义

1. **诊断疾病** 诊断的主要目的是明确可疑病人是否患病,正确的临床诊断,是临床医师有针对性地选择治疗与预防措施的基础。

2. **判断疾病的严重程度** 对病人病情作出及时、正确的判断,为临床诊疗方案制订提供直接依据。

3. **评估疾病治疗效果** 对治疗进展、预后、治疗副作用等作出有效评估,为临床诊疗方案调整提供直接依据。

4. **病例随访** 监测疾病的转归。

## 第二节 | 设计与实施

由于筛检与诊断试验的评价原理和评价指标基本类似,因此以下相关内容一并说明。其核心思想为对比。首先选择一个"金标准",依据"金标准"确定患有和未患有某种疾病的研究对象,再用待评价的方法对研究对象进行检测,将其获得的结果与"金标准"的结果进行比较,从而评价该方法。

### 一、确定"金标准"

"金标准"(gold standard)又称为标准诊断、标准试验,是指目前医学界公认的确诊某种疾病最准确的方法。常用的"金标准"包括组织病理学检查、外科手术所见、特殊的影像学检查、尸体解剖等。对于感染性疾病,"金标准"也可以是感染部位分泌物的微生物培养、血清学病原微生物分离、抗原及抗体的检测等;对于还没有"金标准"的疾病,医学专家等共同制定的公认的诊断标准也可作为其

"金标准"。确定合适的"金标准"是进行筛检/诊断试验评价的前提,如果"金标准"选择不当,就会造成对受试者诊断分类的错误,使整个试验的评价失去准确性的基础。如用一个待评价的筛检/诊断方法与不具备"金标准"条件的"金标准"比较时,即使待评价的筛检/诊断方法的准确性比"金标准"高,但在现有的"金标准"评价的前提下,得出的结论是待评价的筛检/诊断方法的准确性没有"金标准"高。此外,为了更准确地诊断疾病,可对研究对象进行适当的随访,将方法与随访的结果结合作为"金标准"。

## 二、选择研究对象

选择研究对象的总体原则是研究对象应该能够代表筛检/诊断试验可能应用的目标人群。若筛检/诊断试验应用于某病一般人群的诊断,"金标准"判断为阳性组应包括各临床类型,如病情的严重程度(轻、中、重型)、病程的不同阶段(如早、中、晚)、典型与非典型病例等;所选的研究对象各临床类型分布与未选择的一致,使其对于该病病人群体有较好的代表性,评价结果具有广泛的推广性和临床诊断的适用性。对于筛检,研究对象一般应为"金标准"判断的早期或轻型病人。如果条件允许,样本量大,可按各具体要求(如临床亚型等)进行分层,将会更精确地评价筛检/诊断试验在各层的诊断意义。

"金标准"判断为阴性者应考虑年龄、性别等对疾病有影响的重要因素,使其与阳性组具有可比性。筛检/诊断试验不但要能将某病的疑似病例与健康人区分开,而且要能与须鉴别诊断的疾病区分开来,这样的筛检/诊断试验结果具有更大的科学意义和实用价值。此时,阴性对照组中最好纳入患有与所研究疾病具有相似临床表现、临床上易混淆、需要鉴别的其他疾病病人,以评价筛检/诊断试验的鉴别诊断能力。

## 三、确定样本量

"金标准"诊断与待评价筛检/诊断试验的结果的关系通常用"四格表"表示,与配对计数资料的形式相同。对筛检/诊断试验评价样本量的估计可以参照统计学中关于配对计数资料的样本量计算公式进行计算。此外,也可根据待评价的筛检/诊断试验的灵敏度和特异度,按照有关对率的抽样调查时计算样本量的方法,分别计算"金标准"诊断阳性组与阴性组的样本量。其公式如下:

$$n = \left(\frac{\mu_\alpha}{\delta}\right) p(1-p) \qquad \text{式}(8\text{-}1)$$

$n$ 为所需样本量;$\delta$ 为容许误差,一般定为 0.05 或 0.1;$p$ 为待评价筛检/诊断试验的灵敏度或特异度的估计值,计算"金标准"诊断阳性组样本量时 $p$ 为灵敏度,计算对照组样本量时 $p$ 为特异度;$\alpha$ 为 I 类错误的概率,一般取 0.05;$\mu_\alpha$ 为标准正态分布中下单侧尾部累计概率等于 $\alpha/2$ 时的界值,如 $\mu_{0.05}=1.96$。

此公式的应用条件是要求灵敏度和特异度均接近 50%。当灵敏度或特异度≤20% 或≥80% 时,样本率的分布呈偏态时,需要对率 $\sin^{-1}\sqrt{p}$ 转换,其公式为:

$$n = \{57.3\mu_\alpha/\sin^{-1}[\delta/\sqrt{p(1-p)}]\}^2 \qquad \text{式}(8\text{-}2)$$

## 四、确定诊断试验的界值

### (一) 筛检/诊断试验的指标

筛检与诊断试验的指标可以分为以下三类。

**1. 主观指标** 完全根据被检者的主诉来决定,如疼痛、乏力、食欲缺乏、心情不佳等。

**2. 客观指标** 用客观仪器等测定的指标,如体温、血压,以及通过 X 线片、CT 等观察脏器或骨骼病变等。

**3. 半客观指标**  根据检查者的主观感知来判断的指标,如肿物的硬度、大小等。

三类指标中,客观指标真实性、可靠性最好,在筛检/诊断试验中尽可能选择客观指标。对于由诊断者主观判断的半客观指标,不同诊断者常易出现不同的判断结果,应用时必须严格规定判断标准。虽然主观指标的质量最差,但在临床应用方面,许多观察指标为主观指标,在难以找到客观指标时,可以考虑用主观指标。近些年主观指标测量的量化研究也有很大进展,如疼痛评分、各种心理量表等。

### (二)确定界值的原则

筛检/诊断试验及其指标确定之后,还应该确定筛检/诊断试验的标准,也就是界值,用以区别正常和异常。不同研究中如果标准不一致,根据其计算的发病率、患病率等则不一样,不同标准间的结果不能直接比较。

对于筛检/诊断试验而言,理想的灵敏度和特异度均为100%(图8-2A),这时正常者与异常者的测定值的分布完全没有重叠。但是实际应用中很少有这种理想情况,常常是病人(或疑似病人)与正常人的参数范围相互交叉重叠(图8-2B、图8-3)。如果患病人群的指标高于正常人,将界值定在病人分布的最低点(图8-3A),高于此点为病人,该标准不会漏掉病人,但将会把一部分非病人划入病人组中。如果将界值定在正常人分布的最高点(图8-3C),虽没有将非病人误诊为病人,但又有可能将结果低于该值的一部分病人漏诊;将界值定在二者之间的某个数值(图8-3B),则既有一小部分病人被漏诊,又有一小部分非病人被误诊。因此,在确定界值时,不仅要考虑灵敏度、特异度等指标,还应该综合考虑诊断为假阳性(漏诊)或假阳性(误诊)时,漏诊或误诊一个可能病例的后果的严重性,以及鉴别诊断试验的繁简程度。在确定试验的标准时,一般要遵循以下原则。

1. 对于预后差、漏诊可能后果严重,但有可以利用的有效治疗方法,而且早期诊断可以获得较好治疗效果的疾病,病人从伦理和经济的角度可以接受,应将界值定在高灵敏度的水平,尽可能诊断出所有病人。但此时会使误诊增多,导致需要进一步确诊的可疑病例增多,从而增加检查成本。某些适宜此类筛检的肿瘤,如结直肠癌、子宫颈癌。

2. 对于治疗效果不理想的疾病,或预后不严重但误诊后果严重的疾病,如对病人的心理、生理和

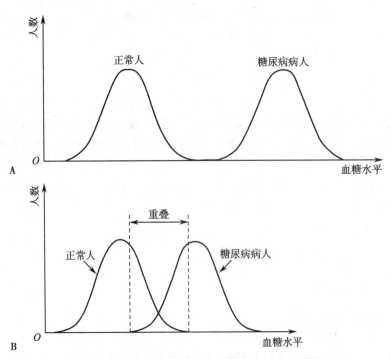

图 8-2  **正常人群与糖尿病病人血糖水平分布**

A. 理想的正常人群与糖尿病病人血糖水平分布;B. 现实的正常人群与糖尿病病人血糖水平分布。

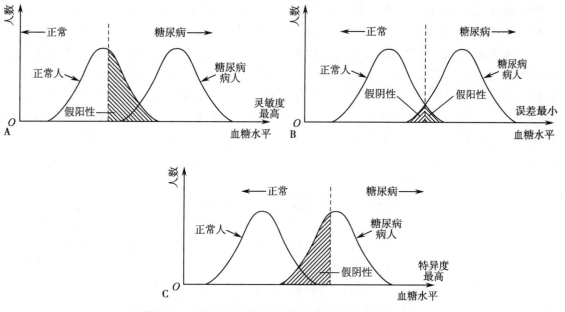

图 8-3 血糖阳性界值的高低对灵敏度、特异度的影响

经济上造成严重影响,应将界值定在高特异度的水平,尽量排除非病人。

3. 当假阳性和假阴性的重要性相等时,一般可以把界值定在病人与非病人分布的交界处,或定在正确诊断指数最大处。

### (三) 确定界值的方法

#### 1. 统计学方法

(1) 正态分布法:当试验的指标为定量指标且呈正态分布时,通常用均数 ±1.96 倍标准差表示其双侧正常值范围;若试验的测量值只有过高或过低为异常时,则其单侧 5% 是异常的,其单侧正常值范围用均数 ±1.64 倍标准差表示。

(2) 百分位数法:对于呈偏态分布或分布类型尚不能确定的指标,一般观察值从小到大排列,累积计数次序,以第 2.5～97.5 百分位数表示双侧正常值范围,以第 5 或 95 百分位数界定单侧正常值。

(3) ROC 曲线法:ROC 曲线又称为受试者工作特征曲线(receiver operator characteristic curve)。试验以计量资料表达结果时,将测量值按大小顺序排列,并将试验的连续变量设定出多个不同的临界值,从而计算出一系列的灵敏度/特异度对子,以灵敏度为纵坐标,以(1–特异度)即误诊率为横坐标绘制出的曲线就是 ROC 曲线。一般将距离坐标左上角最近的,可同时满足试验的灵敏度和特异度相对最优所对应的取值为最佳诊断界值。ROC 曲线下的面积反映试验的准确性。ROC 曲线下的面积越大,越接近 1.0,其准确度越高;越接近 0.5,其准确度越低。如图 8-4 所示,曲线 A 与横坐标呈 45°,

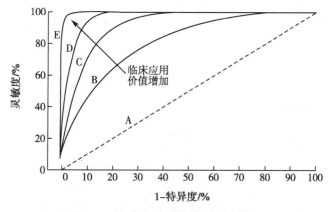

图 8-4 糖尿病血糖试验的 ROC 曲线

是无意义的试验;曲线 B、C、D 和 E 为临床应用价值逐步提高的试验;其中曲线 E 为最好的试验,灵敏度和特异度均接近 100%。ROC 曲线的优点是简单、直观、图形化,能直观反映灵敏度与特异度的关系。

**2. 依据医学需要确定界值** 依据大量医学观察得出的某些致病因素对健康损害的界值,作为区别正常与异常的分界值,低于或高于这种诊断界值则定为异常。然而在医学实践中,某些人体特征观察值虽然在统计学上处于正常值范围内,且没有出现明显的临床表现,但疾病可能进展较快或有发生严重并发症的可能,因此,还须结合疾病进展和预后来确定临界值。如以前定义空腹血糖≤7.8mmol/L 定为正常,现在更新为空腹血糖≤7.0mmol/L 为正常,高于这个界值则定为异常。该界值标准就是通过长期的临床实践、观察预后得出的结论。

## 第三节 | 筛检与诊断试验的评价

对某一种筛检/诊断试验效果的评价,主要包括真实性、可靠性和预测值三个方面的指标。评价方法对参加的研究对象同时应用“金标准”和该筛检/诊断试验进行检测,继而对结果进行比较分析,通常用四格表加以说明(表 8-2)。值得注意的是在进行筛检/诊断试验评价时,要求判断待评价试验结果的人,在不知道“金标准”诊断结果的情况下独立判断试验结果,避免高估或低估试验与“金标准”的符合程度,从而避免观察者偏倚。

表 8-2　筛检/诊断试验检测结果与“金标准”诊断结果的比较

| 筛检/诊断试验 | “金标准” | | 合计 |
| --- | --- | --- | --- |
| | 患某病 | 未患某病 | |
| 阳性 | 真阳性 $a$ | 假阳性 $b$ | $a+b$ |
| 阴性 | 假阴性 $c$ | 真阴性 $d$ | $c+d$ |
| 合计 | $a+c$ | $b+d$ | $N$ |

### 一、真实性的评价

真实性(validity)又称为有效性、效度、准确性,是指试验所获得的测量值与实际值的符合程度。实际值往往用“金标准”的结果表示。评价试验真实性的指标包括灵敏度、特异度、漏诊率、误诊率、似然比及正确诊断指数等。以表 8-2 模式为例,分别说明反映真实性的各项指标。

#### (一)灵敏度和假阴性率

灵敏度(sensitivity,$Se$)也称敏感度、真阳性率,是指评价试验发现病人的能力,即实际有病且被该试验正确地判为有病的概率。

$$灵敏度(Se) = [a/(a+c)] \times 100\% \qquad\qquad 式(8-3)$$

假阴性率(false negative rate,$FNR$)也称为漏诊率或Ⅱ类错误,即实际有病但依据该试验被确定为非病人的概率。

$$假阴性率 = [c/(a+c)] \times 100\% \qquad\qquad 式(8-4)$$

#### (二)特异度和假阳性率

特异度(specificity,$Sp$)也称为真阴性率,是试验排除没有病的人的能力。即实际无病,按该试验被正确地判为无病的概率。

$$特异度(Sp) = [d/(b+d)] \times 100\% \qquad\qquad 式(8-5)$$

假阳性率(false positive rate,$FPR$)也称为误诊率或Ⅰ类错误,即实际无病但被该试验判定为有病的概率。

$$假阳性率 = [b/(b+d)] \times 100\% \qquad 式（8-6）$$

### （三）似然比

同一试验的灵敏度和特异度分别说明发现病人和识别非病人的能力，似然比（likelihood ratio，$LR$）和约登指数（Youden index）是将二者结合起来的指标。

似然比为"金标准"阳性组中出现某种检测结果（阳性或阴性）的概率与"金标准"阴性组中出现相应结果的概率之比，说明"金标准"阳性组中出现该结果的机会是阴性组的多少倍。由于检测结果通常分为阳性和阴性，因此似然比也相应地分为阳性似然比（positive likelihood ratio，$LR+$）与阴性似然比（negative likelihood ratio，$LR-$）两种。

**1. 阳性似然比** 为真阳性率与假阳性率的比值。说明"金标准"阳性组中该试验出现阳性结果的机会是"金标准"阴性组的多少倍。该比值越大，说明试验的诊断价值越高。其计算公式为：

$$LR+=真阳性率/假阳性率=[a/(a+c)]/[b/(b+d)]=Se/(1-Sp) \qquad 式（8-7）$$

**2. 阴性似然比** 为假阴性率与真阴性率的比值。说明"金标准"阳性组该试验出现阴性结果的机会是"金标准"阴性组的多少倍。该比值越小，说明试验的诊断价值越高。其计算公式为：

$$LR-=假阴性率/真阴性率=[c/(a+c)]/[d/(b+d)]=(1-Se)/Sp \qquad 式（8-8）$$

在选择诊断试验时应该选择阳性似然比较高、阴性似然比较低的方法。

### （四）约登指数

就同一个试验而言，区分试验正常和异常的临界点会影响试验的灵敏度和特异度。提高灵敏度，特异度将会降低；反之，提高特异度，灵敏度将会降低。因此，可用约登指数综合判断筛检/诊断试验的效果。约登指数也称正确诊断指数，为灵敏度与特异度之和减1。

$$约登指数 = （灵敏度+特异度）-1=1-（假阳性率+假阴性率） \qquad 式（8-9）$$

该指数表示试验能正确判断病人和非病人的能力。范围在 $0\sim1$ 之间，可用于两个或多个试验的比较。理想的约登指数为1。

### （五）实例

为了研究血清肌酸激酶对急性心肌梗死的诊断价值，以冠脉造影作为"金标准"，连续选择在某医院就诊的急性心前区疼痛疑似急性心肌梗死病人共395例作为研究对象，同时检测病人血清肌酸激酶水平，设血清肌酸激酶≥80U/L为阳性，否则为阴性，其结果见表8-3。

表8-3　血清肌酸激酶测定诊断急性心肌梗死效果评价

| 血清肌酸激酶 | 急性心肌梗死（"金标准"判定）/例 | | 合计/例 |
| --- | --- | --- | --- |
| | 有 | 无 | |
| 阳性（≥80U/L） | 225 | 24 | 249 |
| 阴性（＜80U/L） | 25 | 121 | 146 |
| 合计 | 250 | 145 | 395 |

对"金标准"和血清肌酸激酶试验结果分别进行分析发现，其诊断出的急性心肌梗死病人数量分别是250例和249例，二者几乎相等。但将两个试验结合起来分析可见，两个试验诊断和排除的个体数并不一致。在250例用"金标准"确诊的急性心肌梗死的病例中，225例血清肌酸激酶阳性（真阳性），25例阴性（假阴性）；在145例经"金标准"确诊未患急性心肌梗死的试验对象中，24例血清肌酸激酶阳性（假阳性），121例阴性（真阴性）。可见，对新方法诊断试验的评价必须结合"金标准"的结果

进行分析。血清肌酸激酶诊断试验的各项指标如下。

$$灵敏度（真阳性率）=（225/250）\times100\%=90.0\%$$
$$漏诊率（假阴性率）=（25/250）\times100\%=10.0\%$$
$$误诊率（假阳性率）=（24/145）\times100\%=16.6\%$$
$$特异度（真阴性率）=（121/145）\times100\%=83.4\%$$
$$阳性似然比=（225/250）/（24/145）=5.4$$
$$阴性似然比=（25/250）/（121/145）=0.12$$
$$约登指数=0.90+0.83-1=0.73$$

上述结果说明,用测定血清肌酸激酶水平诊断心肌梗死时,能正确诊断出 90.0% 的心肌梗死病例,同时有 10.0% 的病例被漏诊;有 83.4% 的非心肌梗死病例被正确地排除了,同时也有 16.6% 的非心肌梗死病例被误诊为心肌梗死。

急性心肌梗死病人出现血清肌酸激酶试验阳性结果的机会是非急性心肌梗死者出现阳性结果的 5.4 倍,急性心肌梗死病人出现血清肌酸激酶阴性结果的机会是非急性心肌梗死者出现阴性结果的 0.12 倍。

## 二、可靠性的评价

可靠性又称为精确度（precision）、信度（reliability）、可重复性（repeatability）和稳定性（stability）。在试验评价中,可靠性是指在相同条件下,试验对同一研究对象重复检测结果的稳定程度,因此又称重现性。

### （一）评价指标

1. 定量指标 对同一样品或同一组个体差异较小的样品,进行多次重复测量,可用标准差和变异系数两个参数反映可靠性,两个参数越小,可靠性越好。对不同样本进行两次重复测量,可用配对 $t$ 检验分析重复测量结果的一致性,若两次检测差异无统计学意义,可认为重复测量的一致性较好。

2. 定性指标 同一批研究对象两次诊断结果可用符合率和一致性检验说明可靠性。

（1）符合率（agreement rate）：又称一致率、准确度（accuracy）,为同一批研究对象两次诊断结果均为阳性与均为阴性的人数之和占所有进行试验人数的比率。符合率可用于比较两个医师诊断同一组病人,或同一医师两次诊断同一组病人结果的稳定程度。

（2）一致性检验（Kappa 检验）：是评价不同地点或不同操作者进行同一试验的结果一致性的指标,其考虑了机遇因素对一致性的影响并且加以校正,从而提高了判断的有效性。分析具体步骤结合具体例子说明如表 8-4。

表 8-4 某诊断试验对 34 份手术标本检测的一致性分析（Kappa 检验）

| 第二次检测 | 第一次检测 | | 合计 |
| --- | --- | --- | --- |
| | + | − | |
| + | $a$（18） | $b$（1） | $a+b$（$r_1$ 19） |
| − | $c$（2） | $d$（13） | $c+d$（$r_2$ 15） |
| 合计 | $a+c$（$c_1$ 20） | $b+d$（$c_2$ 14） | $a+b+c+d$（$n$ 34） |

1）资料整理

2）分析指标及方法：包括观察一致性（observed agreement,$P_o$）、机遇一致性（agreement of chance,$P_c$）、非机遇一致性（potential agreement beyond chance）、实际一致性（actual agreement beyond chance）、Kappa 值。

$$观察一致性=（a+d）/n\times100\%$$
$$=（18+13）/34\times100\%=91.18\%$$

式（8-10）

$$机遇一致性 = [(r_1c_1/n)+(r_2c_2/n)]/n \times 100\% \qquad 式(8\text{-}11)$$
$$= [(19 \times 20)/34 + (15 \times 14)/34]/34 \times 100\% = 51.04\%$$
$$非机遇一致性 = 1 - 机遇一致性 = 1 - P_c \qquad 式(8\text{-}12)$$
$$= 1 - 0.510\,4 = 0.489\,6（或 48.96\%）$$
$$实际一致性 = 观察一致性 - 机遇一致性 = P_o - P_c \qquad 式(8\text{-}13)$$
$$= 0.911\,8 - 0.510\,4 = 0.401\,4（或 40.14\%）$$
$$Kappa 值 = 实际一致性/非机遇一致性 = (P_o - P_c)/(1 - P_c) \qquad 式(8\text{-}14)$$
$$= 0.401\,4/0.489\,6 = 0.819\,9（或 81.99\%）$$

Kappa 值的范围应在 $-1\sim1$ 之间,当两个诊断完全一致时,$P_o=1$,此时 Kappa 值为 1。当观测一致性大于机遇一致性时,Kappa 值为正数,且 Kappa 值越大,说明一致性越好。当观察一致性小于机遇一致性时,Kappa 值为负数,这种情况一般来说比较少见。对 Kappa 值的一致性强度的意义可参考 Kanidis 和 Koch 提出的标准(表 8-5)。

表 8-5　Kappa 值判断标准

| Kappa 值 | 一致性强度 | Kappa 值 | 一致性强度 |
|---|---|---|---|
| <0 | 弱 | 0.41~0.60 | 中度 |
| 0~0.20 | 轻 | 0.61~0.80 | 高度 |
| 0.21~0.40 | 尚好 | 0.81~1.00 | 最强 |

总之,如果观察者内或观察者间的变异系数较小或检测结果的一致率较高,说明试验方法的可靠性较好。但需要说明的是,一个试验具有较好的真实性,不一定具有较好的可靠性;而可靠性较好,不一定具有较好的真实性。因此,在评价试验时,既要考虑到真实性又绝不可忽略可靠性。

### (二)影响可靠性的因素

1. 受试者　许多生理、生化或免疫学测量指标受受试者生物学(如生理、精神状态和生物节律等)变异影响,使得同一指标在同一受试者身上重复测量时,出现测量结果表现不一致的情况。如同一受试者的血压在同一天的不同时间测量值会有所不同,可能是由生物节律变化引起的。

2. 实验室因素　实验所用的仪器、设备、试剂、时间和温度等实验条件所致的变异可导致重复实验结果的差异。

3. 观察者　同一观察者或不同观察者对相同受试者的同一指标进行测量时,其结果会不一致。

因此,在开展试验评价前必须对影响可靠性的诸多因素进行充分估计,严格遵循实验步骤,实验前对试剂进行标准化,选择同批次试剂,对仪器进行校正,控制室温,强调同一环境,对工作人员进行培训,将影响因素控制在最低限度。

## 三、收益

对筛检或诊断试验进行评价,不仅要对真实性和可靠性进行评价,还需要对其应用在人群中的效果,也就是诊断试验或筛检的收益进行评价。主要包括预测值、生物学效果、卫生经济学效果等。

### (一)预测值

预测值(predictive value,$PV$)是应用试验结果来估计受检者患病与否及其可能性大小的指标,包括阳性预测值和阴性预测值。阳性预测值(positive predictive value,$PPV$)是试验结果为阳性的对象中真正是"病人"("金标准"阳性)的概率。对于一项试验来说,阳性预测值越大越好。阴性预测值(negative predictive value,$NPV$)是试验为阴性结果中真正"无病"("金标准"阴性)的概率。该值也是越大越好。

**1. 计算方法**　当试验的评价是基于横断面设计的筛检或诊断试验(包括在社区开展的和在医院连续选择"病人"为研究对象)的评价时,根据表 8-2,其计算公式是:

$$阳性预测值 = a/(a+b) \times 100\% \qquad\qquad 式(8-15)$$

$$阴性预测值 = d/(c+d) \times 100\% \qquad\qquad 式(8-16)$$

仍以血清肌酸激酶诊断急性心肌梗死的试验为例。由表 8-3 可见,在 249 例血清肌酸激酶阳性者中,有 225 例被"金标准"确诊为急性心肌梗死,因此该诊断试验的阳性预测值为 90.4%(225/249×100%);在 146 例血清肌酸激酶阴性者中,有 121 例经"金标准"确诊为非急性心肌梗死病人,该诊断试验的阴性预测值为 82.9%(121/146×100%)。上述诊断试验的预测值可进一步解释为,当诊断试验为阳性结果时,临床医生有 90.4% 的把握将病人诊断为心肌梗死,当诊断试验的结果为阴性时,临床医生有 82.9% 的把握排除检查者患有心肌梗死。

当试验的评价基于病例-非病例设计的试验评价时,"金标准"判断为阳性的"病例组"和"金标准"判断为阴性的"非病例组"的构成不能代表目标人群患病和非患病的自然状况下的比例。此时,可根据灵敏度、特异度、患病率与预测值的关系式(Bayes 公式)来计算预测值。

$$阳性预测值(PPV) = \frac{P \times Se}{P \times Se + (1-P) \times (1-Sp)} \qquad\qquad 式(8-17)$$

$$阴性预测值(NPV) = \frac{(1-P) \times Sp}{(1-P) \times Sp + P \times (1-Se)} \qquad\qquad 式(8-18)$$

**2. 灵敏度、特异度和疾病的患病率与预测值的关系**

(1) 灵敏度和特异度:一般来说,患病率相同时,试验的灵敏度越高,则阴性预测值越高,医生更有把握判断阴性结果的受试者为非病人;反之,特异度越高,则阳性预测值越高,医师更有可能判断阳性结果的受试者为病人。为简便起见,可根据下列公式来分析灵敏度、特异度及预测值的关系。

如果灵敏度 $Se = [a/(a+c)] \times 100\%$ 越高,也就是越接近 100%,假阴性例数 $c$ 越接近 0,则阴性预测值 $[d/(c+d)] \times 100\%$ 也就越接近 100%,即越大。

如果特异度 $Sp = [d/(b+d)] \times 100\%$ 越接近 100%,假阳性例数 $b$ 越接近 0,则阳性预测值 $[a/(a+b)] \times 100\%$ 也越接近 100%。

(2) 疾病的患病率:当试验的灵敏度和特异度确定后,阳性预测值和患病率成正比,阴性预测值和患病率成反比。即使试验的灵敏度和特异度均较高,当患病率很低时,其阳性预测值也会降低,出现许多假阳性。这就要求医师在分析试验结果时,要考虑病人所来自人群的患病率的高低。一般基层医院门诊病人中某病患病率比专科医院低,所以其阳性预测值一般低于专科医院。

表 8-6 评价了尿糖试验对糖尿病的诊断效果,以及患病率、灵敏度、特异度与预测值的关系。

**(二) 生物学效果**

生物学效果用于评级筛检/诊断试验的实际应用效能,主要包括如下指标。

**1. 阳性率**　即筛检/诊断阳性所占总目标人数的比例。阳性率与筛检/诊断试验的灵敏度和特异度有关。

**2. 早诊率**　即筛检/诊断发现的早期病例在全部病例中占的比例。尤其在筛检试验评价中,如果筛检的早诊率显著高于正常医疗程序发现的早诊率,则可认为筛检可能具有潜在获益。

**3. 早治率**　即筛检/诊断发现并接受治疗的早期病例在全部病例中占的比例。尤其在筛检试验评价中,如果筛检的早治率显著高于正常医疗程序发现的早治率,则可认为筛检可能具有潜在获益。

**4. 生存率**　指某人群中的每个个体经过一定时限后生存的概率,常通过 1 年、3 年、5 年生存率来评价筛检/诊断效果。

**5. 死亡率**　通过比较参加筛检/诊断人群与未筛检/诊断人群之间的死亡率差异来说明试验效果。

表 8-6 患病率、灵敏度、特异度与预测值的关系

| 患病率/% | 灵敏度/% | 特异度/% | 试验结果 | "金标准"诊断 | | 合计/例 | 阳性预测值/% | 阴性预测值/% |
|---|---|---|---|---|---|---|---|---|
| | | | | 糖尿病/例 | 非糖尿病/例 | | | |
| 1.5 | 22.9 | 99.8 | + | 34 | 20 | 54 | 63.0 | |
| | | | − | 116 | 9 830 | 9 946 | | 98.8 |
| | | | 合计 | 150 | 9 850 | 10 000 | | |
| 1.5 | 44.3 | 99.0 | + | 66 | 98 | 164 | 40.2 | |
| | | | − | 84 | 9 752 | 9 836 | | 99.1 |
| | | | 合计 | 150 | 9 850 | 10 000 | | |
| 2.5 | 44.3 | 99.0 | + | 111 | 97 | 208 | 53.3 | |
| | | | − | 139 | 9 653 | 9 792 | | 98.6 |
| | | | 合计 | 250 | 9 750 | 10 000 | | |

6. 需要筛检人数（number needed to be screened，NNS） 是筛检试验收益评价的重要指标。需要筛检人数是以目标疾病的发病率/死亡率作为结局指标，随访一定期限后，计算对照组和筛检组的疾病归因死亡率（AR）之差，将 AR 取倒数值，得 $NNS=1/AR$。该指标表示减少一例目标疾病的发病/死亡，需要筛检的人数，值越小越好。

另外，生物学效果还包括漏诊率、治愈率、阴转率等指标。总体而言，筛检/诊断试验的灵敏度越高，发现的（新）病例相应越多，漏诊率也就越低，并且早发现、早诊断、早治疗带来的治愈率、阴转率和生存率等相应越高，病死率相应越低。

对于某种疾病本身既是疾病，同时也是另一个更严重疾病的危险因素的情况，对前一个疾病的早期诊断和治疗，可降低后一个更严重疾病的发病率。如美国用肠镜筛出结直肠早期肿瘤（癌前病变）和结直肠癌，对筛出的需要治疗的早期肿瘤病人进行及时治疗，继而降低了结直肠癌的发病率。

### （三）卫生经济学效果

1. 成本效益分析 狭义的成本只包括用于诊断试验的直接费用，而广义的成本应包含进行试验花费的全部费用，如因参加试验而造成的工作损失，检查时的不适以及阳性结果所致的焦虑不安等造成的损失。效益是指通过诊断取得的经济效益，如正确诊断后因避免误治而节约的医疗费用等。

2. 成本效果分析 效果是指通过诊断试验所取得的生物学效果，包括延长寿命、提高生存率等。

3. 成本效用分析 效用是指生活质量改善等，可用质量调整寿命年的增加、伤残调整寿命年的减少等来表示。

上述三种卫生经济学评价就是对新的诊断试验花费的费用与其获得的经济效益、效果和效用，与"金标准"或其他诊断试验方法花费的费用与获得的经济效益、效果和效用的比值进行比较分析所得。

## 第四节 | 提高筛检与诊断试验效率的方法

### 一、选择患病率高的人群

预测值的大小受试验灵敏度、特异度及患病率（验前概率）的影响。当试验确定后，灵敏度和特异度也随之确定，此时，预测值主要受患病率影响。因此，选择患病率高的人群进行试验是提高预测值的手段，如肿瘤的筛检首先就要确定高危人群。此外，上级医院或专科医院就诊的病人往往经过下级医院或普通医院转诊，相当于进行了初步筛选，具有较高的患某病的可能性，在这样的人群中开展试验可提高试验的效率。

NOTES

## 二、采用联合试验

在实际临床实践中,同时具有高灵敏度及高特异度的试验不是很多。在实施诊断时,可采用联合试验,即用多项试验检查同一对象,以提升灵敏度或特异度。根据多项试验联合使用的方式,可将联合试验分为并联试验和串联试验。

### (一) 并联试验

并联试验也叫平行试验,即同时应用多个试验进行诊断,只要有任何一项试验结果为阳性就可定为阳性,只有全部试验结果均为阴性才将最终结果判断为阴性。该法可以提高灵敏度,降低特异度。在临床亟须作出诊断时,可采取并联试验,不易漏诊,阴性预测值提高。但其代价是特异度降低,假阳性率升高,容易造成误诊。

### (二) 串联试验

串联试验也叫系列试验,即依次应用多项试验进行诊断,全部试验结果均为阳性才将最终结果判断为阳性,任何一项试验结果为阴性就可定为最终结果阴性。该方法可以提高特异度,降低灵敏度。当目前使用的诊断方法的特异度均较低时,可选用串联试验以减少误诊。其代价是灵敏度降低,漏诊率增加。另外,某些试验本身价格昂贵或有一定的危险性,为确诊某病又不得不做,这时可以选择几种虽特异度不高但简单安全的方法进行试验,提示可能有某种病时,再进一步做价格昂贵的试验。

并联试验和串联试验结果判断的方法见表 8-7。

表 8-7　并联试验和串联试验的结果判断

| 试验 A | 试验 B | 并联试验 | 串联试验 |
| --- | --- | --- | --- |
| + | + | + | + |
| + | − | + | − |
| − | + | + | − |
| − | − | − | − |

例 8-1:假设采用尿糖和餐后血糖试验诊断糖尿病,其结果见表 8-8。

表 8-8　采用尿糖和餐后血糖试验诊断糖尿病的假设结果

| 试验结果 | | 糖尿病病人/例 | 非糖尿病病人/例 |
| --- | --- | --- | --- |
| 尿糖 | 血糖 | | |
| + | − | 14 | 10 |
| − | + | 33 | 11 |
| + | + | 117 | 21 |
| − | − | 35 | 7 599 |
| 合计 | | 199 | 7 641 |

尿糖试验:

$$灵敏度 = \frac{14+117}{199} \times 100\% = 65.83\%$$

$$特异度 = \frac{11+7\ 599}{7\ 641} \times 100\% = 99.59\%$$

血糖试验:

$$灵敏度 = \frac{33+117}{199} \times 100\% = 75.38\%$$

$$特异度 = \frac{10+7\,599}{7\,641} \times 100\% = 99.58\%$$

并联试验：

$$灵敏度 = \frac{14+33+117}{199} \times 100\% = 82.41\%$$

$$特异度 = \frac{7\,599}{7\,641} \times 100\% = 99.45\%$$

串联试验：

$$灵敏度 = \frac{117}{199} \times 100\% = 58.79\%$$

$$特异度 = \frac{10+11+7\,599}{7\,641} \times 100\% = 99.73\%$$

## 第五节 ｜ 筛检与诊断试验中的常见偏倚

筛检与诊断试验既然是一种试验,就同样有选择偏倚、测量偏倚、混杂偏倚,详细请参见队列研究和病例对照研究中的偏倚及控制。在筛检或诊断试验的评价中可能出现其特有的偏倚,尤其是在筛检试验中。

1. **领先时间偏倚** 筛检的时间和临床诊断时间之差,被解释为因筛检而延长的生存时间。实际是筛检导致诊断时间提前所致的偏倚。在评价筛检的获益时,比较筛检查出的病人及来医院就诊病人的存活期、病死率、治愈率等时,就可能因为领先时间偏倚而使结果偏离真实情况。为了控制领先时间偏倚,研究人员在数据分析阶段应采用相应的统计分析方法对其进行处理,如分层分析或参数模型估算法等。

2. **永恒时间偏倚** 永恒时间是指暴露组(筛查干预组)自符合入组标准至开始接受筛查干预之间的一段时间。在这段时间内,暴露组人群不可能发生研究结局(如发病或死亡)。以下情况可能导致偏倚:首先,将永恒时间错误地视为暴露时间会造成暴露组人年计算错误,因为在此期间暴露组实际上并未接触暴露因素。其次,直接忽略永恒时间,将暴露组开始暴露的时间作为随访起点。这种做法要求研究对象在永恒时间内不能发生结局事件,否则将归入对照组,这样会导致暴露组和对照组的不可比。为了避免永恒时间偏倚,研究者需要确保在分析中正确地考虑时间因素,如使用恰当的时间依赖性协变量分析或生存分析方法,如风险比率和生存曲线分析,这样才能更准确地评估筛查干预对生存结果的真实影响。

3. **病程长短偏倚** 病程短的疾病被筛检出的可能性低于病程长的疾病。但实际上生长缓慢的肿瘤本身要比生长快的肿瘤生存期长,而不是由于筛检引起的生存期延长。病程长短偏倚经常出现在筛检的成本效益分析时,可导致筛检能改善肿瘤等结局的假象。因此,在评价筛检时应采取适当的方法控制病程长短可能带来的偏倚。如在样本选择方面,要确保样本反映整个疾病谱状态。

4. **过度诊断偏倚**(over diagnosis bias) 是指用于筛检/诊断的病变临床意义不大,不会发展至临床期,也不会影响受检者的寿命。如果没有筛检/诊断就不会被诊断出来,受检者可能会因为其他疾病死亡;但是因为筛检/诊断,这些个体被发现、确诊患病,并被计入病人总体之中,导致经筛检/诊断发现的病人有较多的生存者或较长的平均生存期,而造成过度诊断偏倚。因此,在评估试验方法效果时,须谨慎评估试验的获益和有无过度诊断,从而减少或避免过度诊断。

（李　霓）

本章数字资源

本章思维导图

# 第九章 | 疾病预后研究

预后研究是指对疾病发展进程中出现特定结局及其可能性与时间,以及对预测与影响因素等问题进行的研究。通过预后研究,可以回答以下问题:特定的某种疾病在自然条件下会发生哪些结局?自发病后,在不同的时间内发生这些结局的概率分别是多少? 有无或哪些因素(包括标志物)能早期预测或预示疾病的后期结局? 哪些因素能够影响或改变疾病的结局? 这些问题的回答,有助于医患双方了解疾病的预后状况,并作出相应的临床治疗决策,从而改善疾病转归。疾病的预后研究主要包括:①疾病的自然史研究;②预后影响因素研究;③建立和评估预后模型。

## 第一节 | 概 述

### 一、疾病预后

疾病预后(prognosis)是指疾病发生之后,对该病未来可能出现的各种结局(痊愈、好转、缓解、复发、伤残、发生并发症及影响生命质量等)作出的事先估计。通常以概率的形式表示,如缓解率、生存率、复发率等。

在疾病诊断后,预后是医生、病人及其家属都迫切需要了解的问题。医生需要评估和告知病人疾病可能的进程及风险,并告知病人不同的治疗方法及其预后有何不同。病人需要根据不同治疗方法的经济及健康支出与可能的预后改善收益来选择符合自己实际情况与主观意愿的治疗方案。因此,了解疾病预后情况,可以辅助医生制订相应的治疗方案和给予临床决策支持,也可以帮助病人清晰地认识自身疾病状况,间接提高治疗过程中的生活质量。精准的预后对医学研究和实践都具有重要价值。

疾病预后研究(disease prognostic study)指观察或预测疾病发展进程中出现特定结局及其可能性与时间,并对其影响因素等问题进行的研究。其对病人的基线特征与未来结局事件发生之间的关系进行研究,以改善个体的健康状态。通过预后研究可以克服凭临床经验判断预后的局限性,了解疾病自然史、病程和疾病的危害程度,帮助临床医生作出治疗决策;研究影响疾病预后的各种因素,有助于干预并改善疾病的结局,评价疾病的防制效果,从而促进治疗水平的提高。

### 二、疾病自然史

疾病自然史(natural history of disease)包括群体的疾病自然史和个体的疾病自然史。在预后研究中主要涉及的是个体疾病自然史。个体疾病自然史是指在未经干预的情况下,疾病从发生到进展,直至稳定、痊愈或者恶化,并导致个体死亡或永久性功能丧失的预后和转归过程。可分为临床前期、临床期及结局,临床前期又可分为起始期和亚临床期。

1. **起始期**(initial stage) 也称生物学发病期(biologic onset),是致病因素作用于人体,引起有关脏器的生物学反应性病变。这一时期主要是分子细胞水平或组织学上的病变,用一般临床检查手段很难发现。如在传染病中致病微生物在机体内繁殖并开始引起危害作用,以及癌症病人癌细胞的产生过程。

2. **亚临床期**(sub-clinical stage) 在该时期,疾病病理学改变或功能改变逐步加重,但病人并没

NOTES

有主观的不良症状或体征的变化。如果采用灵敏的检查方法可以早期发现,如急性病毒性肝炎病人,在黄疸等症状出现前3周血清谷丙转氨酶即有升高;冠心病病人的动脉斑块增厚期。

3. **临床期**(clinical stage) 是从病人出现不良症状或异常体征到疾病的最终结局过程。此时期病变进一步发展,出现解剖上的改变和功能障碍,临床上出现症状、体征和实验室检查异常,此时可作出诊断。

4. **结局**(outcome) 是指病人患病后,疾病经历了上述过程,发展到终末的结局。结局可为痊愈、残疾或死亡等。

疾病自然史是认识疾病并进行诊断、治疗以及开展药物等治疗方法研究的基础,有助于研究、制订、评价干预效果及优化临床诊疗方案。不同类型疾病的自然史所经历的时间及结局差别巨大。如急性传染病或感染性疾病病人可以在几天或几周内痊愈或死亡,而慢性病(如糖尿病)的自然史可以长达数十年。

### 三、预后因素

预后因素(prognostic factors)是指能影响疾病某种(些)结局发生时间与概率的因素。研究预后因素有助于进行医学干预,以期改善疾病预后。常见的预后因素包括致病因素特征、疾病特征(包括疾病进程中的标志物)、病人的遗传特征或其他特征、临床诊疗因素及其他预后影响因素。

1. **致病因素特征** 是指致病因子的致病能力与剂量。如致病微生物的体内繁殖力与产毒力、化学及生物制品的毒性与剂量、致癌物因子的致癌性等。该类因素既是疾病发生的危险因素,也是影响疾病预后最重要的因素之一。如流感病毒毒力相对较弱,病人一般病情较轻;而狂犬病毒致病性非常强,病死率几乎为100%。对于多因素慢性病,危险因素的作用强度往往也影响预后。如肺癌的主要危险因素有吸烟、空气污染、职业暴露(石棉、砷及其化合物、氯甲醚等)以及电离辐射等,某病人若是在多个危险因素共同作用下发生肺癌,则预后较差。

2. **疾病特征** 不同的疾病具有不同的特点,也有着不同的预后。某些自限性疾病如上呼吸道感染,无须治疗也可自愈,预后良好。疾病的类型与严重程度等疾病特征也是疾病预后的重要影响因素,包括疾病从发生到最终结局过程中的某个/某些环节的产物或其标志物的水平。如癌症的部位、病理分型与分化程度等,通常分化越高预后越好。脑出血的部位、出血量以及脑梗死的部位、范围等均会影响疾病的预后。

3. **病人特征** 除了疾病特征,病人的人口学特征(年龄、性别)、社会经济学特征、营养等身体素质、心理及生活方式、遗传特征(相关基因及表型)等也影响疾病的预后。如某些青壮年病人的预后往往好于老年病人,营养状况好的病人预后优于营养状态差的病人。

4. **诊疗情况** 诊疗措施是影响疾病预后最重要的可改变因素。一般来说,疾病早发现、早诊断和及时治疗者预后较好,反之则较差。

5. **社会与家庭因素** 医疗制度、社会保险制度、家庭成员之间关系、家庭经济情况、家庭文化,以及病人职业行为习惯、文化程度与心理因素等均影响疾病预后。

## 第二节 | 研究设计与实施

### 一、研究内容

1. **疾病自然史** 是从研究对象发病开始观察至所有对象发生最终结局终止,描述在疾病进程全过程中的不同时间段的疾病特征(临床症状、体征、实验室及仪器检查情况)及其变化、阶段性结局或最终结局出现的概率等。研究疾病自然史可以确定其症状、体征以及实验室检查(包括影像学等)的变化情况,了解其进展模式(受累器官、受累数量和程度分级等),可以指导临床研究方案中的纳入排除标准、干预阶段、试验持续时间、研究终点和随访数据采集时间点的合理选择等。

**2. 影响预后因素**　研究影响预后的因素,如人口学、遗传、环境和其他因素(如治疗方式、用药等)。通过预后研究有助于精准定位特定的潜在获益人群,如不同基因型和表型人群。也可以研究识别生物标志物等,用于疾病病程监测、治疗反应预测,以及指导病人的用药选择和药物剂量选择;研究发现的一些生物标志物,经进一步验证后还可作为临床试验的终点或替代终点。也可以按照疾病进展、恶化程度以及最终预后判断临床治疗需求的紧迫性。影响疾病特定结局的因素或"病因",包括可以干预并改变疾病转归的因素,以及不可干预因素。通过探索可以改变疾病转归(预后)的因素,指导改善疾病的预后,以及进行精准干预。

**3. 建立和评估预后模型**(prognostic model)　预后模型为综合多种主要预测因素,对特定疾病病人在特定的时间范围内发生特定结局的风险进行估计的统计学模型,或基于模型简化后的指数。可提供未来某特定的时间内发生特定结局的绝对风险(发生率),从而协助临床医生预测病人将来的结局,提高与病人一起作出知情临床决策的水平。如诺丁汉预后指数(Nottingham prognostic index,NPI),用乳腺癌肿瘤的直径、受影响的周边淋巴结个数和肿瘤组织学分级,以预测乳腺癌病人的生存概率;急性生理和慢性健康评估评分和简化的急性生理评分预测医院危重病人的病死率等。通过研究建立预后模型可协助临床医生预测病人的结局,辅助临床治疗方案制订,与病人共同作出临床决策。

## 二、研究类型

常见的流行病学研究类型均可用于预后研究。选取何种类型的研究设计取决于研究目的、研究资源和时间、预后研究的内容等。

**1. 队列研究**　是预后研究最常用的设计类型。疾病预后研究和病因学研究一样,也是一种因果关系研究。病因学研究是研究各种疾病发生的原因,预后研究是研究疾病各种结局的原因。预后为疾病发生之后在其进展过程中可能出现的各种结局及其概率。因此,队列研究包括的前瞻性、回顾性及双向队列研究均适合预后研究。

(1)研究对象及其选择:队列研究在开展病因学研究时,其研究对象通常为没有研究目标疾病的一般人群;而预后研究中的队列研究的研究对象为没有预期结局的某特定疾病病人,即"专病队列",如脑卒中病人队列、结直肠癌病人队列等。

1)暴露人群的选择:通常是在某一特定疾病人群中选取起点相同且具有代表性的样本。选取方式主要有两种:一种是当研究的预后因素在普通病人中的暴露与非暴露比例较接近时,可以直接选取代表性病人样本。入组后根据待研究因素的暴露情况来分组。这种方式的优点是可同时研究多种预后因素与多种预后结局的关系,暴露与对照来自同一人群,其可比性较好。局限性是不适合研究病人中暴露比例过低或过高的预后因素。另一种情况是当研究暴露比例过低的预后因素时,如某种特殊的职业、遗传或其他环境因素等,此时在普通病人中进行研究所需的样本量很大,可采用有针对性地选取暴露病人群体的方法,其优点是容易获得所需数量的暴露人群,局限性是容易出现选择偏倚,不易研究多种暴露与结局的关系。

2)对照人群的选择:①内对照。适合于普通病人队列和部分暴露比例较低的疾病人群。本方法的优点是暴露与对照来自同一人群,可比性较好。②外对照。在暴露人群的源人群之外的其他相似的人群中选择对照。适于在同一源人群中无法找到足够数量的具有可比性的内对照,如暴露比例过高的预后因素的研究。优点是容易选取对照,缺点是暴露与对照不是来自同一人群,容易出现可比性差的问题。③总人群对照。即以病人总体人群作为对照。优点是较容易获得,缺点是常缺乏个体资料,无法判断暴露与对照的可比性,以及难以校正混杂因素。

(2)确定研究因素:研究的暴露因素基于研究目的和研究假说,可为与疾病目标结局有关的任何因素,包括预后标志物。在同一队列研究中,可以为单一因素,也可为多个因素,研究预后的因素往往包括多个或多方面,涉及的样本量较大。稳定性较好的暴露因素可以仅调查其基线情况,容易变化者则须评估自基线至目标结局发生前不同时间点的暴露情况。

（3）确定研究结局：结局可以为疾病进展过程中可能发生的各种结局事件，通常为发生率较高且影响大的事件，如冠心病病人队列中各种并发症及死亡等；也可以是反映疾病严重程度的连续性变量的变化，如血压的变化或生存质量的变化等。结局指标是队列研究随访的重要内容，包括结局事件和其发生的时间及随时间的变化情况。

（4）随访：对所有纳入研究的研究对象进行随访。随访方法可为直接调查，也可以利用现有记录资料（如医保信息、死亡登记等）。随访内容包括：①暴露因素。也就是预后因素，包括预后标志物及其变化情况。②结局。包括结局事件如糖尿病并发症的发生率，连续变量如血脂水平的变化等。③混杂因素及其变化情况。依据预后因素与结局的关系的强弱，确定随访的时间间隔。具体可参见第五章。

（5）优点及局限性：优点是适用于需要确定预后因素与疾病结局之间有明确的时间差，且预期结局的发生率较高的预后因素的研究。局限性同其他类型观察性研究一样，队列研究也不能很好地解决混杂因素干扰的问题，尽管其推断因果关系的能力优于病例对照研究和横断面研究。

**2. 横断面研究**　与病因学研究类似，横断面研究在预后因素的研究中往往只能提供预后因素线索。如在糖尿病的预后研究中，抽取不同阶段的糖尿病病例，调查病人疾病的程度、有无并发症等预后结局、治疗史、生活方式、行为及生物标志物等预后因素，探索这些因素与糖尿病结局之间的关系，其优点为简单易行，局限性是易发生信息偏倚、病程起点不一致、因果时序不明确等。

**3. 病例对照研究**　根据疾病不同结局的有无分组，回顾性地收集和比较既往可能影响该结局的因素。如在糖尿病预后研究中，可以以发生了糖尿病肾病并发症者为病例组，未发生该并发症且病程相同者为对照组，调查和比较既往治疗措施、行为生活方式等预后影响因素的差异。病例对照研究的主要缺陷是容易出现选择偏倚和回忆偏倚，同时因果时间关系不明确。但对于不随时间改变的预后因素，如遗传因素，则适合采用病例对照研究来研究其对预后的影响。病例对照研究收集样本时间是在调查之时，即研究结局已经出现，因此难以研究预后预测标志物。

如果将病例对照研究与队列研究结合，在结局发生之前已经收集相关样本，然后，将队列中出现结局者纳入病例组，抽取未发生结局者为对照组，或在队列建立之初就抽取一部分研究对象作为对照组，即巢式病例对照研究或病例队列研究，这样的设计也可以研究预后影响因素（包括标志物）。

**4. 随机对照试验**　将病人随机分为治疗组和对照组（或为不同方法的治疗组），给予相应的临床治疗，随访观察和比较疾病的各种结局。这是研究治疗措施疗效的"金标准"方法，也可以用来研究可干预的有益的预后因素。对于有害的预后因素，不能施加有害因素进行干预，但可以采用终止有害因素进行干预试验来检验。实验研究控制干扰因素和检验因果关联能力最强，但每次仅能检验一种或极少数预后因素的作用。

## 三、实施要点

**1. 确定研究目的**　预后研究大多数为前瞻性研究，费时、费力并且花费较大。在研究前，针对临床实践中遇到的问题，结合查阅文献等方法提出可以解答的研究问题及研究目的。如炎性因子 C 反应蛋白（CRP）在预测心血管疾病发生中具有重要作用，通过文献检索，可以提出下面研究问题：在发生心肌梗死事件后，CRP 是否能预测病人的远期死亡率或心血管疾病再发的风险？

**2. 确定研究类型**　根据研究问题选择合适的研究设计类型。如果是探索性研究，可以选择病例对照研究或回顾性队列研究；验证性研究则选择前瞻性队列研究或实验研究。

**3. 确定研究对象**　预后研究的研究对象是有同一种或同一类型疾病的病人。选择的重要一点是暴露组和对照组病人的病程及观察起点（或称为"零点"）应尽可能一致。在队列研究或实验研究中，研究对象最好是新发生或刚检查出某种或某类特定的疾病，并且没有发生预后研究中所确定的目标结局的病人。病例对照研究中，研究对象一组是已出现目标结局的病人，一组是没有出现该结局但病程与病例组对象相同的病人。其他需要注意的事项与相应设计类型的研究相同,包括研究对象的代表性、应答率、依从性等。

**4. 估计样本量** 预后研究中样本量的计算,可按照不同类型设计的样本量估计方法进行估算。其公式有两组率的比较和两组样本均值的比较。前者需要的参数包括对照组的结局事件发生率或暴露因素的暴露率、两组率的比值或差值,即相对危险度与绝对危险度、Ⅰ类错误及Ⅱ类错误的概率。后者需要的参数包括人群中该指标的标准差、两组均数的预期差值及容许误差。前瞻性研究还需要考虑失访率。

(1)两组发生率的比较的样本量计算

$$n=\frac{\left(z_\alpha\sqrt{2\bar{p}\bar{q}}+z_\beta\sqrt{p_0q_0+p_1q_1}\right)^2}{(p_1-p_0)^2} \qquad 式(9-1)$$

式中 $p_0$ 和 $p_1$ 分别为暴露组与对照组结局事件的发生率,$\bar{p}$ 为两组率的均值,$q=1-p$,$z_\alpha$ 和 $z_\beta$ 为正态分布时,$\alpha$ 和 $\beta$ 值所对应的标准正态分布下的面积,即 $z$ 值,可查 $z$ 值表获得。

(2)两组均数的比较的样本量计算

$$n=2\times\left[\frac{(z_\alpha+z_\beta)\cdot S}{\delta}\right]^2 \qquad 式(9-2)$$

式中 $S$ 为暴露组与对照组总体标准差的估计值,一般假设其相等;$\delta$ 为两均数的预期差值,$z_\alpha$ 和 $z_\beta$ 的意义同前。有关预测模型的样本量,选取适合该统计学模型的样本量计算方法。详细内容可参考统计学相关内容。

**5. 资料的收集** 预后研究需要收集的资料主要包括以下几类。

(1)病人的一般资料:包括联络资料,一般性人口学、社会经济学资料及临床特征等。这类资料除了用于联络对象、随访,特征性资料也可用于判断研究对象的代表性和混杂因素的控制。

(2)暴露因素资料:即研究的暴露因素或预测标志物。

(3)结局资料:各种预后相关的结局事件、反映疾病变化的指标及生存质量等。

(4)潜在的混杂因素:即可能影响暴露与结局关联的潜在的混杂因素。

## 第三节 | 预后评估常用指标

预后评估指标可分为频率指标和效应指标两类。频率指标包括不同情况发生率以及患病情况指标。由于预后研究主要应用队列研究,因此这里只介绍采用队列研究研究预后的常用指标,即发生率指标。从疾病发生到死亡的过程中,疾病预后的结局事件发生指标包括缓解率、治愈率、复发率、致残率、转移率、生存率、病死率等。由于生存相关指标与预后密切相关,因此进行重点介绍。此外,对预后研究中健康相关生存质量以及病情变化指标进行简单介绍。有关效应指标等请参见第五章、第六章等。

### 一、结局事件发生率

**1. 缓解率(remission rate)** 是指给予某种治疗后,疾病临床症状减轻或消失的病人占总治疗例数的比例。包括完全缓解率、部分缓解率和自发缓解率。

$$缓解率=\frac{缓解的病人数}{接受治疗的病人数}\times100\% \qquad 式(9-3)$$

**2. 治愈率(cure rate)** 是指经过治疗后痊愈病人占接受治疗病人总数的比例。该指标用于病程短、死亡率低、预后好的疾病。

$$治愈率 = \frac{治愈的病人数}{接受治疗的病人数} \times 100\% \qquad\qquad 式（9-4）$$

**3. 复发率**（recurrence rate）　是指在疾病经过一段时间后缓解或痊愈的病人中，又重新发作的病人所占的比例。该指标适用于病程较长、具有缓解或痊愈可能性的疾病，如结核病、癌症、心脑血管病等。不适用于没有可能痊愈或明显缓解的疾病，如糖尿病、高血压等持续患病的疾病。

$$复发率 = \frac{复发的病人数}{接受观察的病人数} \times 100\%（/观察时间） \qquad\qquad 式（9-5）$$

**4. 致残率**（disability rate）　是指肢体或器官功能丧失者占所有观察病人的比例。该指标用于具有致残作用疾病的预后评估，如糖尿病、高血压、脑卒中等。

$$致残率 = \frac{致残病人数}{接受观察的病人数} \times 100\%（/观察时间） \qquad\qquad 式（9-6）$$

**5. 病死率**　请参见第二章。

## 二、生存率及其相关指标

**1. 生存概率**（probability of survival）　表示某时段开始时存活的个体到该时段结束时仍存活的可能性。

$$生存概率（P_i）= \frac{活满该时段\,i\,的人数}{某时段\,i\,开始的人数} \times 100\% \qquad\qquad 式（9-7）$$

**2. 生存率**（survival rate）　是指观察对象经历 $t_i$ 各时段后仍然存活的可能性。生存率随时间 $t$ 的延长而降低，是时间 $t$ 的函数，故也称为生存函数 $[S(t)]$、累积生存率。生存率又分为无病生存率和无进展生存率。

无删失数据时，可直接用下面公式计算：

$$S_{(t_k)} = \frac{时刻\,t_k\,尚存活的病人数}{接受观察的病人数} \times 100\% \qquad\qquad 式（9-8）$$

有删失数据时，须分时段计算生存概率，各时段生存概率累积乘积的生存率计算公式为：

$$S_{(t_k)} = P_1 \cdot P_2 \cdots P_k = S_{(t_{k-1})} \cdot P_k \qquad\qquad 式（9-9）$$

式中 $P_i（i=1,2,\cdots k）$ 为各时段的生存概率。

（1）无病生存率（disease-free survival rate，DFS）：指疾病经过治疗达到临床缓解后，未出现临床疾病复发或死亡的病人占所有临床缓解病人的比例。常用于癌症结局的评价。

（2）无进展生存率（progression-free survival rate，PFS）：指疾病经过治疗达到病情稳定后，没有临床疾病进展或死亡的病人占所有临床稳定病人的比例。常用于癌症结局的评价。

**3. 生存曲线**（survival curve）　是以观察时间为横坐标，生存率为纵坐标，将各个时点的生存率在坐标系上连接在一起的曲线图，用以描述生存过程。

单纯用生存率来表示预后传递的信息非常少，有时相同的生存率，预后结果内涵差异却非常大。生存曲线能反映生存率5年间的变化，如图9-1所示，4种情况5年生存率虽同为10%，但生存曲线却有明显差异。生存率曲线分析可获得疾病过程中任何时刻的生存率，提供许多有价值的信息。样本量小时，则生存率曲线呈阶梯形；样本量大时，可呈光滑曲线。

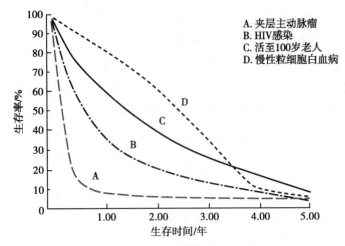

图 9-1　四种不同人群的生存曲线模式图

A. 显示夹层动脉瘤病人早期病死率极高,但若经历数月后仍能存活,则
其以后死亡危险的可能性很小;B. 显示 HIV 阳性发展为 AIDS 的病人在
5 年内每年均有死亡者;C. 显示一般人群活到百岁后的 5 年生存情况;
D. 显示慢性粒细胞白血病病人确诊后 1~2 年内其生存情况受影响不
大,但以后死亡危险增高,以至于到第 5 年时病人绝大多数已死亡。

4. 期望(平均)生存时间(expected average survival time)　研究对象从观察起点时全部存活(生存概率取值为 1)到无限制时间的生存概率全部为 0 时预期(平均)生存的时间,通常用生存曲线下面积来估计。在实际临床研究中通常用受限生存时间(restricted mean survival time,RMS time)来表示,其描述的是纳入研究的病人在随访 $t$ 时间段内的平均生存时间,为起始点直至预定时间的生存曲线下面积。

5. 中位生存时间(median survival time)　指生存率为 50% 时对应的生存时间。中位生存时间比平均生存时间更适合于描述偏态分布的群体生存时间的集中趋势。

(1) 中位无病生存时间(median disease-free survival time):当无病生存率为 50% 时所对应的生存时间。无病生存时间一般从疾病缓解之日、手术切除之日开始算起,到疾病复发或死亡为止。

(2) 中位无进展生存时间(median progression-free survival time):指从规定的随访起始点开始,直至疾病进展或死亡的中位时间。

### 三、健康相关生存质量

在评估疾病预后时,治愈率、病死率等客观指标难以反映病人的生存质量。如同样存活 2 年的两个病人,一个日常生活能够自理,而另一个却只能卧床 2 年,生活质量明显不同。这些客观指标没有考虑病人的主观感受,不符合新的健康观。

生存质量(quality of life,QOL)也常译成生命质量或生活质量。WHO 对于生存质量的定义是"生存质量是指个人处于自己的生存环境与文化和价值体系之下,对本身生存的一种自我感受,其与个人的生存目的、期望、标准及关注有关"。尽管不同个体对生存质量的定义和体会不同,不同文化背景和不同学科的观点也不尽相同,但以下几点是比较公认的:①生存质量是一个多维的概念,包括身体机能、心理功能、社会功能等多方面的情况;②生存质量是主观的评价指标(主观体验),应由被测者自己评价;③生存质量是有文化依赖性的,必须建立在一定的文化价值体系下。

在临床医学研究中,生存质量结合了健康和生存质量两方面的含义,特指与健康有关的生命质量,通常称为"健康相关生存质量"。健康相关生存质量常用量表进行评定。根据其适用范围可分为普适性量表和疾病专用量表。不同的疾病有不同的量表,主要包括生理功能、心理功能、社会功能和对健康状况的总体感受等方面。①普适性量表适用于评价普通人群的总体健康状态,并不针对某一种疾病病人,测评的目的也不在于评价治疗的效果,常用于普通人群健康水平的调查和卫生服务评价。如医学结局研究(Medical Outcomes Study,MOS)、36条健康调查简表(36-Item Short Form Health Survey,SF-36)、世界卫生组织生存质量测定量表等。②疾病专用量表的测评对象是病人或特定人群,可以解决敏感性问题和不同疾病的症状或治疗的特异性问题,常用于疾病治疗或预防干预措施的效果评价等。如欧洲癌症治疗研究组织(EORTC)量表、艾滋病病人生存质量量表、糖尿病病人生存质量量表等。

## 四、病情变化指标

在预后评价中,除了上述结局事件发生率、生存质量,也常用疾病特征定量测量值来反映病情的变化。如血压、血糖、血脂的变化,肿瘤大小的改变,动脉斑块面积及厚度的变化等。

## 第四节 | 生存分析

### 一、概述

预后研究的资料分析依据其所采用的研究方法,详见相关章节。作为预后研究中最常见的研究方法,队列研究的分析指标包括发病率相关指标及效应指标,如相对危险度等。但这类指标未考虑暴露导致结局所需的时间,因此需要在结局变量中引入结局发生所需的时间,分析暴露因素对结局发生的风险及其发生的时间两个变量的影响,即为生存分析(survival analysis)。生存分析包括:①描述生存过程,描述生存时间的分布特点,分析不同观察时间的生存率,绘制生存曲线等;②生存过程比较,可通过生存率及其标准误对各样本的生存率进行比较,可以进行两组或多组生存曲线的比较,也就是对其生存过程的比较。如比较不同治疗方法对某病生存率的影响,以探索何种治疗方法效果较好。生存分析的相关基本概念如下。

1. **生存时间**(survival time) 广义的生存时间是指某事件从起始到终止所经历的时间跨度;狭义的生存时间是指某种疾病从发生到病人死亡所经历的时间跨度。

2. **终点事件**(end event) 即结局,是指反映预后特征的事件,又称死亡事件、失效事件。终点事件根据研究目的而确定,须有明确的定义。

3. **截尾**(censored) 也称删失,是指在随访的过程中,由于某种原因未能观察到病人的终点事件,不知道该病人确切的生存时间,但提示该病人至少在已经观察的时间内没有出现结局(死亡等),其真实的生存时间只能长于观察到的时间。产生截尾的原因如下。

(1)失访:由于搬迁、变更联系方式等原因而失去联系。

(2)退出:中途退出研究或死于其他与研究无关的原因,而未观察到预期的终点事件。

(3)终止:生存期超过了研究终止期。

### 二、生存分析方法

常用方法有寿命表法(life table method)、乘积极限法(Kaplan-Meier法)和Cox回归分析。三种方法均可计算各时段的总体生存或死亡概率、中位生存期,绘制生存函数曲线。比较组间生存曲线的差异可采用log-rank检验。寿命表法适合于大样本的研究;Kaplan-Meier法可分析小样本和大样本的单因素研究;Cox回归适合于较大样本的多因素对生存时间及生存(或死亡)率影响的研究,估计生存或死亡风险比(hazard ratio,$HR$)。鉴于Cox回归分析方法较为复杂,本章不作详细介绍。

1. **寿命表法** 当样本量较大,按生存资料的生存时间区段进行分组时,可用寿命表法进行生存分析。首先求出病人在各时期的生存概率,然后将各时期的生存概率相乘,即可得到自观察开始到各时点的生存率。也可分析活到某一年时,再活过下一年的生存率。寿命表资料包括每一随访时区内的起始人数、结局事件发生数和删失数。根据这些资料计算结局事件或生存的发生概率以及生存率。

在用寿命表法时,在某间期内无死亡或结局事件发生,则生存率为1;若间期内可能有死亡,该期间内的生存概率用存活数与有死亡危险的人数之比来计算,再将各年的生存概率相乘,即可得出其活过各年的累积生存率。下面以227例结直肠癌术后病人预后资料为例,说明寿命表法计算生存率的过程(表9-1)。

表9-1 寿命表法计算227例结直肠癌病人术后累积生存率

| 术后年数/年 $x$ (1) | 期内删失人数 $W_x$ (2) | 期内死亡人数 $d_x$ (3) | 期初观察人数 $N_x$ (4) | 校正观察人数 $N'_x$ (5) | 期间死亡概率 $q_x$ (6) | 期间生存概率 $P_x$ (7) | $(x+1)$ 年累积生存率 $_nP_x$ (8) | 生存率的标准误 $S_{nPx}$ (9) |
|---|---|---|---|---|---|---|---|---|
| 0～ | 2 | 14 | 227 | 219 | 0.064 | 0.936 | 0.936 | 0.017 |
| 1～ | 3 | 16 | 211 | 201.5 | 0.079 | 0.921 | 0.862 | 0.023 |
| 2～ | 3 | 11 | 192 | 185 | 0.059 | 0.941 | 0.811 | 0.027 |
| 3～ | 7 | 19 | 178 | 165 | 0.115 | 0.885 | 0.717 | 0.031 |
| 4～ | 7 | 15 | 152 | 141 | 0.106 | 0.894 | 0.641 | 0.033 |
| 5～ | 7 | 12 | 130 | 120.5 | 0.100 | 0.900 | 0.577 | 0.035 |
| 6～ | 69 | 5 | 111 | 74 | 0.068 | 0.932 | 0.538 | 0.037 |
| 7～ | 1 | 2 | 37 | 35.5 | 0.056 | 0.944 | 0.508 | 0.040 |
| 8～ | 18 | 3 | 34 | 23.5 | 0.128 | 0.872 | 0.443 | 0.050 |
| 9～ | 13 | 0 | 13 | 6.5 | 0.000 | 1.000 | 0.443 | 0.050 |

表中,$N'_x$ 为校正观察人数,$N'_x = N_x - 1/2(W_x + d_x)$      式(9-10)

$q_x$ 为期间死亡概率,$q_x = d_x/N'_x$      式(9-11)

$P_x$ 为期间生存概率,指活过 $x$ 年的可能性,$P_x = 1 - q_x$,      式(9-12)

$_nP_x$ 为($x+1$)年累积生存率,是将各个期间生存率相乘而得:

$$_nP_x = {_1}P_x \times {_1}P_{x+1} \times {_1}P_{x+2} \times \cdots \times {_1}P_{x+n-1}$$      式(9-13)

依据表9-1数据,若将第 $x$ 年开始再存活 $n$ 年的生存概率记作 $P_x$。从治疗后第 $x+1$ 年开始活满 $n$ 年的累积生存率为 $_nP_x$,即 $n$ 年生存率为:

$$_nP_x = {_1}P_0 \times {_1}P_1 \times {_1}P_2 \times \cdots \times {_1}P_{n-1}$$

术后活满1年的累积生存率:$_1P_0 = 0.936$

术后活满2年的累积生存率:$_2P_0 = {_1}P_0 \times {_1}P_1 = 0.936 \times 0.921 = 0.862$

以此类推。生存率的标准误按下式计算:

$$S_{n^{p_x}} = {_n}P_x \sqrt{\frac{q_x}{P_x N'_x} + \frac{q_{x+1}}{P_{x+1} N'_{x+1}} + \frac{q_{x+2}}{P_{x+2} N'_{x+2}} + \cdots + \frac{q_{x+n-1}}{P_{x+n-1} N'_{x+n-1}}}$$      式(9-14)

如3年累积生存率的标准误为:

$$S_{3^{p_0}} = 0.811 \times \sqrt{\frac{0.064}{0.936 \times 219} + \frac{0.079}{0.921 \times 201.5} + \frac{0.059}{0.941 \times 185}} = 0.027$$

以生存时间(年)为横坐标,累积生存率(%)为纵坐标作图,绘制生存率曲线见图9-2。

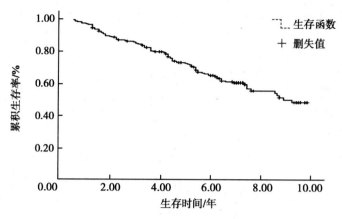

图 9-2　227 例结直肠癌术后病人寿命表法生存曲线图

**2. Kaplan-Meier 法**　是利用概率乘法定理计算生存率,故又称乘积极限法(product-limit estimate)。该方法是由 Edward L. Kaplan 和 Paul Meier 于 1958 年提出,故称为 Kaplan-Meier 法。适用于小样本或大样本未分组资料生存分析。该方法是一种非参数方法。Kaplan-Meier 曲线是以时间 $t$ 为横坐标,以生存率 $P$ 为纵坐标,表示时间与生存关系的函数曲线,可对某一病人任意时刻的生存率作出估计。

该方法计算生存率的步骤如下。

(1)将各观察对象的生存时间($t_i$)由小到大排序,若完全数据与删失数据相同者,删失数据排后。

(2)列出各时间区间(相邻两组生存时间,$t_i$,$t_{i+1}$)、结局事件(如死亡)数($d_i$)与删失人数($c_i$)。

(3)计算每一时刻 $t_i$ 之前的生存人数,即该期初始人数 $n_i$。

(4)计算各时间区段上的死亡概率 $Q_i$ 与生存概率 $P_i$。

(5)计算到时刻 $t_i$ 之时的(累积)生存率 $S_{(t_i)}$。

$$S_{(t_i)} = P_1 \cdot P_2 \cdots P_i$$

根据以上步骤,对上述结直肠癌术后生存资料采用 Kaplan-Meier 法的累积生存结果见表 9-2。

表 9-2　Kaplan-Meier 法计算 227 例结直肠癌病人生存率

| 生存时间/年 ($t_i$) | 每期起始人数 ($n_i$) | 删失人数 ($c_i$) | 结局事件数 ($d_i$) | 结局事件发生概率 ($Q_i = d_i/n_i$) | 生存概率 ($P_i = 1 - Q_i$) | 累积生存率 $S_{(t)}$ |
|---|---|---|---|---|---|---|
| 0～ | 227 | 2 | 14 | 0.062 | 0.938 | 0.938 |
| 1～ | 211 | 3 | 16 | 0.076 | 0.924 | 0.867 |
| 2～ | 192 | 3 | 11 | 0.057 | 0.943 | 0.817 |
| 3～ | 178 | 7 | 19 | 0.107 | 0.893 | 0.730 |
| 4～ | 152 | 7 | 15 | 0.099 | 0.901 | 0.658 |
| 5～ | 130 | 7 | 12 | 0.092 | 0.908 | 0.597 |
| 6～ | 111 | 69 | 5 | 0.045 | 0.955 | 0.570 |
| 7～ | 37 | 1 | 2 | 0.054 | 0.946 | 0.539 |
| 8～ | 34 | 18 | 3 | 0.088 | 0.912 | 0.492 |
| 9～ | 13 | 13 | 0 | 0.000 | 1.000 | 0.492 |

生存曲线如图 9-3。

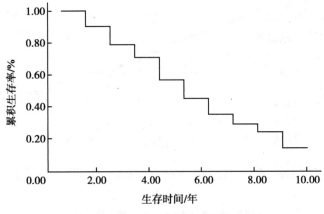

图 9-3　Kaplan-Merier 法生存曲线

**3. 生存曲线的比较**　对于分组资料的生存曲线,可以采用时序检验(log-rank 检验)进行统计学差异性检验。

$$\chi^2 = \sum \frac{(A-T)^2}{T}, \text{自由度 } \nu = \text{组数} -1 \qquad \text{式(9-15)}$$

式中 $A$ 为观察的结局事件实际发生数, $T$ 为结局事件理论(期望)数。

上述结直肠癌术后生存资料,将全部 227 例结直肠癌病人按照风险评分,分成高风险组和低风险组来说明 log-rank 检验计算步骤:

(1)将高、低风险组的两组资料排序: $n_{1i}$、$n_{2i}$ 分别表示两组观察的病人数; $N_i = n_{1i} + n_{2i}$ 为合并的病人总数[见表 9-3 中(2)、(6)和(10)];在 $d_{1i}$、$d_{2i}$、$D_i$ 分别表示两组及合并的死亡数[表中(3)、(7)和(11)]; $c_{1i}$、$c_{2i}$ 分别表示各组的截尾数[表中(4)和(8)]。

表 9-3　高风险组与低风险组结直肠癌病人 log-rank 检验计算表

| 时间/年 $t_i$ (1) | 高风险组 | | | | 低风险组 | | | | 合计 | |
|---|---|---|---|---|---|---|---|---|---|---|
| | $n_{1i}$ (2) | $d_{1i}$ (3) | $c_{1i}$ (4) | $T_{1i}$ (5) | $n_{2i}$ (6) | $d_{2i}$ (7) | $c_{2i}$ (8) | $T_{2i}$ (9) | $N_i$ (10) | $D_i$ (11) |
| 0~ | 114 | 11 | 1 | 5.524 | 113 | 3 | 1 | 1.493 | 227 | 14 |
| 1~ | 102 | 11 | 0 | 5.318 | 109 | 5 | 3 | 2.583 | 211 | 16 |
| 2~ | 91 | 7 | 0 | 3.318 | 101 | 4 | 3 | 2.104 | 192 | 11 |
| 3~ | 84 | 11 | 2 | 5.191 | 94 | 8 | 5 | 4.225 | 178 | 19 |
| 4~ | 71 | 10 | 2 | 4.671 | 81 | 5 | 5 | 2.664 | 152 | 15 |
| 5~ | 59 | 6 | 4 | 2.723 | 71 | 6 | 3 | 3.277 | 130 | 12 |
| 6~ | 49 | 3 | 33 | 1.324 | 62 | 2 | 36 | 1.117 | 111 | 5 |
| 7~ | 13 | 0 | 1 | 0.000 | 24 | 2 | 0 | 1.297 | 37 | 2 |
| 8~ | 12 | 2 | 7 | 0.706 | 22 | 1 | 11 | 0.647 | 34 | 3 |
| 9~ | 3 | 0 | 3 | 0.000 | 10 | 0 | 10 | 0.000 | 13 | 0 |
| 合计 | 114 | 61 | 53 | 30.634 | 113 | 36 | 77 | 17.921 | 227 | 97 |

(2)计算各时区每组的结局事件理论数

$$T_{1j} = \frac{d_{1i} \times n_{1i}}{N_i}, \quad T_{2j} = \frac{d_{2i} \times n_{2i}}{N_i} \qquad \text{式(9-16)}$$

（3）计算各组的理论数之和：分别求各组的理论数之和[第（5）、（9）栏]，高风险组为 30.634，低风险组为 17.921。两组实际结局数之和分别为 61 和 36。

（4）按上述公式（9-15），计算 $\chi^2$ 值

$$\chi^2 = \frac{(61-30.634)^2}{30.634} + \frac{(36-17.921)^2}{17.921} = 48.338, 自由度~v=2-1=1$$

$\chi^2$ 值为 48.338，＞3.84，$P<0.001$，可以认为高风险组和低风险组病人的生存曲线存在显著的统计学差异，生存曲线的 log-rank 检验结果如图 9-4。

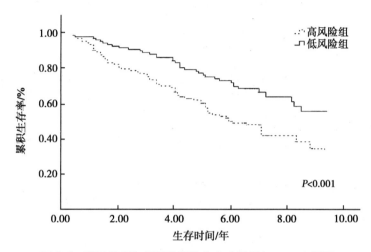

图 9-4　高风险组与低风险组的生存曲线及 log-rank 检验

## 第五节 ｜ 偏倚及控制

预后研究的偏倚与选择的研究方法有关，包括选择偏倚（如入院率偏倚、志愿者偏倚、无应答偏倚、失访偏倚等），信息偏倚（如回忆偏倚、报告偏倚、观察者偏倚、研究工具导致的偏倚等）和混杂偏倚等。具体偏倚及控制请参见相关章节。除此之外，预后研究有其相对特有的常见偏倚及其相应的控制方法。

1. **零点偏倚**（zero bias）　零点是指疾病随访的起点。在预后研究中，即使随访的起点统一为疾病诊断或病人住院后某个时间点，但由于个体在诊断或入院时所处的疾病阶段不同，导致不同组别的研究对象预后不同。这种由于随访时病人所处的零点（起点）的疾病阶段不同导致的偏倚称为零点偏倚。控制这类偏倚，应尽可能统一起点所处的疾病阶段，可以采用限制的方法，即招募起点时疾病分期等相同的病人，或者对于起点较早的病人，到达规定的起点之前的时间不计入观察时间之内。如研究蛋白质摄入量与高血压肾病并发症发生的关系，如果蛋白质摄入量低的组高血压三级的病人多，而摄入量高的组高血压一级的病人多，由于高血压三级的病人通常发生并发症的风险较高，这样可能因为疾病所处阶段不一致而低估蛋白质摄入量与高血压肾病之间的正向关联。

2. **集合偏倚**（assembly bias）　也称为分组偏倚、集中性偏倚。由于不同地区、不同级别或规模的医院收治的病人在病情、临床类型及病程上可能存在较大差异，如通常大医院的病例病情较重，病程更靠近疾病的末期；不同医院收治的病人其社会经济状况也可能存在差异，在治疗措施与效果上也存在不同。将不同地区或不同级别与规模医院的病例集合成观察的样本进行随访，如果研究对象的分组与样本来源存在关联，就会影响两组预后比较的真实性。这种因不同来源病例集合造成的偏倚称为集合偏倚，属于选择偏倚。控制集合偏倚的主要方法包括选择病例时尽量采用不同地区不同级别医院的病例，为了提高代表性，最好是招募在某一时间区段所有符合条件的病例或其随机抽样样本，

另外要避免研究的预后因素与入院机会有关。

3. **存活队列偏倚**（survival cohort bias）　是指从医院收集病例组成队列进行预后研究时，由于收集的队列不是起始队列（inception cohort），而可供研究的病例都是从该病病程中某一时点进入队列的，且都是存活的病例，故称存活队列偏倚。那些未入院而失访的病例的信息丢失，会造成预后判断的不正确。如采用起始队列进行研究，队列200例，随访结果时，预后良好的100例，预后不佳的100例，各占50%；如某医院可供研究的病例组成队列，共150例病人进入队列，其中预后良好的100例，预后不佳的50例。可见，同一问题因为形成队列不同，结果不同。存活队列偏倚实际上也是集合偏倚的一种特殊类型。

（赵亚双）

# 第十章 | 传染病流行病学

传染病流行病学（infectious disease epidemiology）是研究人群中传染病发生、发展和分布规律及其影响因素，借以制订和评价预防、控制和消灭传染病的对策与措施的学科，是现代流行病学发展的起源和重要分支。数千年来，在与麻疹、肺结核、鼠疫、霍乱等传染病的长期斗争中，人类不断地探索传染病的病因和发生规律，传染病流行病学应运而生。

## 第一节 | 传染病流行概况

### 一、全球传染病流行概况

传染病曾经是严重危害人类健康和生命的主要疾病，天花、鼠疫、霍乱和流感等传染病给人类造成了巨大的灾难。20世纪50年代以来，随着社会经济、科学技术的发展和疾病防制工作的进步，全球大多数国家传染病的发病率和死亡率显著下降，传染病已不是引起人类死亡的首要疾病，历史上曾经猖獗一时的多数传染病得到有效控制。1980年人类成功消灭了天花；1988年启动全球消灭脊髓灰质炎行动以来，病例减少了99.9%，大多数国家已实现了无脊髓灰质炎目标；全球消除麻疹行动也取得显著进展。但是，感染性腹泻、流感、病毒性肝炎、艾滋病、结核病等传染病发病率依然居高不下。2019年，下呼吸道感染和腹泻位列全人类伤残调整寿命年（disability-adjusted life year，DALY）前10大主要原因；结核病、HIV感染/艾滋病、腹泻病、下呼吸道感染等仍是全球青少年的常见病；在10岁以下儿童中，下呼吸道感染、腹泻病、疟疾、脑膜炎、百日咳和先天性梅毒位列DALY的前10大原因；在发展中国家5岁以下儿童中，急性呼吸道感染、腹泻和疟疾是导致死亡的最主要原因。

鼠疫、霍乱、登革热等曾经被控制的传染性疾病又再出现流行（再发传染病），以及新发传染病（emerging infectious diseases）的不断涌现对公众健康产生了重大威胁。30多年来，世界上出现了25种过去从未认识的传染病（表10-1）。新发传染病传播范围广、传播速度快、社会危害大，已经成为全球公共卫生研究的重点和热点领域。

### 二、我国传染病流行概况

1. **我国传染病流行的总趋势** 随着社会进步和医学科学的迅速发展，我国传染病的预防和控制取得了辉煌成就。传染病的总发病率、死亡率均显著下降，全国甲、乙类传染病报告发病率从1970年的7 000/10万下降至2021年的190/10万左右，死亡率也从50/10万下降至1.57/10万左右；大多数传染病的病死率亦明显下降；成功控制了脊髓灰质炎、丝虫病、新生儿破伤风、疟疾、鼠疫等传染病的流行；不同传播途径的传染病发病率发生改变，血源及性传播传染病发病率呈持续上升趋势。

2. **传染病流行形势依然严峻** 2015—2019年期间，在乙类传染病中，报告发病数居前5位的病种依次为病毒性肝炎、肺结核、梅毒、淋病、细菌性和阿米巴性痢疾，占乙类传染病报告发病总数91%以上；报告死亡数居前5位的病种依次为艾滋病、肺结核、病毒性肝炎、狂犬病和人感染H7N9禽流感，占乙类传染病报告死亡总数98%以上。在丙类传染病中，报告发病数居前5位的病种依次为手足口病、其他感染性腹泻病、流行性感冒、流行性腮腺炎和急性出血性结膜炎，占丙类传染病报告发病总数

表 10-1　全球 1989—2023 年新发传染病汇总

| 首现时间 | 病原名称 | 疾病名称 | 首现时间 | 病原名称 | 疾病名称 |
|---|---|---|---|---|---|
| 1989 | 丙型肝炎病毒 | 丙型肝炎 | 1997 | 输血后肝炎病毒 | 输血后肝炎 |
| 1990 | 瓜纳里托病毒 | 委内瑞拉出血热 | 1997 | 肠道病毒 71 型 | 脑炎、脑膜炎 |
| 1990 | 人疱疹病毒 7 型 | 发热皮疹和 CNS 感染 | 1999 | 尼帕病毒 | 脑炎、脑膜炎 |
| 1991 | 脑炎原虫 | 播散性疾病 | 1999 | 西尼罗河病毒 | 脑炎、脑膜炎 |
| 1992 | O139 群霍乱弧菌 | 新型霍乱 | 2001 | BT 型炭疽杆菌 | 炭疽 |
| 1992 | 汉赛巴通体 | 猫抓病 | 2003 | SARS 病毒 | 严重急性呼吸综合征 |
| 1993 | 辛诺柏病毒 | 急性呼吸窘迫综合征 | 2003 | 猴痘病毒 | 猴痘 |
| 1994 | 亨德拉病毒 | 呼吸性疾病 | 2009 | 甲型流感病毒 H1N1 | 甲型 H1N1 流行性感冒 |
| 1994 | 萨比亚病毒 | 巴西出血热 | 2012 | 中东呼吸综合征冠状病毒 | 中东冠状病毒呼吸综合征 |
| 1995 | 庚型肝炎病毒 | 庚型肝炎 | 2013 | 甲型流感病毒 H7N9 | 禽流感 |
| 1995 | 人疱疹病毒 8 型 | 卡波西肉瘤 | 2014 | 埃博拉病毒 | 埃博拉出血热 |
| 1996 | 朊病毒 | 新变异型克 - 雅病 | 2019 | 新型冠状病毒（SARS-CoV-2） | 新型冠状病毒感染 |
| 1997 | 甲型流感病毒 H5N1 | 禽流感 | | | |

99% 以上；报告死亡数居前 3 位的病种为流行性感冒、手足口病和其他感染性腹泻病，占丙类传染病报告死亡总数 99% 以上。

　　此外，新发和再发传染病的不断涌现给我国现有的公共卫生体系带来了严峻的挑战。在全球新发和再发传染病中，我国也陆续出现了由 SARS 病毒、甲型流感病毒 H7N9、中东呼吸综合征冠状病毒（MERS-CoV）、埃博拉病毒、寨卡病毒，以及新型冠状病毒等病原体引发的本土或输入性传染病，对人民健康和社会经济造成了巨大的损失。

# 第二节 ｜ 传染病的传染过程及感染谱

## 一、传染病流行的生物学基础

### （一）病原体

　　病原体（pathogen）是指能够引起宿主致病的各类微生物，包括细菌、立克次体、支原体、衣原体、病毒、真菌、寄生虫和朊粒等。反映病原体生物学特性的主要指标有感染力（infectivity）、致病力（pathogenicity）、毒力（virulence）和免疫原性（immunogenicity）。

　　1. **感染力**　指病原体侵入宿主体内生长、繁殖，导致宿主发生感染的能力，其常用的衡量标准是造成感染所需的病原微生物最小剂量。

　　2. **致病力**　指病原体侵入宿主后引起疾病的能力，通常以暴露者中发生临床疾病者的比例为测量指标。一般认为，致病力的大小取决于病原体在体内的繁殖速度、组织损伤的程度以及病原体能否产生特异性毒素。

　　3. **毒力**　指病原体所致疾病的严重程度，通常以重症病例比例或病死率为测量指标。

　　4. **免疫原性**　指感染发生后病原体诱导机体产生免疫反应的能力，该免疫反应能对相同或相似的病原体感染产生保护作用。

　　病原体可因环境条件或遗传因素的变化而发生变异，其感染力、致病力、毒力和免疫原性都可能发生变化。

### （二）宿主

宿主（host）指自然条件下能被具有传染性的病原体感染的人或动物。在流行病学中，根据传染病的传染过程，可将宿主分为自然宿主（natural host）和中间宿主（intermediate host）。

**1. 自然宿主**　指为病原体提供长期稳定寄生环境的生物。自然宿主可以为病原体提供营养和保护，但不会因感染病原体而致病。

**2. 中间宿主**　指天然不携带某种病原体，但是可以被自然宿主携带的病原体感染，并可以向其他物种传播病原体的宿主。

## 二、传染过程

传染过程（infectious process）是指病原体进入机体后，与机体相互作用的过程，即传染病发生、发展直至结束的整个过程。传染过程是在个体中发生的纯生物学现象。宿主接触病原体后，可以表现为程度不同的反应，包括未发生感染、隐性感染、轻型感染、中型感染、重型感染和病死等。所以，传染过程不一定都导致传染病。

## 三、感染谱

感染谱（spectrum of infection）是反映宿主机体对病原体传染过程反应轻重程度的指标。不同的传染病有不同的感染谱，可概括为3类。

**1. 以隐性感染为主**　此类传染病隐性感染者所占比例很大，临床上表现出典型症状和体征的仅占极少部分，重症和致死性病例罕见。该感染状态在流行病学上称为冰山现象（iceberg phenomenon）。许多传染病以隐性感染为主，如结核、脊髓灰质炎等。

**2. 以显性感染为主**　此类传染过程绝大部分呈显性感染，有明显症状和体征，隐性感染只有小部分，极少数病人出现严重症状或死亡，如麻疹、水痘等。

**3. 以死亡为结局**　此类传染过程绝大部分感染者呈现严重临床症状，多数以死亡为结局，如狂犬病等。

显性感染为主的传染病通常根据临床表现即可诊断，便于疫情报告和传染源隔离；隐性感染为主的传染病通常须借助实验室检测方法才能发现，难以准确报告疫情和执行传染源隔离措施。

## 第三节 ｜ 传染病流行过程及影响因素

流行过程（epidemic process）是指传染病在人群中发生、蔓延和转归的过程，即病原体从感染者体内排出，经过一定的传播途径，侵入易感者机体而形成新的感染，并不断发生发展的过程。流行过程是群体现象，受自然和社会因素制约。传染源、传播途径和易感人群构成了流行过程的3个基本条件，即流行过程的3个基本环节。只有这3个环节同时存在并相互联系才能形成传染病的流行过程。

## 一、基本环节

### （一）传染源

传染源（source of infection）指体内有病原体生长、繁殖，并能排出病原体的人和动物，包括传染病病人、病原携带者和受感染的动物。

**1. 传染病病人**　传染病病人体内存在大量的病原体，其某些症状又有利于病原体向外扩散，如呼吸道传染病的咳嗽、肠道传染病的腹泻等均可排出大量病原体，是重要的传染源。特别是一些一旦感染即可发病的传染病，如麻疹、天花、水痘等，病人是其唯一的传染源。传染病的病程一般分为潜伏期、临床症状期和恢复期。

（1）潜伏期（incubation period）：指病原体侵入机体至最早出现临床症状的这段时间。不同的传染病潜伏期长短不一，短至数小时，长至数月甚至数年。即使是同一种传染病，其潜伏期也不尽相同，但大多数局限于一定范围。潜伏期长短受病原体侵入的途径、数量、毒力、繁殖能力及机体状态等诸多因素影响。

潜伏期的流行病学意义及用途为：①根据潜伏期可判断病人受感染的时间，以追踪传染源，寻找传播途径；②确定接触者的留验、检疫或医学观察期限，一般以平均潜伏期增加 1～2 天为准，危害严重的传染病可按最长潜伏期予以留验；③确定免疫接种时间；④评价预防措施的效果；⑤潜伏期长短可影响传染病的流行特征，一般潜伏期短的传染病常呈现暴发，而潜伏期长的传染病流行持续时间可能较长。

（2）临床症状期（clinical stage）：是指出现该病的特异症状和体征的时期。此期病人体内病原体数量多，又存在利于病原体排出的症状。虽然不少病人住院隔离，但也难以杜绝向外传播的可能，如隔离条件不好或亲友到医院探视均可导致疾病传播。故此期病人作为传染源的意义最大。

（3）恢复期（convalescent period）：是指病人的临床症状消失，机体遭受的各种损害逐渐恢复到正常状态的时期。此阶段病人免疫力开始恢复，体内病原体被清除，一般不再起传染源作用。但有些传染病病人在恢复期仍可排出病原体，如乙型肝炎、痢疾、伤寒、白喉等。有些传染病病人排出病原体的时间很长，甚至可持续终身，如部分伤寒病人可成为慢性带菌者。

病人排出病原体的整个时期称为传染期（communicable period）。传染期的长短须根据病原学检查和流行病学调查确定。传染期是确定传染病病人隔离期限的重要依据。传染期在一定程度上影响疾病流行特征。传染期短的疾病，续发病例成簇发生，持续时间较短；传染期长的疾病，续发病例陆续出现，持续时间较长。

根据临床表现常将病人分为典型和不典型两类，典型病人是重要的传染源。不典型或轻型病人由于症状、体征不典型，不易被发现；且病情一般较轻，活动范围较大，可自由出入公共场所，不易引起人们的警惕和防范，因此作为传染源的意义不可忽视。

**2. 病原携带者**（carrier）　指没有任何临床症状而能排出病原体的人。带菌者、带病毒者和带虫者统称为病原携带者，按其携带状态和临床分期分为以下 3 类。

（1）潜伏期病原携带者（incubatory carrier）：指在潜伏期内携带病原体的人。只有少数传染病存在这种病原携带者，如麻疹、白喉、痢疾和霍乱等。这类携带者多数在潜伏期末排出病原体。

（2）恢复期病原携带者（convalescent carrier）：指在临床症状消失后仍能排出病原体的人。部分传染病可有这种病原携带现象，如伤寒、霍乱、白喉、流行性脑脊髓膜炎、乙型肝炎等。一般情况下，恢复期病原携带状态持续时间较短，但也有少数人持续时间较长，个别人甚至可延续终身。临床症状消失后，3 个月内仍有病原体排出的人称为暂时病原携带者（transitory carrier），超过 3 个月的称为慢性病原携带者（chronic carrier）。慢性病原携带者往往呈现间歇排出病原体现象，因此必须反复多次检查，至少连续 3 次阴性才可认为病原携带状态已经解除。如对这类携带者管理不善，往往可引起疾病暴发或流行。

（3）无症状病原携带者（asymptomatic carrier）：指不表现出临床症状，却能排出病原体的人。这类携带者在整个感染过程中无症状，只能由实验室检查证实。一般认为无症状病原携带者排出病原体数量较少，时间较短，其流行病学意义不大。一些隐性感染为主的传染病，如流行性脑脊髓膜炎、乙型肝炎等，无症状病原携带者为数众多，则是非常重要的传染源。

病原携带者作为传染源的意义取决于携带者类型、排出病原体的数量和持续时间、病原携带者的职业、个人卫生习惯及社会活动范围等。1927 年，在加拿大蒙特利尔发生的经牛奶传播的伤寒暴发，就是由一位在奶场工作的病原携带者引起的，共出现 5 000 例伤寒病人。在饮食服务行业、托幼机构及集中式供水的自来水厂工作的病原携带者对他人的威胁极大，应对这些单位的工作人员定期进行病原学检查与病后随访。

**3. 受感染的动物**　可以在脊椎动物和人类之间自然传播的传染病即人兽共患病（zoonosis）。作为传染源的动物种类繁多，其中以鼠类等啮齿类动物最为重要，与其有关的主要疾病有 20 余种，如鼠疫、钩端螺旋体病、土拉杆菌病、肾综合征出血热、多种立克次体病等。其次是家畜与家养动物，包括牛、羊、马、骆驼、猪、狗、猫等，与其有关的疾病有布鲁氏菌病、狂犬病、炭疽、流行性乙型脑炎、结核病、弓形虫病等。鸟类与家禽是鹦鹉热的主要传染源，也可携带多种脑炎病毒、沙门菌、空肠弯曲菌等。鱼类可携带肝吸虫。蝙蝠及两栖类动物有时也可成为传染源。

动物作为传染源的危害程度取决于易感者与受感染动物接触的机会和密切程度、受感染动物的种类和数量、是否存在适宜该病传播的条件，以及人们的卫生知识水平和生活习惯等。

### （二）传播途径

传播机制（mechanism of transmission）是指病原体从一个宿主转移到另一个宿主的过程，即病原体更换宿主的过程，包括病原体自宿主机体排出、停留在外界环境中和侵入新的易感者。传播途径（route of transmission）是指病原体更换宿主时在外环境中所经历的途径，即病原体由传染源排出，侵入另一易感宿主所经过的途径。传播媒介或传播因素是指病原体停留和转移所依附的各种媒介物。

**1. 经空气传播**　经空气传播（air-borne transmission）是呼吸系统传染病的主要传播途径，包括下列 3 种方式。

（1）飞沫传播（droplet transmission）：是指病人喷出含有病原体的飞沫直接被他人吸入而引起感染。由于飞沫在空气中停留时间短，因而只能传播给周围的密切接触者。对外环境抵抗力较弱的病原体（如脑膜炎双球菌、流行性感冒病毒、百日咳鲍特菌等）引起的疾病，通常经此方式传播。

（2）飞沫核传播（droplet nucleus transmission）：飞沫在空气中失去水分后由剩下的蛋白质和病原体形成飞沫核。飞沫核可以气溶胶的形式飘浮至远处，在空气中悬浮时间较长。吸入带病原体的飞沫核引起感染，称为飞沫核传播。白喉、结核等耐干燥的病原体可通过飞沫核传播。

（3）尘埃传播（dust transmission）：含有病原体的分泌物以较大的飞沫散落在地上，干燥后成为尘埃，落在衣服、床单、手帕或地板上，整理衣物或清扫地面时，带有病原体的尘埃飞扬，易感者吸入后被感染。凡对外界抵抗力较强的病原体，如结核分枝杆菌和炭疽杆菌芽胞，均可通过尘埃传播。

经空气传播的传染病的流行特征为：①传播广泛，发病率高；②冬春季节高发；③儿童和老年人多见；④在未经免疫预防的人群中，发病可呈现周期性升高；⑤居住拥挤和人口密度大的地区高发。

**2. 经水传播**　许多肠道传染病及某些人兽共患病和寄生虫病均可经水传播（water-borne transmission），包括经饮用水传播和经疫水传播。

（1）经饮用水传播：饮用水水源、输水管道和储水装置被污染，可致经饮用水传播疾病发生与流行。其流行强度取决于病原体在水中的存活时间、水源被污染的程度和频率、被污染水源的性质和供水范围、饮用水管理水平及居民的卫生习惯等。

经饮用水传播传染病的流行特征为：①病例分布与供水范围一致，有饮用同一水源水的历史；②在水源经常受到污染处病例终年不断，发病呈地方性；③除哺乳期婴儿，发病无年龄、性别、职业差别；④停止使用污染的水源或采取消毒、净化措施后，暴发或流行即可平息。

（2）经疫水传播：接触含有病原体的疫水可致经疫水传播传染病（如钩端螺旋体病和血吸虫病等）的发生与流行。其流行强度取决于接触疫水的人群数量及人体与疫水接触的面积、次数和时间等。

经疫水传播的疾病，病原体主要是通过皮肤黏膜侵入体内。这种传染病有以下流行特征：①病人有接触疫水史，发病有职业差异，主要是接触疫水的职业；②呈现地方性或季节性特点，多见于水网地区、雨季和收获季节；③大量易感人群进入流行区，可呈暴发或流行；④对疫水采取措施或加强个人防护可控制疾病发生。

**3. 经食物传播**　所有肠道传染病、某些寄生虫病及个别呼吸道传染病（如结核病、白喉）可经食物传播（food-borne transmission）。经食物传播包括两类：一类是食物本身含有病原体，如有绦虫的牛肉、猪肉;患结核或布鲁氏菌病的乳牛所产的奶;毛蚶、蛤等贝类被污染而携带病原微生物。人类食用未充分加热消毒的上述食品,即可受到感染。另一类是食物被污染,食物在生产、加工、运输、贮存及销售等各个环节均可能被病人、病原携带者及鼠类、蝇类的排泄物等污染,引起传染病的发生和流行。

经食物传播传染病的流行特征:①病人有进食同一食物史,不食者不发病;②一次大量污染可致暴发;③病人一般潜伏期较短,临床症状较重;④当停供污染食物后,暴发即可很快平息。

**4. 经接触传播**　经接触传播(contact transmission)包括直接接触传播和间接接触传播。

(1)直接接触传播(direct contact transmission):指易感者直接与传染源接触,未经任何外界因素所致的传播,如性传播疾病、狂犬病、鼠咬热等传染病的传播。

(2)间接接触传播(indirect contact transmission):指易感者接触了被传染源污染的物品所造成的传播,亦称日常生活接触传播。被污染的手在间接接触传播中起着特别重要的作用。常见于肠道传染病,以及癣、疥疮等皮肤病。

经间接接触传播传染病的流行特征为:①一般呈现散发,可在家庭成员或同住者之间传播,可呈现家庭和同住者中病例聚集的现象;②无明显季节性;③传播速度一般较慢;④个人卫生习惯不良和卫生条件较差的地区发病较多;⑤改善公共卫生条件和个人卫生习惯可减少病例的发生。

**5. 经虫媒传播**　经虫媒传播(vector-borne transmission)是指经媒介昆虫机械携带或叮咬吸血所致的传播,包括机械性传播和生物性传播。

(1)机械性传播(mechanical transmission):病原体在非吸血节肢动物的体表和体内存活,不在其体内发育,只是机械携带。节肢动物通过接触、反吐和粪便排出病原体,污染食物或餐具,感染易感接触者。

(2)生物性传播(biological transmission):指病原体进入节肢动物机体后,在其肠道或体腔内经过发育、繁殖,才能感染易感者。其传播特点是病原体与节肢动物间存在生物学依存关系,并具有一定的特异性。如疟原虫只能在按蚊体内进行有性生殖。病原体在节肢动物体内必须经过一段时间繁殖或完成其生活周期中某一阶段才具有传染性,所需的这段时间称为外潜伏期。

经虫媒传播传染病的流行特征为:①地区性。病例分布与节肢动物分布一致。②季节性。发病率升高与节肢动物活动季节一致。③有明显的职业特点。如森林脑炎多见于伐木工等野外作业人员。④发病有年龄差别。老疫区发病者多集中在儿童,新迁入疫区的易感者不分老幼均易发病。⑤一般无人直接传人的情况。

**6. 经土壤传播**　经土壤传播(soil-borne transmission)是指易感人群接触被病原体污染的土壤所致的传播。如传染源的排泄物或分泌物可以直接或间接方式污染土壤,或因埋葬传染病死亡者和病畜尸体使土壤受到污染。土壤在蛔虫、钩虫、鞭虫等肠道寄生虫病的传播中具有特殊意义和作用。因为这些寄生虫的卵从宿主排出后,需要在土壤中发育一定阶段才具有感染新易感者的能力。此外,一些能形成芽胞的病原体,如炭疽杆菌、破伤风杆菌、产气荚膜梭菌污染土壤后,传染性可保持数十年之久。

经土壤传播疾病的意义大小取决于病原体在土壤中存活时间、人与土壤接触的机会、个人卫生习惯和劳动条件等。如赤脚下地劳动易感染钩虫病,皮肤有损伤者接触土壤可能发生破伤风和气性坏疽。

**7. 医源性传播**　医源性传播(iatrogenic transmission)是指在医疗、预防工作中,由于未能严格执行规章制度和操作规程,而人为地造成某些传染病的传播。其传播大体分为两种类型:一类是易感者在接受治疗、预防或检查措施时,由于所用器械受污染或消毒不严而引起的传播;另一类是由于输血或生物制品和药物受污染引起的传播,如艾滋病、乙型肝炎和丙型肝炎等。

**8. 垂直传播**　病原体在人与人之间相互传播统称为水平传播(horizontal transmission),病原体由母体传给子代的传播称为垂直传播(vertical transmission)或母婴传播,包括下列 3 种方式。

（1）经胎盘传播：指受感染的孕妇经胎盘血液将病原体传给胎儿。如风疹、乙型肝炎、流行性腮腺炎、麻疹、水痘、艾滋病、梅毒等均可经胎盘传播引起先天性感染。孕妇在怀孕早期患风疹,甚至可能导致胎儿畸形。

（2）上行性传播：指病原体从孕妇阴道经子宫颈口到达绒毛膜或胎盘引起胎儿感染。如单纯疱疹病毒、葡萄球菌、大肠埃希菌、链球菌、肺炎球菌及白念珠菌等感染均可经此途径传播。

（3）分娩时传播：指分娩过程中胎儿在通过严重感染的孕妇产道时所致的感染。如淋病奈瑟球菌、疱疹病毒均可经此方式传播。

### （三）人群易感性

人群易感性（herd susceptibility）是指人群作为一个整体对传染病的易感程度。人群易感性的高低取决于总人口中易感人口所占的比例,也与人群的一般健康状况有关。人群易感性高低与传染病的流行有密切关系。当免疫人口增加时,可大大降低传染病的发病率。这是因为具有免疫力的人除了免于发病,还对易感者起到屏障和保护作用。当人群中免疫人口达到足够比例时,传染病的流行即可终止。

**1. 人群易感性升高的主要因素**

（1）新生儿增加：出生后 6 个月以上的婴儿,由于从母体得到的抗体逐渐消失,而获得性免疫尚未形成,对许多传染病都易感。

（2）易感人口迁入：久居流行区的居民,因患病或隐性感染而获得免疫力,但是一旦大量非流行区居民进入,由于他们缺乏相应免疫力,可致人群易感性升高。

（3）免疫人口减少：人群免疫力可自然消退。病后（包括隐性感染）免疫或人工免疫水平随时间推移逐渐降低,以及免疫人口死亡时,人群易感性升高。

（4）病原体变异：病原体变异后,人群将普遍缺乏免疫力,导致人群易感性升高。

**2. 人群易感性降低的主要因素**

（1）预防接种：根据疫情监测和人群免疫状况,按规定的免疫程序对应免疫人群进行预防接种,可提高特异性免疫力,降低人群易感性。

（2）传染病流行：传染病流行之后,有相当数量的易感者因患病而获得免疫力,使人群免疫水平提高。

（3）隐性感染：隐性感染可增加免疫人口,降低人群易感性。但一般认为这种免疫不甚牢固。

## 二、流行过程评估

### （一）传染概率

传染概率（transmission probability）也叫传播概率,指易感者与传染源接触后,易感者被病原体感染的概率。传播概率取决于病原体的特性、传播方式、传染源与易感者的接触持续时间和强度、是否采取防护措施等。估计人群中的传染概率及其变动状况,对于理解传染过程和评价干预措施的效果具有重要意义。传染概率通常可使用续发率进行估计。

### （二）再生数

**1. 再生数**（reproductive number, $R$） 也称为繁殖数,是指在一个具有一定易感性的人群中,预计由单个典型感染个体引起的继发病例数量。再生数是传染病动力学中用于量化传染病传播潜能的主要指标,对了解传染病在人群中的流行状况和制订防控措施具有重要意义。

**2. 基本再生数**（basic reproductive number, $R_0$） 在没有外界介入,人群完全易感时,预计单个典型感染个体引起的继发病例数量。维持最低传播的 $R_0$ 的临界值是 1,若 $R_0<1$,即平均 1 个传染源在其传染期内不能继发传播 1 个新病例,预示传播趋向终止,不能形成暴发;若 $R_0>1$,则易感人群中可发生某病的暴发。

**3. 有效再生数**（effective reproductive number, $R_e$） 在传染病流行过程中,再生数受到人群易感

性、各类传染病防控措施等因素的影响而变化。某一特定时刻的再生数又称为有效再生数。

### (三) 流行曲线

流行曲线(epidemic curves)是表明病例发病时间分布的曲线图,可用来描述疾病暴发或流行的特征。流行曲线横坐标为时间尺度,纵坐标为病例数,把各单位时间内(小时、日、周、月或年)发生或死亡的病例数标记在相应的位置上,可构成直方图或线图。流行曲线能提供疾病的潜伏期、可疑暴露日期、暴发类型、发展趋势等有关疾病流行的信息。

### (四) 传染病统计预测

统计预测(statistical forecasting)是一种定量预测方法,是通过对大量的数据资料进行统计分析,以求得比较准确的预测结果的理论和方法。传染病的发生通常具有一定的流行规律,因此,通过统计预测方法探求其发生发展规律及影响因素,对制订预防策略和措施具有重大意义。目前,广泛运用的传染病统计预测方法包括传染病动力学模型、时间序列预测模型等。

**1. 传染病动力学模型**　传染病动力学模型是一种用于描述和分析传染病在人群中传播和演化过程的数学模型。仓室模型(compartmental model)是主要的传染病动力学模型之一,常见的仓室模型有 SI、SIS、SIR 和 SEIR 等模型。在仓室模型中,人群根据传播过程中的状态被分入不同的仓室中,通常由以下几个仓室组成:易感染个体(S)、传染性个体(I)、已康复并具有免疫力的个体(R)、潜伏期个体或称暴露个体(E)。模型模拟了不同人群之间的相互作用,不同状态之间转变的概率,最终使用微分方程描述传染病的流行曲线。

**2. 时间序列预测模型**　时间序列数据是按照时间排序的一组随机变量,其通常是在相等间隔的时间段内依照给定的采样率对某种潜在过程进行观测的结果。时间序列数据本质上反映的是某个或者某些随机变量随时间不断变化的趋势,而时间序列预测方法的核心就是从数据中挖掘出这种规律,并利用其对将来的数据作出估计。在季节、环境、人群易感性等因素作用下,一些地区传染病的流行情况在时间上具有一定的趋势或呈现周期性和季节性波动。通过时间序列预测模型能够从历史传染病数据中提取有关趋势、周期性、季节性信息,从而预测未来的传播趋势和传染病的演化,为公共卫生决策提供重要的参考依据。

## 三、疫源地

### (一) 疫源地的概念

疫源地(epidemic focus)是指传染源及其排出的病原体向周围传播所能波及的范围,即可能发生新病例或新感染的区域。疫源地是构成传染病流行过程的基本单位和必要环节。一系列相互联系的新旧疫源地相继发生的过程即构成传染病的流行过程。每个传染源可单独构成一个疫源地,一个疫源地内可同时存在一个以上传染源。一般把范围较小的疫源地或单个传染源所构成的疫源地称为疫点,如病人的家庭或其附近几户家庭。较大范围的疫源地或若干个疫源地连成片时称为疫区,如一个村或几个村、居委会或街道,甚至更大范围的区域。

形成疫源地的条件是有传染源、病原体能够持续传播、传播途径能够实现、周围人群易感。疫源地范围大小主要取决于传染源的活动范围、传播途径的特点和周围人群的免疫状态。如麻疹只能经飞沫传播,疫源地范围就小,仅限于病人的居室;疟疾的疫源地则较广,多以按蚊吸血后的飞行活动范围来划定。

### (二) 疫源地的存在形式

1. 当传染源存在时,其排出的病原体向周围播散,疫源地即存在。

2. 虽然传染源体内病原体被清除,或传染源被移走(住院、死亡、移至他处),但传染源周围物体上的病原体可以存活一段时间,疫源地依然存在。

3. 虽然已对传染源周围的物体进行了消毒,周围的易感者也没有再被感染的可能,但已暴露于传染源的易感者正处于潜伏期,疫源地也仍然存在。

## （三）疫源地被消灭的条件

1. 传染源被移走（如隔离、死亡）或不再排出病原体（治愈）。
2. 传染源散播在外环境中的病原体被彻底消灭。
3. 所有易感接触者经过该病最长潜伏期未出现新病例或被证明未受到感染。

只有同时具备以上 3 个条件时，针对疫源地的防疫措施方可结束。

## 四、影响因素

传染病的发生和流行过程受自然因素和社会因素的共同影响，其中社会因素的作用尤为重要，甚至是起决定性作用。

### （一）自然因素

自然因素包括地理、气候、土壤和动植物等，其对传染病流行过程的影响十分复杂，其中对流行过程影响最明显的是地理因素和气候因素。

地理、气候因素主要影响动物传染源，特别是野生动物。自然生态条件的改变迫使一些病媒动物迁移至人口密集地区，使人类接触到一些以往很少遇到的传染病虫媒和带病动物而受感染。全球性气候变暖有利于一些病原微生物的生长和繁殖，造成一些传染病发生地区的变化，扩大了传染病的分布范围。

地理、气候条件对传播途径影响更为明显。如媒介生物的地理分布、季节消长、活动能力，以及病原体在媒介昆虫体内的发育、繁殖等均受自然因素制约。因此，疟疾、流行性乙型脑炎等虫媒传染病的流行都有明显的地区和季节特点。

自然因素还能影响人们受感染的机会。如夏季气候炎热，人们多食生冷食物、瓜果、凉拌菜等，易发生肠道传染病；冬季寒冷，人们多在室内活动，因而增加了飞沫传播的机会，易发生呼吸道传染病。自然因素对易感者的作用，主要是通过影响病原体侵入部位的非特异性抵抗力，如气温骤降，冷空气刺激呼吸道黏膜致使血管收缩，造成局部缺血，降低上呼吸道抵抗力，易发生呼吸道疾病；夏季炎热，人体血液多流向体表，造成肠黏膜缺血，肠道抵抗力降低，易发生肠道传染病。

### （二）社会因素

社会因素包括社会制度及人类的一切活动，如生活条件、居住环境、医疗卫生状况、文化水平、卫生习惯、人口移动、社会动荡、风俗习惯、宗教信仰等。近年来新发、再发传染病的流行很大程度上受到社会因素的影响。

1. **生产环境和生产方式** 生产环境和生产方式对传染病的发生与流行均有一定的影响。人类垦荒、采矿、砍伐森林、修建水利设施等生产活动和农业生产方式的改变导致环境污染和生态环境的恶化，改变了媒介昆虫和动物宿主的栖息习性，导致传染病的蔓延和传播。

2. **生活条件和生活方式** 居住条件、营养水平、饮食习惯、风俗习惯、卫生习惯等均影响传染病的发生、流行。生活行为方式的改变，如生活电器化、预包装食品和冷藏食品大量增多、性乱、吸毒、猎食野生动物、国际旅行、户外探险等行为对于传染病在人群间传播起重要作用。

3. **社会动荡和社会制度** 战争、动乱、难民潮和饥荒可使人们生活条件遭到严重破坏，防疫措施难以实施，促进了传染病的传播和蔓延。

4. **人口增加和流动** 人口增长和城市化进程加速、全球一体化、旅游业急剧发展、交通运输速度不断增快，助推了传染病的全球蔓延。

5. **医疗卫生条件** 医疗卫生条件特别是卫生防疫措施，对促进或抑制传染病的传播具有重要作用。如免疫规划工作做得好的地区，麻疹等传染病的发病率、死亡率均显著降低。抗生素和杀虫剂的滥用使病原体和传播媒介的耐药性日益增强。新型医疗设备和诊疗技术可能导致病毒、细菌等病原体的扩散、变异和进化，出现一系列新病原体的传播。血液和血液制品的需求量逐年增加，通过输血、血液制品及注射等方式引起的传染病增多。放射治疗、免疫抑制剂等的广泛使用，使人体免疫功能下降或受损，容易感染病原微生物。

## 第四节 │ 传染病的暴发调查及应急处置

传染病的暴发调查（outbreak survey of infectious disease）是指在人群中发生某种传染病暴发时所开展的流行病学调查。人群发生传染病暴发,多具有起病急、病例多、呈聚集性、危害大等特点,因此,应迅速前往现场,尽快查明暴发的原因,针对性地采取防制措施。相关调查流程见图 10-1。

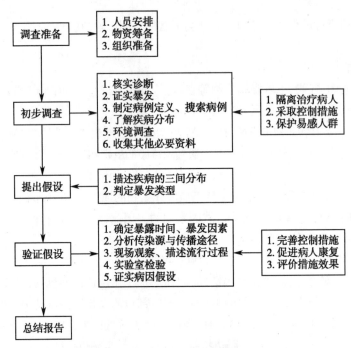

图 10-1　暴发调查流程图

### 一、确定调查目的

1. 查明暴发的原因,制订、实施防制措施,控制疾病的蔓延,并防止今后再发生类似事件。
2. 探讨原因不明疾病的发病原因。

### 二、调查步骤与方法

#### (一) 初步调查

1. **核实诊断**　核实诊断时既要尊重临床诊断,也要亲自观察,谨慎甄别。一般须结合流行病学资料、临床表现、实验室检查进行综合分析和判断。流行病学资料包括当地类似疾病的既往流行史、流行季节、发病年龄、职业特点、接触(暴露)史和预防接种史等。特别要注意疾病的初步诊断与流行病学特征是否相符。此外,应尽快进行病原体分离,采集病人双份血清。对于尚不能确诊的疾病,应根据典型病人的临床表现制定临床诊断标准,统计病例。

2. **证实暴发**　对确诊病例作初步分析,若局部地区或集体单位,短时间内出现大量症状相同的病人,则可认定暴发发生。应注意收集轻型和非典型病例,临床表现相同,并且临床表现与分离出的病原菌型一致亦有助于判定暴发;对于在某地历史上未曾发生或虽发生过但已经消灭的疾病,即使发生少数病例也可视为暴发。

3. **了解疾病分布**　在核实诊断的同时,应通过座谈或走访,了解此次暴发的概况及流行病学分布特征。包括该地区或单位的一般情况、人群分布、时间分布和地区(单位)分布,以及近期群众生活、生产和集体活动的情况,暴发的可能因素,以及已采取的措施和效果。

**4. 调查病例** 可在门诊、发病单位查清已发生的全部病例,尤其应查清初始病例。调查内容包括病人一般情况、居住地、工作单位、就餐地点、发病时间、发病情况、主要症状与体征等。调查时,应确定是否为该种疾病,是否为该次暴发病例。此外,收集特殊病例或流动人口的发病资料,有时能获得重要的流行病学信息。

**5. 收集其他必要资料** 包括:①人口资料;②发病单位与不发病单位或发病者与不发病者在日常生活、工作、饮食等方面的异同;③邻近单位或居民区类似疾病发生情况及其与发病单位的异同;④暴发疾病的既往发病资料。

### (二) 描述分布并提出假设

**1. 描述疾病的三间分布** 核实所收集的资料,描述人群(年龄、性别、职业、行为习惯等)、地区(村镇、街区、楼房等)和时间分布特征。

**2. 提出假设** 判定暴发类型,通过探讨和分析三间分布的差异性,提出可能的病因或传播途径的假设,并采取针对性防制措施,以控制疫情蔓延。

### (三) 验证假设

根据初步分析建立的假设,进一步收集资料并开展现场流行病学调查,确定传播因素,验证假设。

**1. 确定暴露时间** 根据潜伏期可以推算暴露时间。如果病原已知,同源性暴发的暴露时间推算方法有两种:一是从位于中位数的病例的发病日期(或流行曲线的高峰处)向前推一个平均潜伏期,即为同源性暴露的近似日期;另一种方法是从第一例病例的发病日期向前推一个最短潜伏期,再从最后一个病例的发病日期向前推一个最长潜伏期,这两个时点之间即同源性暴露时间。

**2. 确定暴发因素** 根据推定的暴露时间和传播方式,进一步调查、分析导致暴发的因素。进而采用病例对照研究、队列研究、流行病学实验等多种方法验证假设。必要时,根据新的调查结果,可对假设进行修正或建立新假设。

**3. 现场观察** 前往发病现场进行流行病学观察,有助于揭示传播因素。如发生食源性疾病暴发,要查看厨房、食品加工或生产场所,必要时要重现当时食品的处理过程。

**4. 实验室检验** 在调查开始时就应根据初步假设采集标本。要在治疗前采集病人的标本,在消毒前采集环境的标本。

## 三、采取措施并评价效果

根据《中华人民共和国传染病防治法》,在有传染病暴发、流行时,县级以上地方人民政府应立即组织力量,按照传染病预防、控制预案进行防制,切断传播途径。暴发调查时应边调查边采取遏制疫情的综合措施,并评价措施实施效果,评估调查分析结论的正确性。

1. 设立定点医院,立即组织医护人员对病人进行隔离治疗。根据临床表现,一般将病人分为确诊病例和疑似病例,分别采取不同的治疗和管理措施。

2. 在隔离治疗病人的同时,做好消毒、杀虫和灭鼠工作,修建临时厕所,提供洗手、沐浴等基本卫生设备,保证饮用水安全,检测餐具、厨具,监督食品加工者的个人卫生,及时清理垃圾、处理患病动物及其尸体等,以防疫情的蔓延和扩散。

3. 必要时对易感人群开展应急接种或药物预防,指导其做好个人防护。

4. 做好防制疾病的宣传教育工作,及时正确地发布疫情信息,做好风险沟通,取得当地领导、群众的支持与配合。

5. 根据具体疫情,可采取必要的紧急措施并予以公告。评价措施效果时应注意,自采取干预措施之日起,只有经过该病一个最长潜伏期后的疫情升降才能评定措施的效果。

## 四、结论与总结

根据调查分析证据及防制措施的效果,对暴发的原因、传播方式、流行特点、流行趋势、措施评价及经验教训等进行总结。暴发调查的总结报告一般包括前言、基本情况、暴发过程的特点、暴发原因分析、预防控制措施、经验教训及建议等。

# 第五节 | 传染病的预防和控制

20世纪50年代以后,传染病对人类生存和健康的威胁日益减轻,疾病防制的重点由传染病逐渐向慢性非传染性疾病过渡和转移。然而,近年来,随着全球一体化进程的加速,在人口流动增加、国际贸易和旅游业快速发展、环境变化加剧等多种因素的影响下,新发和再发传染病不断出现,导致全球重大传染病暴发疫情、流行事件不断,凸显了人类、动物与环境之间的协同效应。

人类和动物乃至整个生态环境早已成为一个不可分割的整体,全健康(one health)的理念与方法对于实现可持续发展目标至关重要,是积极构建"人类卫生健康共同体"的重要途径。全健康是一种综合的、增进联合的方法,旨在可持续地平衡和优化人类、动物、生态系统的健康。围绕公共卫生、兽医卫生、食品安全和环境等因素综合考虑,实现多学科的交叉合作,对新时代背景下传染病的预防和控制具有重大意义。

## 一、防制策略

### (一) 预防为主

预防为主是我国卫生工作的基本方针。预防为主、群策群力、因地制宜、发展三级预防保健网,采取综合性防制措施是我国多年来防制传染病策略的概括。要采取加强健康教育、强化人群免疫、改善卫生条件等主动保护措施,提高人们预防疾病的能力。

### (二) 医防融合

强化防制结合和医防融合,从以治病为中心向以健康为中心转变,构建全方位全生命周期健康服务体系。全面推进医疗机构和公共卫生机构的深度协作,建立人才流动、交叉培训、服务融合、信息共享等机制。坚持以基层为重点,推动资源下沉,密切上下协作,提高基层防病治病和健康管理能力。

### (三) 加强传染病监测与管理

传染病监测内容包括传染病发病和死亡,病原体型别和特性,媒介昆虫和动物宿主种类、分布和病原体携带状况,人群免疫水平及人口资料等。制定严格的标准和管理规范,对病原生物实验室、传染病菌种和毒种库等进行监督管理。加强血液及血液制品、生物制品、病原生物有关的生物标本等的管理。开展传染病流行病学调查研究,深入了解传染病流行的影响因素和规律,评价预防控制措施的效果。

### (四) 完善传染病预警制度

早发现是有效防范、化解公共卫生重大风险的前提。应着力在现有传染病预警制度的基础上,进一步完善传染病疫情与突发公共卫生事件监测系统,改进不明原因疾病和异常健康事件监测机制,充分应用大数据、云计算、机器学习、人工智能等新技术,开发风险评估和应急处置的智能化疾病防控辅助决策支持系统,健全多渠道监测预警机制,建立智慧化预警多点触发机制,提高评估监测敏感性和准确性,增强对各类传染病的早期监测预警能力。

### (五) 传染病的全球化控制

传染病控制绝不仅仅是一个国家的内部问题,遏制传染病蔓延需要全球共同努力。制订传染病的全球化控制策略十分必要,且已取得良好成效。1967年,世界卫生组织在全球实施强化天花免疫计划,1980年全球成功消灭了天花;1988年、2001年世界卫生组织先后启动了全球消灭脊髓灰质炎行动和全球"终止结核病"合作伙伴活动,也已取得显著成效;2003年SARS疫情期间,全球密切合作有效控制了疫情。此外,针对艾滋病、疟疾、麻风病和结核病的全球性防制策略也在世界各国不同程度地展开。

## 二、防制措施

预防和控制传染病的措施是指在尚未出现疫情之前,针对可能受病原体威胁的人群采取的措施,以及针对可能存在病原体的环境、媒介昆虫、动物等所采取的预防办法。

### (一)经常性的预防措施

**1. 改善卫生条件**　传染病的预防涉及环境卫生、食品卫生等多项公共卫生事业。坚持"大卫生、大健康"理念,深入开展爱国卫生运动,完善公共卫生设施,改善城乡人居环境。以重点场所、薄弱环节为重点,全面推进城乡环境卫生综合整治,补齐公共卫生环境短板。加快垃圾污水治理,全面推进厕所革命,各类医疗卫生保健机构健全消毒隔离制度,切实保障饮用水安全。严格执行《中华人民共和国食品安全法》,加强食品卫生监督,强化病媒生物防制。

**2. 健康教育和健康促进**　开展传染病防控知识科普,倡导文明健康、绿色环保的生活方式。培养文明卫生习惯,推广不随地吐痰、室内经常通风、科学佩戴口罩、注重咳嗽礼仪等好习惯。倡导自主自律健康生活,践行绿色环保生活理念。

**3. 预防接种**(vaccination)　将生物制品(如抗原或抗体等)接种至机体,诱导机体产生特异性免疫力或增强机体的免疫功能,进而保护易感人群,预防和控制相关传染病的发生和流行。

(1)免疫干预方式

1)人工主动免疫(artificial active immunization):是指将免疫原物质接种人体,使人体产生特异性免疫。

2)人工被动免疫(artificial passive immunization):是指将含有抗体的血清或其制剂接种人体,使人体立即获得抗体而受到保护。

3)被动主动免疫(passive and active immunization):是指将含有抗体的血清或其制剂接种人体的同时,将免疫原物质接种人体,使人体迅速获得特异性抗体的同时,产生持久的免疫力。如 HBsAg 和 HBeAg 双阳性产妇所生的新生儿,在出生时同时注射乙型肝炎免疫球蛋白和乙型肝炎疫苗以阻断乙肝病毒的垂直传播。

(2)常见疫苗制备技术:疫苗制备技术经历了多代发展,依据疫苗主要组分可分为三大类(表 10-2)。三者之间的区别在于是使用整个病毒或细菌(全微生物法),还是仅使用触发免疫系统的微生物组成部分(亚单位法),或者仅仅使用提供制造特定蛋白质指令的遗传物质(基因法)。

表 10-2　常见疫苗制备技术介绍

| 疫苗制备方法 | 特征 | 常见疫苗种类 |
| --- | --- | --- |
| 全微生物法 | 使用整个病毒或细菌制成疫苗 | 灭活疫苗(inactivated vaccine)、减毒活疫苗(live attenuated vaccine)、病毒载体疫苗(viral vector vaccine) |
| 亚单位法 | 只使用免疫系统需要识别的病毒或细菌的特定部分(亚单位,如蛋白或糖)制备的疫苗 | 合成肽疫苗(synthetic peptide vaccine)、重组蛋白疫苗(recombinant protein vaccine)、多糖蛋白结合疫苗(conjugate vaccine)、类毒素疫苗(toxoid vaccine) |
| 基因法 | 使用决定致病原特定抗原的基因遗传物质制备的疫苗 | DNA 疫苗、mRNA 疫苗 |

(3)预防接种途径与方法:不同的预防接种途径与方法可能影响疫苗的免疫效果、安全性和便利性。根据疫苗的物理状态和接种部位,疫苗接种方式可以分为注射法、口服法和鼻腔或气雾法(表 10-3)。

此外,近年来随着无针技术的发展,喷气注射(jet injection)、电穿孔(electroporation)、微阵列补丁贴片(microarray patches)等新型无针接种技术的出现,提高了预防接种的便利性和可接受性,在亚单位或核酸类疫苗的接种方面具有良好的应用前景。

表 10-3　常见疫苗接种途径介绍

| 接种途径 | 定义 | 优点 | 缺点 |
|---|---|---|---|
| 注射法 | 将疫苗注入人体的肌肉、皮下或皮内组织的方法 | 简易、可接受、能够准确地控制疫苗剂量和位置,避免消化道的影响 | 可能引起注射相关的风险、一般不能诱导黏膜免疫 |
| 口服法 | 将疫苗通过口腔摄入人体的方法 | 简易、无注射相关风险、能够诱导黏膜免疫和全身免疫 | 稳定性和有效性欠佳、需要较大的剂量和较多的接种次数 |
| 鼻腔或气雾法 | 将液体或气溶胶形式的疫苗通过鼻腔或呼吸道吸入人体的方法 | 能够直接刺激呼吸道黏膜免疫系统,对于一些通过呼吸道传播的传染病有较好的预防效果 | 需要特殊的设备和技术、可能引起呼吸道刺激或过敏反应、不能在呼吸道复制或诱导免疫应答的病原体无效 |

（4）免疫规划（programme on immunization）:是指根据国家传染病防制规划,按照国家或者省、自治区、直辖市确定的疫苗品种、免疫程序或者接种方案,在人群中有计划地进行预防接种,以预防和控制特定传染病的发生和流行。

1978 年我国全面实施计划免疫,接种 4 种疫苗预防 6 种疾病。2002 年,乙肝疫苗纳入国家免疫规划。2007 年,实施扩大国家免疫规划（expanded programme on immunization,EPI）,接种 14 种疫苗预防 15 种疾病。2016 年停用三价脊髓灰质炎减毒活疫苗,用二价脊髓灰质炎减毒活疫苗替代,并将脊髓灰质炎灭活疫苗纳入国家免疫规划,通过长期不懈努力,我国免疫规划疫苗接种率在 2013 年实现了以乡为单位达到 90% 的目标,并一直保持在较高水平,成功实现了普及儿童免疫的目标。

通过实施预防接种疫苗,我国在 1979 年成功地消灭了天花;2000 年实现无脊髓灰质炎目标,避免了脊髓灰质炎病毒感染引起的死亡和肢体残疾。5 岁以下儿童乙肝病毒携带率已从 1992 年的 9.7% 降至 2014 年的 0.3%,显著减少人群乙肝病毒感染后造成的肝炎、肝硬化和肝癌等的发生。

免疫规划的实施,有效减少了传染病的发生,节约大量医疗成本,显著减少家庭和社会负担,对推动我国人均期望寿命逐年增长做出了重要贡献。

1）主要内容:国家扩大免疫规划在卡介苗、脊髓灰质炎三价糖丸疫苗、百白破混合制剂、麻疹疫苗和乙肝疫苗 5 种国家免疫规划疫苗和白破疫苗的基础上,以无细胞百白破疫苗替代百白破混合制剂,将甲肝疫苗、流脑疫苗、乙脑疫苗、麻腮风联合疫苗纳入国家免疫规划,对适龄儿童实施预防接种;根据传染病流行趋势,在流行地区对重点人群接种流行性出血热疫苗,对高危人群进行炭疽疫苗和钩端螺旋体疫苗应急接种,预防乙型肝炎、结核病和钩端螺旋体病等 15 种传染病。

2）免疫程序:是指需要接种疫苗的种类及接种的先后顺序与要求,主要包括儿童基础免疫和成人或特殊职业人群、特殊地区需要接种疫苗的程序。目前我国国家免疫规划疫苗儿童免疫程序见表 10-4。

（5）疫苗效果评价

1）免疫学效果评价:通过测定接种后人群抗体阳转率、抗体平均滴度和抗体持续时间来评价。如脊髓灰质炎中和抗体≥1:4 或有 4 倍及以上增高;麻疹血凝抑制抗体≥1:2 或有 4 倍及以上增高等。

$$抗体阳转率 = \frac{抗体阳性人数}{接种疫苗人数} \times 100\% \qquad 式（10-1）$$

2）流行病学效果评价:通过同期随机对照临床试验,比较接种组和对照组的发病率,计算疫苗保护率和疫苗效果指数。

$$疫苗保护率 = \frac{对照组发病率 - 接种组发病率}{对照组发病率} \times 100\% \qquad 式（10-2）$$

表10-4 国家免疫规划疫苗儿童免疫程序表（2021年版）

| 可预防疾病 | 疫苗种类 | 接种途径 | 剂量 | 英文缩写 | 出生时 | 1月 | 2月 | 3月 | 4月 | 5月 | 6月 | 8月 | 9月 | 18月 | 2岁 | 3岁 | 4岁 | 5岁 | 6岁 |
|---|---|---|---|---|---|---|---|---|---|---|---|---|---|---|---|---|---|---|---|
| 乙型病毒性肝炎 | 乙肝疫苗 | 肌内注射 | 10或20μg | HepB | 1 | 2 | | | | | 3 | | | | | | | | |
| 结核病[1] | 卡介苗 | 皮内注射 | 0.1ml | BCG | 1 | | | | | | | | | | | | | | |
| 脊髓灰质炎 | 脊灰灭活疫苗 | 肌内注射 | 0.5ml | IPV | | | 1 | 2 | | | | | | | | | | | |
| | 脊灰减毒活疫苗 | 口服 | 1粒或2滴 | bOPV | | | | | 3 | | | | | | | | 4 | | |
| 百日咳、白喉、破伤风 | 百白破疫苗 | 肌内注射 | 0.5ml | DTaP | | | | 1 | 2 | 3 | | | | 4 | | | | | |
| | 白破疫苗 | 肌内注射 | 0.5ml | DT | | | | | | | | | | | | | | | 5 |
| 麻疹、风疹、流行性腮腺炎 | 麻腮风疫苗 | 皮下注射 | 0.5ml | MMR | | | | | | | | 1 | | 2 | | | | | |
| 流行性乙型脑炎[2] | 乙脑减毒活疫苗 | 皮下注射 | 0.5ml | JE-L | | | | | | | | 1 | | | 2 | | | | |
| | 乙脑灭活疫苗 | 肌内注射 | 0.5ml | JE-I | | | | | | | | 1、2 | | | 3 | | | | 4 |
| 流行性脑脊髓膜炎 | A群流脑多糖疫苗 | 皮下注射 | 0.5ml | MPSV-A | | | | | | | 1 | | 2 | | | | | | |
| | A群C群流脑多糖疫苗 | 皮下注射 | 0.5ml | MPSV-AC | | | | | | | | | | | | 3 | | | 4 |
| 甲型病毒性肝炎[3] | 甲肝减毒活疫苗 | 皮下注射 | 0.5或1.0ml | HepA-L | | | | | | | | | | 1 | | | | | |
| | 甲肝灭活疫苗 | 肌内注射 | 0.5ml | HepA-I | | | | | | | | | | 1 | 2 | | | | |

注：1. 主要指结核性脑膜炎、粟粒性肺结核等。2. 选择乙脑减毒活疫苗接种时，采用两剂次接种程序。选择乙脑灭活疫苗接种时，采用四剂次接种程序；乙脑灭活疫苗第1，2剂间隔7～10天。3. 选择甲肝减毒活疫苗接种时，采用一剂次接种程序。选择甲肝灭活疫苗接种时，采用两剂次接种程序。

$$疫苗效果指数 = \frac{对照组发病率}{接种组发病率} \qquad 式（10-3）$$

**4. 国内交通检疫**　依据《国内交通卫生检疫条例》，为了发现检疫传染病，防止疫情在国内蔓延和扩散，对出入检疫传染病疫区和在非检疫传染病疫区的国内列车、船舶、航空器和其他车辆交通工具进行检疫，称为国内交通检疫。检疫病种主要是鼠疫、霍乱及国务院确定并公布的其他传染病。

**5. 国境卫生检疫**　国境卫生检疫是卫生检疫的一种，为了防止传染病由国外传入和从国内传出，在一个国家国际通航的港口、机场、陆地边境和国界江河口岸设立国境卫生检疫机关，对进出国境人员、交通工具、货物、行李和邮件等实施医学检查和必要的卫生处理。

我国设立海港、航空和陆地边境等3种国境卫生检疫机关，依据《中华人民共和国国境卫生检疫法》和《中华人民共和国国境卫生检疫法实施细则》所规定的各项办法实施国境卫生检疫。我国规定检疫的传染病及其检疫期限为：鼠疫6天、霍乱5天、黄热病6天。

若发现入境者为检疫传染病的感染者，应立即将其隔离，并进行治疗，直至消除传播危险。对检疫传染病的疑似者应将其留验，留验期限根据该传染病的潜伏期确定。因患检疫传染病而死亡者，必须就近火化。

凡来自国外的船舶、飞机、列车等交通工具都应依《国内交通卫生检疫条例》接受检疫。对来自检疫传染病疫区或发现携带啮齿类动物或媒介昆虫的交通工具应实施消毒、杀虫、灭鼠或其他卫生处理。对来自疫区的已被检疫传染病污染或可能成为传播媒介的行李、货物、邮件等物品应进行医学检查，实施消毒、灭鼠、杀虫等处理。

**6. 传染病报告**　传染病报告亦称疫情报告，是监测、控制和消除传染病的重要措施。

（1）报告病种和类别：《中华人民共和国传染病防治法》规定，国务院和国务院卫生行政部门可以根据情况，分别依权限决定法定报告传染病病种的增加或者减少。目前，我国法定传染病共41种，其中甲类2种、乙类28种、丙类11种。

甲类传染病：鼠疫、霍乱。

乙类传染病：传染性非典型肺炎、艾滋病、病毒性肝炎、脊髓灰质炎、人感染高致病性禽流感、麻疹、流行性出血热、狂犬病、流行性乙型脑炎、登革热、炭疽、细菌性和阿米巴性痢疾、肺结核、伤寒和副伤寒、流行性脑脊髓膜炎、百日咳、白喉、新生儿破伤风、猩红热、布鲁氏菌病、淋病、梅毒、钩端螺旋体病、血吸虫病、疟疾、人感染H7N9禽流感、新型冠状病毒感染、猴痘。

丙类传染病：流行性感冒（含甲型H1N1流感）、流行性腮腺炎、风疹、急性出血性结膜炎、麻风病、流行性和地方性斑疹伤寒、黑热病、棘球蚴病、丝虫病，除霍乱、细菌性和阿米巴性痢疾、伤寒和副伤寒以外的其他感染性腹泻病、手足口病。

（2）责任报告人及报告时限：各级各类医疗机构、疾病预防控制机构、采供血机构均为责任报告单位；其执行职务的人员和乡村医生、个体开业医生均为责任疫情报告人，必须按照《中华人民共和国传染病防治法》的规定进行疫情报告。

责任报告单位和责任疫情报告人发现甲类传染病和乙类传染病中的肺炭疽、传染性非典型肺炎、脊髓灰质炎、人感染高致病性禽流感病人或疑似病人时，或发现其他传染病和不明原因疾病暴发时，应于2小时内报告。对其他乙、丙类传染病病人、疑似病人和规定报告的传染病病原携带者，在诊断后于24小时内进行报告。

**（二）针对传染源的措施**

**1. 对病人的措施**　要早发现、早诊断、早报告、早隔离、早治疗。病人一经确定为传染病或可疑传染病，应按《中华人民共和国传染病防治法》的规定实行分级管理。

甲类传染病病人和乙类传染病中艾滋病、肺炭疽和传染性非典型肺炎病人应实施隔离治疗，必要时可提请公安部门协助采取强制隔离治疗措施。

乙类传染病病人,根据病情可住院隔离或在家中隔离治疗,直至治愈。传染源传染力较小的肾综合征出血热、钩端螺旋体病、布鲁氏菌病等传染病病人可不必隔离。

丙类传染病中瘤型麻风病人必须经临床和微生物学检查证实痊愈,方可恢复工作、学习。传染病疑似病人必须接受医学检查、随访和隔离治疗措施,不得拒绝。

甲类传染病的疑似病人必须在指定场所进行隔离观察、治疗。乙类传染病的疑似病人,在医疗保健机构指导下治疗或隔离治疗。

**2. 对病原携带者的措施**　对病原携带者应做好登记并进行管理,指导他们养成良好的卫生习惯;定期随访,经 2~3 次病原检查为阴性时,方可解除管理;久治不愈的伤寒或病毒性肝炎的病原携带者不得再从事有传播给他人危险的职业;艾滋病、乙型和丙型病毒性肝炎、疟疾的病原携带者严禁做献血员。

**3. 对接触者的措施**　曾接触传染源而有可能受感染者均应接受检疫。检疫期限从与病人接触的最后一天算起,根据该病的最长潜伏期来制订。

(1)留验:即隔离观察。对甲类传染病的接触者应进行留验。将他们收留在指定场所进行观察,限制活动范围,实施诊察、检验和治疗。

(2)医学观察:对乙类和丙类传染病接触者应施行医学观察,即在正常工作、学习的情况下,接受体检、病原学检查和必要的卫生处理。

(3)应急接种:对潜伏期较长的传染病,如脊髓灰质炎、麻疹、白喉等,可对接触者施行预防接种。应急接种时间越早,效果越好。一般在潜伏期早期或感染后 3 天内接种麻疹疫苗能防止发病。

(4)药物预防:某些有特效预防药物的传染病,必要时可采用药物预防。如用青霉素或磺胺类药物预防猩红热;乙胺嘧啶或氯喹预防疟疾等。药物预防多用于密切接触者或特殊职业人群,要防止滥用药物预防,以免造成病原体耐药。

**4. 对动物传染源的措施**　对人类危害大且无经济价值的动物应予以消灭,如灭鼠;危害性较大的病畜或野生动物,应予以捕杀、焚烧、深埋,如患疯牛病和炭疽病的家畜,患狂犬病的狗等;危害不大且有经济价值的病畜,应予以隔离治疗。此外,还应做好家禽、家畜和宠物的预防接种和检疫工作。

### (三) 针对传播途径的措施

针对传播途径的措施主要是切断传播途径。因各种传染病的传播途径不同,故切断传播途径的措施也各不相同。肠道传染病主要由粪便排出病原体而污染环境,开展污染物品和环境消毒、饮水消毒和培养个人良好卫生习惯是十分重要的;呼吸道传染病主要经空气传播,保持室内通风、戴口罩和空气消毒是非常重要的;针对虫媒传染病,可根据不同媒介昆虫的生态习性特点采取不同的杀虫办法。消毒、杀虫是切断传播途径的有效措施,可防止传染病扩散和蔓延。

消毒(disinfection)是用化学、物理、生物的方法杀灭或消除环境中致病性微生物的一种措施。一般分为预防性消毒和疫源地消毒。

**1. 预防性消毒**(preventive disinfection)　是针对可能受病原体污染的场所和物品所施行消毒。如空气消毒、饮用水消毒和乳品消毒等。

**2. 疫源地消毒**(disinfection of epidemic focus)　是对现有或曾有传染源存在的场所进行的消毒,其目的是消灭传染源排出的病原体。疫源地消毒分为随时消毒(current disinfection)和终末消毒(terminal disinfection)。

(1)随时消毒:指在有传染源存在的疫源地,对其排泄物及分泌物或被污染的物品、场所及时进行消毒。

(2)终末消毒:指传染源痊愈、死亡或离开后对疫源地进行的一次彻底消毒,其目的是完全清除传染源播散在环境中的病原体。只有对外环境抵抗力较强的病原体才需要进行终末消毒,如鼠疫、霍乱、炭疽、伤寒、副伤寒、痢疾、病毒性肝炎、脊髓灰质炎、结核、白喉、猩红热等。对外环境抵抗力较弱的病原体,如麻疹、水痘、流行性感冒等,一般无须终末消毒。

### (四) 针对易感者的措施

**1. 免疫预防** 从防疫实践角度可采取 3 种方式进行免疫预防：①计划免疫，即常年进行的儿童基础免疫和根据流行病学监测在流行期前对重点人群或重点地区人群进行的预防接种；②应急接种，在存在传染病流行威胁时所进行的预防接种；③暴露后接种，是指暴露于某病的传染源后或暴露于某种感染因子后所进行的预防接种。当发生传染病时，被动免疫是保护易感者的有效措施。如注射胎盘球蛋白或免疫球蛋白，对预防麻疹、流行性腮腺炎、甲型肝炎等均有一定效果。当脊髓灰质炎、麻疹、白喉等传染病发生局部流行时，应立即对一定范围的易感人群进行应急接种，以提高群体免疫力，防止大面积流行。

**2. 药物预防** 在传染病暴发流行时，可以给传染病易感人群服用某种药物，防止传染病在该人群中发生和传播。药物预防实施简便、见效较快，但只是非特异性应急预防措施，预防效果维持时间短，须多次重复给药，易产生耐药菌株。此外，药物预防对绝大多数病毒性传染病无效。

**3. 个人卫生与防护** 在某些传染病的流行季节，对易感者可采取一定的防护措施，戴口罩、手套、鞋套、护腿、安全套等都可起到个人防护作用；接触传染病的医务人员和实验室工作人员应严格遵守操作规程，配置和使用必要的个人防护用品；有可能暴露于传染病生物传播媒介的个人须穿戴或使用防护用品。

**4. 宣传教育与风险沟通** 通过多种途径做好公众个人防护指导，普及传染病防控知识，减少人群接触或暴露风险。根据传染病流行情况，及时调整健康教育策略。积极开展舆情监测，及时向公众解疑释惑，回应社会关切。

(胡志坚)

# 第十一章 | 慢性非传染性疾病流行病学

本章数字资源

本章思维导图

心血管疾病、癌症、慢性呼吸系统疾病、糖尿病等慢性病是影响人类健康和生命质量的主要疾病，是全球居民的主要死因。绝大部分慢性非传染性疾病是由已知的和可以预防的危险因素引起的，其中最主要的因素包括超重/肥胖、行为因素（如吸烟、不健康膳食、体力活动不足、过量饮酒）以及环境因素（如空气污染）等。据 WHO 估计，如果这些主要危险因素被消除，大约 80% 的早发性心脏病、脑卒中和 2 型糖尿病将能得到预防。

## 第一节 | 概　述

### 一、概念

根据疾病是否具有传染性，可以将其分为传染性疾病（communicable disease）和非传染性疾病（noncommunicable disease, NCD）两大类；根据疾病的病程长短，可以将其分为急性病和慢性病。慢性非传染性疾病（noncommunicable chronic disease），简称慢性病，指非传染性疾病中慢性发作的疾病，是对一类起病隐匿、病程长（指从发现之日起病程超过 3 个月）且病情迁延不愈、缺乏明确的传染性生物病因证据、病因复杂或病因尚未完全明确的一类疾病的概括性总称。由于非传染性疾病大多病程较长，因此慢性病通常指的就是非传染性疾病，但严格来说，两者并不完全等同，如果将所有非传染性疾病纳入慢性病范畴，无疑会扩大其范围。常见的慢性病主要有心血管疾病、癌症、慢性呼吸系统疾病及糖尿病，这些疾病主要由行为因素、环境因素、职业因素以及遗传因素等引起，一般无传染性。

### 二、慢性病疾病负担

慢性病是严重威胁居民健康的一类疾病，已成为影响许多国家经济社会发展的重大公共卫生问题。慢性病的发生和流行与经济、社会、人口、行为、环境等因素密切相关。随着工业化、城镇化、人口老龄化进程不断加快，居民生活方式和生产生活环境等对健康的影响逐步显现。慢性病影响因素的综合性、复杂性决定了防制任务的长期性和艰巨性，其给人类带来的危害主要包括如下 2 点。

1. 慢性病已成为全球居民死亡和残疾的主要原因。慢性病影响人体重要器官，病程迁延，严重的可导致生活质量低下甚至残疾和死亡。根据《全球疾病负担（GBD）研究 2019》估计，全球全因 DALY 损失为 25.4 亿人年，其中非传染性疾病占 63.8%，而我国人群全因 DALY 损失为 3.8 亿人年，其中，非传染性疾病占 84.9%。造成我国 DALY 损失最大的前 5 位疾病分别是心血管疾病、癌症、肌肉骨骼疾病、慢性呼吸系统疾病、精神障碍。

2. 慢性病造成沉重的社会经济负担。慢性病主要发生在 40 岁以上人群，该年龄段的人群专业经验丰富、工作任务多、家庭负担重，患病后导致劳动能力下降甚至丧失，对工作及家庭的影响较大。同时，慢性病的病程长、预后差、耗费大量的卫生资源和社会资源，严重阻碍了经济增长和社会发展，降低了国家的发展潜力，这种影响对包括我国在内的人口年龄结构不断趋向老龄化的国家而言尤其严重。如果按照现状继续发展，预计我国 2010—2030 年期间慢性病导致的累计经济损失将达 7.7 万亿美元。

## 第二节 ｜ 流行特征

《世界卫生统计 2023》指出,2019 年全球约 4 100 万人死于非传染性疾病,相当于全球总死亡数的 74%。其中,四类主要死因分别为心血管疾病(约 1 790 万人)、癌症(约 930 万人)、慢性呼吸系统疾病(约 410 万人)以及糖尿病(约 200 万人),约占所有非传染性疾病死亡的 81%。

### 一、时间分布

由于慢性病的危险因素复杂,病程长,因此较多关注其长期趋势。就全球范围而言,传染病发病率和死亡率持续下降,而非传染性疾病的威胁则日趋严重。《全球疾病负担研究 2019》显示,从 1990 年到 2019 年,全球归因于传染病、母婴疾病和营养相关疾病的死亡比例从约 34% 下降到 18%,而归因于非传染性疾病的比例则从约 56% 上升到 74%。

21 世纪以来,高血压和糖尿病病人人数激增且尚无减缓的趋势。一方面,这些疾病的危险因素数量上升是重要原因;另一方面,诊断切点改变产生的影响也不容忽视。有研究估算,2017 年由于美国高血压诊断切点由 140/90mmHg 下降到 130/80mmHg,美国人群的高血压患病率增加了 26.8%。2015—2017 年在中国(未包含港澳台数据)开展的全国代表性横断面研究发现,按不同诊断标准,中国人群的糖尿病患病率也不同,分别为 11.2%(WHO 标准)与 12.8%(美国糖尿病协会标准)。

### 二、人群分布

慢性病的死亡构成存在性别差异,在不同国家这种性别差异也不同。以癌症为例,在高收入国家,因癌症死亡的主要原因在男性与女性中皆为肺癌;而在低收入国家,男性中的癌症主要死因为前列腺癌,女性中则为宫颈癌。与高收入国家相比,中低收入国家的慢性病死亡者中 70 岁以下人群所占比例较高,在较小年龄组内这种差异更明显,如根据《全球疾病负担研究 2019》显示,在中低收入国家,约有 30% 的慢性病死亡发生在 60 岁以内,而在高收入国家这一比例为 11% 左右。

### 三、地区分布

在高收入国家,居民主要死于缺血性心脏病、脑卒中、癌症、慢性阻塞性肺疾病、糖尿病、阿尔茨海默病及其他痴呆等慢性病,传染病中仅下呼吸道感染可以排进前 10 位死因(图 11-1)。而在低收入国家,传染病依然是死亡的主要原因,如下呼吸道感染(第二位)、腹泻病(第五位)、疟疾(第六位)、结核病(第八位)、HIV 感染/艾滋病(第九位)等。值得注意的是,从 2000 年到 2019 年,低收入国家的这些传染病的死亡人数在不断下降,而慢性病的死亡人数在不断上升。虽然在一些低收入国家传染病死亡人数仍然高于非传染性疾病,但预计不久的将来非传染性疾病死亡人数将高于传染性疾病。

### 四、中国居民慢性病流行状况

慢性病已成为我国突出的公共卫生问题。2019 年约 957.4 万人死于慢性病,占全部死亡人数的 88.5%。慢性病死亡率为 685.0/10 万,其中男性高于女性(分别为 775.1/10 万和 592.1/10 万),农村高于城市(分别为 706.2/10 万和 644.2/10 万)。我国居民慢性病前 10 位死因分别是心血管疾病、癌症、慢性呼吸系统疾病、内分泌营养代谢疾病、消化系统疾病、神经系统疾病、泌尿生殖系统疾病、精神障碍、肌肉骨骼和结缔组织疾病以及血液造血免疫疾病。其中,因心血管疾病、癌症和慢性呼吸系统疾病死亡的人数占全部死亡人数的 80.7%。

#### (一)心血管疾病

《中国心血管健康与疾病报告 2022》数据显示,我国心血管疾病现患人数为 3.3 亿,其中脑卒中 1 300 万,冠心病 1 139 万,心力衰竭 890 万,肺源性心脏病 500 万,心房颤动 487 万,风湿性心脏病

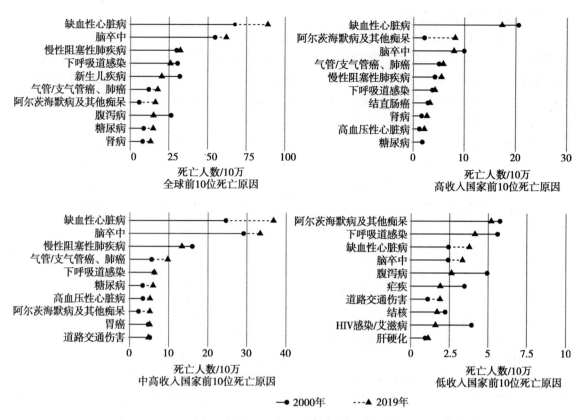

图 11-1　不同国家居民前 10 位死亡原因（根据世界卫生组织数据绘制）

250 万,先天性心脏病 200 万,外周动脉疾病 4 530 万,高血压 2.45 亿。我国心血管疾病患病率仍处于持续上升阶段。

心血管疾病是我国城乡居民的首要死亡病因,分别约占城市和农村居民死亡人数的 45.9% 和 48.0%。其中,缺血性心脏病、出血性脑卒中和缺血性脑卒中是心血管疾病死亡的三大主要原因。2005—2020 年,虽然我国心血管疾病的年龄标化死亡率从 286.85/10 万下降至 245.39/10 万,但由于人口增长以及老龄化的影响,死亡人数却在增加,从 309 万增长至 458 万。

中国健康与营养调查结果显示,1991—2015 年我国成人年龄标化平均居民平均收缩压从 115.9mmHg 增加到 123.6mmHg,平均舒张压从 74.9mmHg 增加到 79.6mmHg。自 20 世纪 50 年代开始,在全国范围内开展的多次高血压患病率抽样调查显示,我国高血压患病率呈上升趋势,从 1958—1959 年的 5.1% 上升到 2018 年的 27.5%。《中国慢性病及危险因素监测报告 2018》数据显示,男性(30.8%)高血压患病率高于女性(24.2%),农村(29.4%)高于城市(25.7%)。尽管 2018 年我国高血压患者的知晓率、治疗率、控制率较 2012 年均有所提升,分别为 41%、34.9% 以及 11%,但仍不理想。

### (二) 癌症

2022 年我国居民癌症年新发病例数约为 482.5 万,粗发病率为 341.8/10 万,男性(351.4/10 万)高于女性(331.6/10 万)。男性中癌症发病率前 5 位分别为肺癌、结直肠癌、肝癌、胃癌和食管癌,女性中分别为肺癌、乳腺癌、甲状腺癌、结直肠癌和子宫颈癌。在 0～34 岁年龄组,全癌种的发病率相对较低,从 35～39 岁年龄组开始,发病率开始显著增加,在 80～84 岁年龄组达峰。

2022 年我国约 257.4 万人死于癌症,粗死亡率为 182.3/10 万,男性(226.0/10 万)高于女性(136.8/10 万)。男性中癌症死亡前 5 位分别为肺癌、肝癌、胃癌、结直肠癌和食管癌,女性中分别为肺癌、结直肠癌、肝癌、胃癌和乳腺癌。全癌种的死亡率在 0～39 岁年龄组相对较低,从 40～44 岁年龄组开始显著增加,至 85 岁及以上年龄组达峰。

## （三）慢性呼吸系统疾病

慢性阻塞性肺疾病是最主要的慢性呼吸系统疾病，2014—2015 年开展的全国调查数据显示，我国 40 岁及以上居民慢性阻塞性肺疾病患病率为 13.6%，但患者中的知晓率仅为 0.9%。男性（19.0%）患病率显著高于女性（8.1%），农村（14.9%）高于城市（12.2%）。2019 年我国慢性阻塞性肺疾病的年龄标化死亡率为 65.20/10 万，其中男性（93.41/10 万）显著高于女性（48.41/10 万）。在过去 30 年我国慢性阻塞性肺疾病的年龄标化患病率和死亡率均呈现下降趋势。

## （四）糖尿病

我国曾于 1980 年、1994 年、1996 年、2002 年、2008 年以及 2012 年进行过多次全国性的糖尿病调查研究，18 岁及以上成人粗患病率分别为 0.7%、2.5%、3.2%、4.5%、9.7%、11.6%。但这几次的调查方法、筛查程序及诊断标准并不完全一致，如果采用最近的诊断标准，前几次调查结果可能被低估。即便如此，上述数据也足以表明我国糖尿病患病率显著增加，防制形势日趋严峻。2018 年中国居民慢性病及危险因素监测数据表明，中国 18 岁及以上居民糖尿病患病率为 11.9%，男性（12.9%）高于女性（10.9%），城市（12.6%）高于农村（11.1%）。尽管 2018 年我国糖尿病患者的知晓率、治疗率、控制率较 2012 年均有所提升，分别为 38.0%、34.1% 以及 33.1%，但仍不理想。

# 第三节 │ 主要危险因素

慢性病的发生是遗传因素和环境因素相互作用或共同作用的结果。遗传风险较高的人群在不利的环境因素作用下易患病，发病年龄提前，且病情可能更严重；但遗传易感者如果能够遵循合理的健康生活方式，避免和减少环境危险因素暴露，则可能不发病或晚发病，即使发病其病情也可能较轻，预后较好。遗传风险较低的人群，如果长期暴露于不良环境或具有不良行为方式，仍可能患病。

## 一、超重和肥胖

WHO 建议 18 岁及以上成人正常体重指数（body mass index，BMI）的范围为 18.5～24.9kg/m²，等于或大于 25kg/m² 为超重，等于或大于 30kg/m² 为肥胖。WHO 的标准是以欧美白种人为基准制定的，而亚洲人群体型相对偏小，同等 BMI 水平下体脂含量更高，因此该标准可能会低估我国超重和肥胖的患病率。根据大规模流行病学调查的结果，我国以 24kg/m² 和 28kg/m² 分别作为超重和肥胖标准的切点。2022 年，全球超过 3.9 亿名 5～19 岁儿童和青少年超重或肥胖；18 岁及以上成人 43% 超重，16% 肥胖。自 1990 年以来，全球成人肥胖增加了 1 倍多，青少年肥胖增加了 3 倍。许多低收入和中等收入国家正面临"双重疾病负担"，这些国家在应对传染病和营养不良等问题的同时，也正经历着超重和肥胖等慢性病高危因素迅速增长的态势。同一国家、同一社区甚至同一家庭内营养不良和肥胖共存的情况并不罕见。我国人群中超重和肥胖患病率也呈现快速上升趋势，2018 年，我国 18 岁及以上成人超重率和肥胖率分别为 34.3% 和 16.4%，男性超重率和肥胖率皆高于女性。

超重和肥胖对血压、胆固醇含量、甘油三酯含量、胰岛素抵抗和血管弹性等均会产生不利影响。随着 BMI 升高，2 型糖尿病、冠心病和缺血性脑卒中的发病风险也随之升高。高 BMI 同样也增加了乳腺癌、结直肠癌、子宫内膜癌、肾癌和食管癌等癌症的发病风险。儿童肥胖会显著增加成年期肥胖、多种慢性病、早逝和残疾出现的概率。

## 二、行为因素

### （一）吸烟

《全球疾病负担研究 2019》数据显示，烟草每年夺去超过 800 万人的生命，约占全球慢性病所致死亡的五分之一，其中有 700 余万人直接使用烟草，约 130 万人属于接触二手烟雾的非吸烟者。吸烟是心血管疾病、癌症、慢性呼吸系统疾病、糖尿病等众多慢性病的危险因素。近年来，人们逐渐认识到烟草对健康的危害,众多高收入国家的烟草使用量已开始减少,但是烟草消费在中、低收入国家仍然较为普遍。2018 年,我国 18 岁及以上成人现在吸烟率为 26.2%,男性(50.0%)高于女性(2.1%),农村(28.2%)高于城市(24.3%);现在吸烟者中日均吸烟量为 15.4 支。

戒烟能够降低吸烟相关疾病发生以及死亡风险,提高生活质量,延长期望寿命,且戒烟年龄越早获益越大。《世界卫生组织烟草控制框架公约》于 2005 年 2 月生效,有 186 个缔约方参与其中,覆盖全球 90% 以上人口。2008 年,WHO 提出采用 MPOWER 控烟策略,即监测烟草使用(monitor)、保护人们免受烟草烟雾危害(protect)、提供戒烟帮助(offer)、警示烟草危害(warn)、确保禁止烟草广告与促销(enforce)、提高烟税(raise)。

### (二) 过量饮酒

过量饮酒会增加高血压、脑卒中等疾病的发病风险,是导致过早死亡和伤残的一个主要危险因素。WHO 将男性日均酒精摄入量≥41g、女性日均酒精摄入量≥21g 定义为过量饮酒。根据 WHO 报告,2019 年全球 15 岁以上人群人均年饮酒量达 5.5L(折算成纯酒精),每年因过量饮酒导致 300 万例死亡,占所有死亡数的 5.3%,由过量饮酒导致的全球疾病和损伤负担比例达 5.1%。特别是在 20～39 岁年龄组,约 13.5% 的死亡是因过量饮酒造成。2018 年,我国 18 岁及以上居民过去 12 个月的饮酒率为 39.8%,日均酒精摄入量为 20.4g,饮酒者中过量饮酒率为 14.3%。无论是饮酒率、酒精摄入量还是过量饮酒率,男性皆高于女性;城市居民的饮酒率与日均酒精摄入量高于农村居民,但农村居民饮酒者中的过量饮酒率要高于城市居民。

### (三) 不健康膳食

合理营养是健康的物质基础,而平衡膳食又是合理营养的根本途径。《全球疾病负担研究 2019》的数据显示,不健康的膳食每年导致近 800 万人死亡。不健康膳食与心血管疾病、癌症、糖尿病等慢性病发生有密切的联系,但不同的膳食因素对疾病的影响不同。

盐摄入量是血压水平和心血管疾病发病风险的重要决定因素,约 30% 的高血压是由摄入食盐过多导致的。来自不同国家的数据表明,多数人食盐摄入量远高于推荐量。《中国居民营养与慢性病状况报告(2020 年)》数据显示,中国居民平均每标准人日的烹调盐摄入量为 9.3g,远高于指南推荐的 5g以下。

脂肪是人体能量的重要来源,可提供必需的脂肪酸,有利于脂溶性维生素消化吸收。但脂肪,特别是饱和脂肪酸和反式脂肪酸摄入过多,是肥胖、高血脂、动脉粥样硬化等多种慢性病的危险因素。有证据表明饱和脂肪酸和反式脂肪酸能增加冠心病的发病风险,若改用单不饱和脂肪酸和多不饱和脂肪酸则可以降低风险。

各类未经特殊加工(如腌、晒、泡制等)的新鲜蔬菜和水果水分多、能量低,全谷物食物膳食纤维多,是人类平衡膳食的重要组成部分,是维生素、矿物质、膳食纤维和植物化学物质的重要来源。富含新鲜蔬菜、水果和全谷物的膳食对保持身体健康、维持肠道正常功能、提高免疫力、降低多种慢性病的发病风险具有重要作用。近年来各国膳食指南都强调增加新鲜蔬菜、水果和全谷物的摄入种类和数量,如《中国居民膳食指南(2022)》推荐居民每日应摄入 300～500g 蔬菜、200～350g 水果以及 50～150g 全谷物和杂豆。

食品中的污染物暴露也和一些慢性病的发生有关。食品中的黄曲霉毒素能够污染谷物和坚果,食用后可致肝癌。鱼、肉类食品在煎、炸等烹调过程中会产生杂环胺类物质,有致突变和致癌作用。食物在火上烟熏、煎烤时,有机物经高温分解和不完全燃烧可形成多环芳烃类化合物,进入哺乳动物细胞后经代谢活化成为高毒性代谢产物,能不可逆地损伤生物大分子,与消化系统肿瘤的发生有关,同时也增加糖尿病和心血管疾病等慢性病发病风险。

此外,越来越多的研究关注整体膳食模式对慢性病发生和死亡的影响。研究表明,健康的膳食模式一般富含新鲜蔬菜、水果、全谷物食物、坚果和豆类,而较少食用超加工食品(特别是加工肉制品)、含糖饮料、油炸食品、高油高糖高盐食品。

## （四）体力活动不足

体力活动是指由骨骼肌肉产生的需要消耗能量的身体动作。锻炼是体力活动的一部分,涉及有计划、有条理和反复的动作,目的在于增进或维持身体素质的一个或多个方面。经常和适度的体力活动能够改善肌肉和心肺功能,降低高血压、糖尿病、冠心病、脑卒中、多种癌症以及抑郁症的风险,对能量平衡和体重控制具有重要作用,而体力活动不足显著增加多种慢性病及死亡风险。WHO 将体力活动不足定义为一周(中等强度体力活动时间 ×2+ 高强度体力活动时间)不足 150 分钟。2016 年,全球约 28% 的 18 岁以上成人(男性 23%,女性 32%)体力活动不足。在高收入国家,男性和女性体力活动不足的比例分别为 32% 和 42%;在低收入国家,这一比例则分别为 13% 和 19%。2018 年,我国 18 岁及以上成人体力活动不足比例为 22.3%,男性(24.4%)略高于女性(20.2%),城乡之间无明显差异(分别为 22.0% 和 22.6%)。

## 三、环境因素

### （一）空气污染

无论是室外空气污染还是室内空气污染,都是全球各个国家的主要环境卫生问题。根据 WHO 估计,室外空气污染每年导致约 420 万人过早死亡,其中约 37% 死于缺血性心脏病和脑卒中,18% 死于慢性阻塞性肺疾病,23% 死于急性下呼吸道感染,11% 死于呼吸道癌。空气中可吸入颗粒物(主要包括 $PM_{2.5}$ 与 $PM_{10}$,即空气中直径小于或等于 2.5μm 或 10μm 的颗粒)的主要成分是硫酸盐、硝酸盐、氨、氯化钠、黑炭、矿物粉尘和水,包括悬浮在空气中的有机物和无机物的固体和液体复杂混合物。长期暴露于这些颗粒物可增加罹患心血管、呼吸系统疾病(包括肺癌)的风险。空气中其他影响健康的污染物还包括臭氧($O_3$)、二氧化氮($NO_2$)和二氧化硫($SO_2$)等。同时,全球约有 21 亿人仍在明火和开放式炉灶中使用固体燃料进行烹饪和取暖,这种低效的烹饪燃料和取暖方式会产生大量对健康有害的室内空气污染物。WHO 估算,室内空气污染每年导致约 320 万人过早死亡,其中 32% 死于缺血性心脏病,23% 死于脑卒中,21% 死于下呼吸道感染,19% 死于慢性阻塞性肺疾病,6% 死于肺癌。

### （二）其他环境因素

其他一些环境因素,包括水和土壤环境污染物(如重金属、新污染物等)以及电离辐射等也与慢性病的发生有关。电离辐射可以增加某些癌症的发病风险,能诱发白血病和多种实体肿瘤。过度暴露于紫外线辐射可导致多种皮肤慢性病变,如皮肤恶性黑素瘤、鳞状细胞癌、基底细胞癌和光老化等。氡暴露是造成肺癌的第二大原因,仅次于烟草暴露,其所致肺癌约占肺癌总数的 3%～14%,具体取决于氡的暴露水平。此外,气候变化对慢性病的影响也引起了越来越多的关注,研究表明,极端气候(如高温和低温)可增加短期和长期的心血管疾病风险。

## 四、职业因素

一些职业人群的工作性质决定其会长期暴露于某些危险因素。职业过程中可能接触到的职业致癌物与肺癌、膀胱癌、喉癌、皮肤癌、白血病及鼻咽癌等有关,如间皮瘤在很大程度上与石棉暴露有关。同时,越来越多的职场人群伏案工作,久坐而体力活动时间较短,工作时间长且压力大;倒班人群由于长期在白班与夜班之间转换,昼夜节律相对紊乱。这些与职业相关的不健康行为或有害因素会增加从业人员发生慢性病的风险。

## 五、遗传因素

几乎所有的慢性病都有遗传因素的参与。家系研究和双生子研究均证实了遗传因素在多种慢性病发病中的作用。随着分子流行病学与遗传流行病学的发展以及人类基因组学的建立,越来越多的疾病遗传易感位点被发现,很多慢性病的遗传机制得到了深入研究。

## 六、其他因素及多因素综合作用

精神心理因素也是影响慢性病发生的因素之一。目前研究普遍认为两者之间的关联是双向的。一方面,精神心理疾病(如抑郁症)会增加病人的不良行为,产生不良生活方式,从而使慢性病发病风险升高;慢性病病人合并精神心理疾病会降低其治疗的依从性,间接导致死亡风险升高。另一方面,慢性病带来的生理和经济负担也可能引起或加重精神心理疾病。

某些慢性病(特别是癌症)可能与病原体感染有关,或者由慢性传染性疾病演变而成。如肝癌与长期慢性活动性乙肝有关,胃癌与幽门螺杆菌(*Helicobacter pylori*,Hp)感染有关,子宫颈癌与人乳头瘤病毒(*human papilloma virus*,HPV)感染有关。在某些国家,血吸虫等寄生虫感染增加了罹患膀胱癌的风险,肝吸虫感染增加了胆管癌的风险。在低收入和中低收入国家,感染导致的癌症病例数占比30%左右,这些感染大多可以通过接种疫苗和避免病原体传播得到预防。如我国自20世纪90年代开始新生儿乙肝疫苗接种工作后,乙肝表面抗原阳性加权患病率从1992年的9.8%下降到2014年的2.6%。近年,国家药品监督管理局也批准HPV疫苗用于女性子宫颈癌的预防。

慢性病的发生与流行往往是多个危险因素综合作用的结果,而多个因素的作用常常不是单个因素的简单相加,其相互作用的模式比较复杂。不同的疾病、不同的群体各不相同。因此,研究多个危险因素对疾病发生的协同作用及其作用方式十分重要,如基因环境交互作用的研究得到了越来越多的重视。此外,一种危险因素也会导致多种慢性病的发生,针对某一种危险因素实施干预可以对多种疾病的预防与控制产生积极影响。

# 第四节 │ 防制策略及措施

策略是根据具体情况制订的指导全面工作的方针,如基本原则和组织机构等。措施是实现预期目标所需要采取的具体行动方法、步骤和计划。策略和措施密切相关,相互影响。只有在正确的策略指导下,采取合理、有效的措施,才能达到预期的防制效果。为应对慢性病对人类健康、卫生保健和社会资源的威胁,世界各国都在积极寻求解决方案。西方发达国家的经验证明,先进的临床医疗技术仅能减少部分死亡,无法减少发病、残疾和疾病负担,开发积极的公共卫生策略和群体预防措施才是慢性病防制的根本出路。

## 一、全人群策略与高危人群策略

慢性病的预防和控制一般采取全人群策略与高危人群策略相结合的模式。

### (一)全人群策略

在一般人群中,一些危险因素水平处于所谓"正常范围"的人同样具有发病风险,这为实施慢性病预防"全人群策略"提供了科学依据。全人群预防策略主要是指政府制订相应的卫生政策,通过健康教育、健康促进和社区干预等方法,在全人群中控制主要的危险因素,预防和减少疾病的发生与流行。该策略针对人群中危险暴露的决定因素采取措施,降低整个人群危险因素的暴露水平,不需要确定高危个体。即使个体因预防而获得的收益微不足道,但全人群策略可以使大多数人受益,给整个人群带来的累积收益非常可观。

1. **健康教育**　是指通过有计划、有组织、有系统地传播健康相关知识,使人们自愿地改变不良生活、行为方式和影响健康行为的相关因素,消除或减轻影响健康的危险因素,预防疾病,促进健康和提高生活质量。

2. **健康促进**　是一种以社区为基础,大范围、长时间,以创建环境、促进健康、减少疾病为目标,由政府提供政策与经济支持,社会各方面共同参与的活动。健康促进包括政府立法、财政拨款、媒体宣传、社区参与等,制定标准限制食品中的反式脂肪酸含量、提高烟草税都属于健康促进的措施。

《渥太华宪章》确定了健康促进三项基本策略,即为创造保障健康的若干必要条件所进行的倡导;为人们最充分地发挥健康潜能而向他们的授权;为了实现健康目标的共同协作,在社区各利益相关者之间进行的协调。上述策略由五项重点行动领域给予支持,即建立促进健康的公共政策、创造健康支持环境、增强社区能力、发展个人技能、调整卫生服务方向。

3. **社区干预** 是指充分利用社区资源,在各部门的参与下,针对不同目标人群,在不同场所开展疾病防制和健康促进活动,通过改变生活方式和生活环境,使个体和社区增强控制影响健康诸因素的能力,以创造有利于健康的环境,预防疾病,提高健康水平。社区干预的主要策略包括政策和环境支持、公共信息、社区参与和发展、个人不良行为改变及技能提高和社区卫生服务评估与改进。饮水加氟、食盐加碘都属于社区干预的措施。

### (二) 高危人群策略

"高危人群"不仅指存在明显危险因素的人,而且包括危险因素暴露水平略高但同时具有多个危险因素的人。高危人群策略主要是对疾病风险高的个体,针对致病危险因素采取干预措施,降低其未来的发病风险。回顾近几十年来国内外的疾病防制实践不难发现,高危人群策略更易获得重视和偏爱。但高危人群策略也有其局限性,如易产生"标签效应",即被判定为"高危"的个体可能会承受较大的心理压力,诱发焦虑或自我认知改变,反而不利于健康。此外,高危人群策略主要关注特别易感或显著暴露的个体,通过多种方式保护个体免于暴露导致的效应,或是降低个体的暴露水平。当问题波及整个人群时,所能干预的病人和易感个体仅是冰山一角,是治标不治本的策略。

高危人群策略和全人群策略并不是截然分开的,两者作用于病因链的不同环节,相辅相成。高危人群策略主要关注病因链近端的环节,针对性和可操作性强,效果明确,易被理解和接受,针对近期的疾病负担可解燃眉之急。而全人群策略主要关注的是病因链远端的环节,涉及的通常是很多疾病共同的根本原因,覆盖人群范围广,成本低廉,是实现持久的全人群健康的必经之路。

## 二、三级预防措施

国内外大量研究和长期实践经验表明,慢性病防制必须以公共卫生系统为主导,坚持第一级预防为主,一、二、三级预防相结合的原则,即:①按照 WHO 提出的人类健康四大基石"合理膳食、适量运动、戒烟限酒、心理平衡",预防慢性病发生,这是第一级预防措施;②一旦发病,及时诊断和治疗,稳定病情,防止或减缓疾病的发展,这是第二级预防措施;③坚持长期、规范治疗,控制病情,改善生活质量,防止伤残和促进功能恢复,这是第三级预防措施。

### (一) 第一级预防

第一级预防(primary prevention)又称病因预防或初级预防,是在疾病尚未发生时针对致病因子、可疑致病因子或相关因素所采取的措施,是预防疾病发生和降低疾病负担的根本措施。

对高危人群进行健康生活方式和合理膳食的宣教,鼓励居民多食新鲜蔬菜、水果,减少加工肉类和含糖饮料等不健康食品的摄入,不吸烟,不酗酒,多参加户外活动和体育锻炼,这些均是有效的第一级预防措施。研究显示,通过改变生活方式可以预防绝大多数人发生冠心病和 2 型糖尿病;通过合理膳食、坚持体育锻炼和保持正常体重可以预防三分之一的癌症;通过接种 HPV 疫苗,可预防 70% 以上的女性发生子宫颈癌。

### (二) 第二级预防

第二级预防(secondary prevention)又称"三早"预防,包括早期发现、早期诊断和早期治疗,是在疾病发生后为了防止或减缓疾病的发展而采取的措施。

建立规范化的定期健康体检制度是一项重要的预防措施。健康体检的频率和内容可根据受检对象的年龄、性别、职业等特点设置。定期健康体检制度与建立规范化的居民健康档案应当结合起来,逐步建立电子健康档案信息系统。疾病筛检是第二级预防的重要内容,通过筛检能及时发现病人甚至发现处于疾病早期的病人,从而改善预后,提高生存率。

### (三) 第三级预防

第三级预防(tertiary prevention)又称临床预防,是在疾病的后期为了减少疾病危害所采取的措施。目的是防止病残和促进功能恢复,提高生存质量,延长寿命,降低病死率。具体措施包括提倡病人自我管理;建立社区卫生服务中心(站)与医院之间的双向转诊制度;病人在急性期可以获得及时、有效、规范的治疗,病情稳定后,按照合理的治疗方案,在社区获得方便、连续、经济、有效、规范的治疗与康复;晚期病人能够得到规范化的康复指导、医疗照顾和临终关怀等。

## 三、慢性病管理

慢性病是可以有效预防和控制的疾病,在慢性病发生发展的各个阶段采取全面、连续、主动的管理方式,不仅可以延缓疾病进程、减少并发症,还能节约医疗资源、减轻疾病负担。

### (一) 慢性病管理模型

世界各国对慢性病的管理和干预进行了诸多探索,建立了相应的理论模型,具有代表性的是慢性病照护模型(chronic care model,CCM)和慢性病创新照护(innovative care for chronic conditions,ICCC)框架。CCM 是 20 世纪 90 年代美国学者 Edward Wagner 提出的一套针对慢性病进行全面系统管理的方法,在美国、法国、澳大利亚等国广泛实践,取得了良好的效果。该模型认为,卫生服务系统实现高质量慢性病管理的要素包括社区、卫生服务系统、病人自我管理支持、转诊系统设计、决策支持和临床信息系统等 6 个方面。WHO 基于 CCM 提出了 ICCC 框架。ICCC 将复杂的卫生服务提供过程分为微观、中观和宏观三个层面,即病人互动、卫生服务体系和社区、政策,这三个层面的每一层与另外两层相互作用并产生积极影响。ICCC 强调政府及政策参与、支持及卫生系统内外相关部门的协作、协调筹资,增加慢性病管理经费来源,规范培养慢性病管理的全科医生。这种模式以预防为重点,为慢性病病人提供一体化、综合化的管理服务,增强自主管理意识及自我管理技能,从根本上实现初级卫生保健工作的目标。

近年比较提倡的主动健康模式同样对慢性病的防制工作起着重要作用。主动健康模式是坚持政府主导,充分调动全社会的积极性,强调个人是健康的"第一责任人",促进全民健康的健康管理新模式。与被动健康模式相比,主动健康模式的理念主要有以下四个方面的转变。一是在服务的理念上将"以疾病为中心"转变为"以健康为中心";二是在服务对象上将"以病人为中心"转变为"以人为中心",更突出了全生命周期健康;三是在服务供给上将以医疗卫生服务机构为主的单一服务主体,转变为卫生、体育、养老、教育等多主体协同;四是在服务内容上,将"以疾病诊疗服务为主"转变为"涵盖预防、诊断、治疗、康复、护理、养生等的全健康服务链条"。

### (二) 慢性病自我管理

由于传统的医疗保健系统和服务在解决行为和环境因素所致的慢性病问题方面作用有限,且费用昂贵,因此,慢性病预防、干预和卫生保健活动通常在社区和家庭内执行,病人及其家庭将不可避免地成为预防和管理慢性病的主要承担者,成为慢性病的自我管理者。"自我管理"一词最早的意思是"病人是治疗过程中一个积极的参与者"。慢性病自我管理(chronic disease self-management,CDSM)是指"在卫生保健专业人员的协助下,个人承担一些预防性或治疗性的卫生保健活动",即用自我管理方法来控制慢性病,实际上是病人教育项目。其通过系列健康教育课程给病人提供自我管理所需知识、技能、信心以及和医生交流的技巧,帮助病人在得到医生更有效的支持下主要依靠自己解决慢性病给日常生活带来的躯体和情绪方面的问题。

## 四、我国慢性病防制策略

工业化、城镇化、人口老龄化、生态环境及生活方式等快速变化,给我国慢性病防制工作带来一系列新的挑战。慢性病防制工作应坚持统筹协调、共建共享、预防为主、分类指导的基本原则。

2017 年 1 月,国务院办公厅印发《中国防治慢性病中长期规划(2017—2025 年)》(以下简称《规划》),确定的策略与措施包括:加强健康教育,提升全民健康素质;实施早诊早治,降低高危人群发病风险；强化规范诊疗，提高治疗效果；促进医防协同，实现全流程健康管理；完善保障政策，切实减轻群众就医负担；控制危险因素，营造健康支持性环境；统筹社会资源，创新驱动健康服务业发展；增强科技支撑，促进监测评价和研发创新。《规划》提出，到2025年，慢性病危险因素得到有效控制，实现全人群全生命周期健康管理，力争30～70岁人群因心血管疾病、癌症、慢性呼吸系统疾病和糖尿病导致的过早死亡率较2015年降低20%。

我国于2010年启动了慢性病综合防控示范区工作，《规划》决定以国家慢性病综合防控示范区建设为抓手，培育适合不同地区特点的慢性病综合防控模式。慢性病综合防控示范区工作强调政府主导、全社会参与、多部门联合行动，主要通过开展健康教育和健康促进、高危人群发现和干预、疾病规范化管理等措施减少慢性病负担，加强慢性病监测与评估，发挥全社会慢性病防控的示范和带动效应，以推动全国慢性病预防控制工作深入开展。示范区建设紧密结合了卫生城镇创建和健康城镇建设要求，同时与分级诊疗、家庭医生签约服务相融合，全面提升示范区建设质量，在强化政府主体责任、落实各部门工作职责、提供全人群全生命周期慢性病防治管理服务等方面发挥示范引领作用，最终带动区域慢性病防治管理水平整体提升。

我国《"健康中国2030"规划纲要》明确提出，要把健康城市作为健康中国建设的重要抓手。"健康城市"是指从城市规划、建设到管理各个方面都是以人的健康为中心，保障广大市民健康生活和工作，成为人类社会发展所需求的健康人群、健康环境和健康社会有机结合的发展整体。2016年以来，我国全面启动健康城市建设工作，并于2021年选择了15个城市开展健康城市建设，推进健康中国行动的创新模式试点工作，将健康城市建设与慢性病防制等工作相结合，探索条块结合、防制结合、群体个人结合的服务模式。

（潘　安）

# 第十二章 | 疾病监测

本章数字资源

本章思维导图

疾病监测是疾病预防和控制工作的重要组成部分,为制订和修订疾病防制策略和措施提供信息依据,同时也为防制策略和措施效果评价提供依据。随着疾病谱和现代医学模式的转变以及现代科学技术的发展,疾病监测的对象不断增多、范围不断扩大,疾病监测的方法不断完善,监测数据的分析处理效率、信息反馈速度以及应对策略和措施的有效性都得到了明显提高。此外,健康中国建设的推进以及《"健康中国 2030"规划纲要》的贯彻落实,也使得疾病监测在重大疾病预防和控制方面发挥越来越重要的作用。

## 第一节 | 概 述

### 一、概念及发展简史

#### (一)疾病监测的概念

疾病监测(disease surveillance)是长期、连续、系统地收集疾病的动态分布及其影响因素的资料,经过分析将信息上报和反馈,传达给所有应当知道的人,以便及时采取干预措施并评价其效果。疾病监测是一个连续的、动态的过程,通过连续、系统地收集资料,可以发现疾病的分布特征及发展趋势。对收集的资料进行整理、分析和解释,获取有价值的信息,从而为制订合理的疾病预防控制策略和措施提供科学依据。通过实施并评价干预措施效果,不断完善疾病预防的策略和措施,使其更加科学、有效,从而实现预防和控制疾病的最终目的。疾病监测是公共卫生监测的重要组成部分。

公共卫生监测(public health surveillance)是指长期、连续、系统地收集人群中有关公共卫生问题的资料,经过科学分析和解释后获得重要的公共卫生信息,并及时反馈给需要这些信息的人或机构,用以指导制订、完善和评价公共卫生干预措施和策略的过程。其目的是为决策者提供决策依据,并评价决策效果。公共卫生监测的种类主要包括疾病监测、死因监测、医院感染监测、症状监测、行为及行为危险因素监测以及环境、学校卫生监测、食品与营养、药物不良反应等其他公共卫生监测。本章重点介绍疾病监测相关内容。

#### (二)疾病监测的发展简史

疾病监测是从传染病监测开始的,最早的实例之一是 17 世纪伦敦的鼠疫流行监测。在 17 世纪初叶,伦敦的教区执事每周定期向教区执事办公室报告葬礼数及死者死因,办公室执事负责汇编伦敦市及其邻近教区的死亡统计,再对其提供的首都鼠疫流行程度的情报进行解释,并将这些情报在每周公布的"死亡通知书"上进行宣传,以便采取适当的预防措施。英国统计学家 John Graunt 利用伦敦各教堂保存的死亡登记来分析居民的健康状况,发现死亡率和死亡原因有一定的规律,并提出了出生和死亡统计的原则,他的研究工作被认为是最原始的疾病监测,也是疾病监测的萌芽。到 18 世纪,监测已被认为是了解人群健康的重要组成部分。1741 年,英国在北美洲的殖民地罗德岛地方当局通过一项法令,要求旅店必须及时报告患有天花、霍乱、黄热病等烈性传染病的旅客,形成了传染病监测的雏形。到了 19 世纪,欧洲开始用生命统计来描述居民的健康状况并推动公共卫生活动。英国医生、统计学家 William Farr 从就职于英国中央户籍总署时开始,就致力于收集、分析生命统计资料,尤其是有关疾病患病率、死亡率、疾病与死亡原因的统计研究,并建立了英国官方人口统计制度。因此,他也被公认为人口统计制度和疾病监测的奠基人。

进入20世纪,监测的概念进一步扩大、发展并衍生出许多不同的监测系统。1901年美国各州都制定法律列出本州的法定报告传染病,到1925年所有的州都加入了全国发病报告系统。1943年丹麦建立了癌症登记制度,这是非传染性疾病监测的开端。20世纪40年代末,美国疾病控制与预防中心(Centers for Disease Control and Prevention,CDC)开展了符合现代概念的疾病监测工作,该中心从1950年开始对疟疾、1955年对脊髓灰质炎、1957年对流行性感冒、1961年对病毒性肝炎进行监测,随后又陆续对多种传染病开展监测工作。1968年,在第21届世界卫生大会上,确立了疾病监测的地位,明确了其范围包括传染病在内的所有卫生问题。此后数十年,WHO作为全球公共卫生的领导机构,制订了多项与监测有关的技术文件,并在消灭天花和脊髓灰质炎、消除麻疹和疟疾、防控流行性感冒和新型冠状病毒感染大流行等全球性传染病防控项目中高度强调监测的作用。

我国在1950年建立了法定传染病报告制度,这是最重要、最基本的全国性传染病监测系统,报告的病种从最初的18种增加到2023年的41种。从1975年开始,我国陆续建立了流行性感冒、乙型脑炎、流行性脑脊髓膜炎、霍乱、肾综合征出血热、鼠疫、钩端螺旋体病等许多单病种监测系统,将全国性的传染病报告与重点地区、重点人群的病原学、血清学监测结合起来,显著提高了我国传染病监测和防制能力。1980年建立了全国疾病监测点监测系统,开始了长期综合疾病监测工作。随着计算机和网络技术的应用,1986年建立了全国省级疫情微机通信网;1993年建立了全国范围内的数字通信网和电子信箱系统;到2004年实现了实时的传染病网络直报信息平台,极大地提高了监测系统的效率。截至2022年,全国法定传染病报告及时率达到99%以上,诊断到报告的平均间隔时间约为4小时。多年来,该系统的有效运行降低了传染病的漏报,显著提高了传染病报告的及时性。

随着疾病谱和现代医学模式的转变,疾病监测的对象范围不断扩大,由早期的以传染病为主扩大到了非传染性疾病、伤害、个人行为、营养与健康状况监测、健康危害因素监测等方面。监测方法不断完善,监测时效性更强,特别是计算机、互联网、移动通信设备等技术的应用,使监测数据的分析处理效率、信息反馈速度、应对策略和措施的有效性都有了明显提高。

## 二、目的

疾病监测的目的主要是了解疾病发生特征、流行态势、确定危险因素和高危人群、及时预测/预警、采取干预措施和评价干预效果等。具体包括以下几个方面。

### (一)了解人群疾病发生现状和特征,有的放矢开展预防控制工作

通过系统、连续地收集疾病或卫生问题的资料,并对资料进行分析,可以了解影响人类健康的主要疾病或卫生问题的发生情况、分布特征及发展趋势,确定当前的主要公共卫生问题,有针对性地开展预防干预工作。例如,有学者以2004—2020年中国CDC全国食源性疾病疫情监测系统报告的食源性肉毒中毒疫情为基础,对疫情的三间分布、食物类型和促成因素开展了调查。结果显示:2004—2020年期间,中国共发生80起食源性肉毒中毒暴发事件,涉及386人发病;从时间分布来看,食源性肉毒中毒暴发事件多发生在6—8月,1月为暴发高峰;从地域分布来看,31个省(自治区、直辖市)中有22个报告了食源性肉毒中毒暴发事件。从食源性肉毒中毒的不同食物来源类型来看,最常涉及的食品是自制的传统加工臭豆腐和牛肉干,占51.25%。而在导致暴发的因素中,不当加工和不当储存占77.50%。通过了解这些监测数据分析结果,提示人们需要根据食源性肉毒中毒疫情三间分布的不同和类型的差异采取不同的预防控制措施,充分利用不同区域的流行特点和流行因素采取有效措施,从而控制和预防食源性肉毒中毒疫情。

### (二)发现异常情况,查明原因,采取干预措施

在监测过程中可以及时发现存在异常变化的疾病或事件,并进一步开展流行病学调查分析,找出其发生的原因,以便及时采取干预措施,控制疾病或事件的进一步发展。例如,2009年广西壮族自

治区通过症状监测系统，及时发现了甲型副伤寒沙门菌引起的甲型副伤寒和非伤寒沙门菌所致的感染性腹泻暴发疫情，及时开展流行病学调查并采取控制措施，因此未出现扩散蔓延现象。2012—2014年湖北省利用学生缺勤记录开展学校疫情监测，提早发现并成功控制了水痘、流行性腮腺炎和流感等传染病的暴发疫情。2021年广东省惠州市通过流感监测系统监测到一例人感染 H9N2 禽流感病例，及时开展流行病学和环境调查，同时对在活禽市场和家禽养殖场工作的人群进行监测，从而预防人感染禽流感疫情的暴发。

### （三）确定高危人群，预测疾病流行，制订新的行动计划

通过分析疾病监测获得的连续、动态数据，可以确定高危人群，预测疾病流行趋势，既有助于对疾病进行有效预防和控制，又可以预估卫生服务需求，制订新的防控计划。例如，2010 年，在卫生部领导下，根据中国艾滋病流行特点和趋势，结合防制工作需求，对全国艾滋病监测哨点进行了重新设置与布局，共设置 1 888 个哨点，覆盖吸毒者、男男性行为者、暗娼、性病门诊男性就诊者、男性长途汽车司乘人员、孕产妇、青年学生和流动人群 8 类监测人群。经过多部门的共同努力，经输血传播、注射吸毒传播和垂直传播的艾滋病疫情得到了有效控制，重点地区疫情快速上升的势头也得到了有效遏制，全国整体疫情继续控制在低流行水平。目前，我国已实现感染状况知晓率、抗病毒治疗率和治疗成功率达到 "三个 90%" 的目标。但是，艾滋病流行形势依然严峻，新报告病例中 95% 以上是经性传播，男男性行为人群感染率较高，老年男性、青年学生等重点人群发病率上升明显。针对新的流行态势和高危人群特点，我国又制订了《中国遏制与防治艾滋病 "十四五" 行动计划》，修订了《全国艾滋病哨点监测实施方案》，将监测人群调整为 6 类，即吸毒者、男男性行为者、卖淫妇女、性病门诊男性就诊者、孕产妇和青年学生，继续控制艾滋病低流行水平，推进健康中国建设。

### （四）评价干预措施效果，制订科学、有效的公共卫生策略和措施

疾病监测可以了解疾病的动态变化趋势，通过比较不同时期、采取干预措施前后疾病的变化情况，评价干预效果，并为制订有效的公共卫生策略和措施提供可靠的依据。在全球消灭天花过程中，疾病监测发挥了重要作用。WHO 最初是希望通过群体预防接种策略，增加人群中痘苗的覆盖率来消灭天花。但通过对天花监测资料进行分析，发现当大规模群体接种延缓了天花流行时，高的疫苗接种覆盖率并不能够有效阻止天花的传播。WHO 根据此信息及时调整了策略，加强对天花病例的监测和采用环形接种，最终在全球消灭了天花。

## 三、分类

根据疾病种类和监测范围不同，可以分为传染病监测和非传染性疾病监测。

### （一）传染病监测

传染病监测是疾病监测的起源，也是疾病监测最重要的内容。WHO 规定的国际监测传染病共 5 种，即流行性感冒、脊髓灰质炎、疟疾、流行性斑疹伤寒和回归热。我国根据国情增加了登革热，共规定了 6 种国际监测传染病。《中华人民共和国传染病防治法》将法定报告传染病分为甲、乙、丙 3 类，目前规定报告的法定传染病有 41 种。

传染病监测的主要内容包括：人口学资料；传染病发病和死亡及其分布；病原体型别、毒力、抗药性变异情况；人群免疫水平的测定；动物宿主和媒介昆虫种群分布及病原体携带状况。

### （二）非传染性疾病监测

随着经济发展和居民生活水平的提高以及疾病谱的改变，疾病监测的范围已扩大到了非传染性疾病，包括恶性肿瘤、心脑血管疾病、糖尿病、精神病、出生缺陷、伤害、个人行为危险因素监测等。我国从 2004 年开始，在 31 个省（自治区、直辖市）确定了 161 个监测点，开展了居民死因监测、慢性非传染性疾病及其危险因素监测、伤害监测等工作。2013 年，全国疾病监测系统再次进行调整，慢性非传染性疾病及其危险因素监测扩大到 302 个监测点，建立了省级代表性的监测系统。目前开展的慢性非传染性疾病监测包括高血压、心脏病、脑卒中、糖尿病、肿瘤、慢性呼吸系统疾病等。

我国人口出生缺陷监测项目开始于 1986 年,目前主要监测 23 种出生缺陷,已初步建立出生缺陷综合防治体系。卫生部于 1988 年将出生缺陷监测转为常规工作,与当时全国范围的孕产妇死亡监测、5 岁以下儿童死亡监测统称为"三网监测"。1996 年卫生部又将这 3 个监测网合并(称为"三网合一"),正式实施中国妇幼卫生监测方案。

非传染性疾病监测的主要内容包括:人口学资料;非传染性疾病发病/患病和死亡及其分布;人群生活方式和行为危险因素监测;地理、环境和社会人文(包括经济)因素的监测;饮食、营养因素的调查;基因型及遗传背景因素的监测;高危人群的确定;预防和干预措施效果的评价等。

## 第二节 ｜ 监测的程序、方式及评价

### 一、监测的程序

开展疾病监测首先须建立监测体系和监测系统,在此基础上,有组织、有计划地进行资料收集、分析和解释,并进行信息反馈和信息利用。

#### (一)建立监测体系和监测系统

监测体系是由负责设计、制订、管理和评估全球或国家疾病监测系统的专门机构组成。WHO 是负责全球疾病监测的机构,除在总部设有负责全球监测的部门,还指定部分成员国专业机构作为全球监测网络成员机构,如血清保存中心、国家流感中心、虫媒病毒中心等。中国疾病预防控制中心是负责组织、建立和管理全国疾病监测系统的机构。

监测系统是在监测体系构架管理下的有组织、有计划地执行监测工作的操作系统。疾病监测系统可分为以下 4 种。

1. **以人群为基础的监测系统**　此类系统以人群为对象开展监测工作,例如出生、死亡监测系统。

2. **以高危人群为对象的哨点监测系统**　如我国的艾滋病哨点监测系统,是根据流行特点由设在全国各地的近 2 000 个监测哨点对高危人群进行定点、定时、定量的艾滋病抗体检测,由此可以大致了解我国艾滋病的感染状况和变化趋势。

3. **以医院为基础的监测系统**　此类系统以医院为现场开展工作,例如我国的传染病监测系统、医院感染监测系统、出生缺陷监测系统、性传播疾病监测系统、症状监测系统等。

4. **以哨点医院和实验室为基础的监测系统**　此类系统主要利用哨点医院和实验室方法对病原体或其他致病因素开展监测,例如我国的流行性感冒监测系统。

#### (二)疾病监测的基本过程

疾病监测的工作过程包括以下 4 个基本环节,在每个环节中均需要对数据质量等进行评价,以确保监测工作的实效。

1. **收集资料**　根据监测的特定目标来收集资料,保证收集到的资料具有全面性、代表性、准确性。监测资料大致包括以下几个方面:①人口学资料;②疾病发病或死亡资料;③实验室检测资料(如血清抗体测定、水质检验等);④危险因素调查资料(如吸烟、职业暴露有毒有害因素等);⑤各种干预措施记录资料(如疫苗发放、食盐加碘等);⑥专题调查报告(如暴发调查、慢性病危险因素调查等);⑦其他有关资料。

2. **分析资料**　是对收集到的监测资料进行加工、分析、解释,使其成为有价值信息的过程,包括以下步骤。

(1)资料核实:首先将收集到的原始资料进行认真核对、整理,同时了解其来源和收集方法。剔除错误资料或无法补救的不完整资料,保证资料的真实性、完整性。

(2)资料分析:利用统计学技术把各种数据转变为有关的指标。

(3)结果解释:解释这些指标的意义和内涵。

**3. 反馈信息**　必须建立信息反馈的渠道,使所有应该了解疾病监测信息的单位和个人都能及时获得,以便能对疫情迅速作出反应,明确工作重点和研究方向。信息反馈分为纵向和横向,纵向反馈包括向上反馈给卫生行政部门,向下反馈给下级监测机构;横向反馈包括反馈给有关的医疗卫生机构、科研单位,以及社区及居民。信息反馈形式可以是定期以公报形式发放,也可以采用电话、互联网形式反馈。

**4. 利用信息**　充分利用监测信息制订公共卫生策略和措施,预防和控制疾病或卫生事件的发生和发展是疾病监测的最终目的。监测获得的信息可以用来了解卫生问题的分布特征并预测流行、确定主要卫生问题、评价干预效果等,为制订预防控制疾病的策略和措施提供依据。

## 二、监测的方式

**1. 被动监测**(passive surveillance)　是指由下级单位常规上报监测资料和数据,而上级单位被动接受的一种监测方法。如常规法定传染病报告、肿瘤登记、死因报告等都属于被动监测。

**2. 主动监测**(active surveillance)　主动监测是指根据特殊需要,由上级单位进行专题调查或要求下级单位严格按照规定收集资料的监测。如急性弛缓性麻痹(acute flaccid paralysis,AFP)主动监测,就是按照国家制订的《全国急性弛缓性麻痹(AFP)病例监测方案》的要求,每个AFP主动监测医院每旬开展本院AFP病例的主动搜索,县级疾控机构应每旬对辖区内AFP主动监测医院开展主动搜索。另外,按照统一要求对慢性非传染性疾病及危险因素进行重点监测与调查等,也属于主动监测。

## 三、监测系统的评价

为了提高疾病监测系统的质量,完善监测体系,使监测信息更有效地为公共卫生活动服务,需要对疾病监测系统进行评价。美国CDC提出用监测系统的属性作为标准对监测系统进行评价,但由于不同监测系统的监测目的不同,因此每个监测系统对不同属性的重视程度也不同。另外,各属性间往往相互联系,提高对某个属性的要求,则可能会降低对其他属性的要求,因此需要注意。常用的评价监测系统的指标如下。

**1. 敏感性**(sensitivity)　是指监测系统发现疾病或卫生问题的能力。主要包括两个方面:①监测系统报告的病例占实际病例的比例;②监测系统判断疾病暴发或流行的能力。具体的评价指标为病例定义的敏感性和暴发疫情判定标准的敏感性。

**2. 及时性**(timeliness)　是指监测系统从发现疾病到将信息反馈给有关部门的时间。反映了监测系统的信息反馈速度。通常采用从发病、诊断、报告、采样、实验室检测、数据录入、分析解释、识别暴发、采取控制措施到信息反馈等各个环节的平均间隔天数来评价。

**3. 代表性**(representativeness)　是指监测系统发现的疾病在多大程度上能够代表目标人群的实际情况。通过对监测点收集的数据特征与该病的流行特征进行比较分析,对监测系统的代表性进行评价。

**4. 阳性预测值**(positive predictive value)　是指监测系统报告的病例中真正的病例所占的比例。评价指标有病例定义的阳性预测值、病例发现的阳性预测值以及暴发探测的阳性预测值。

**5. 简便性**(simplicity)　是指监测系统的资料收集、监测方法和运作简便易行的程度。主要从监测目的的可实现程度,病例定义的判定难易度及可操作性,数据收集的数量、种类和方法,数据管理,分析反馈,系统的维护及人员培训方面等对监测系统的简便性进行评价。

**6. 灵活性**(flexibility)　是指监测系统能针对新的疾病或卫生问题进行及时的改变或调整的能力。评价内容主要包括病例定义是否能根据不同的监测目的进行修改、是否可以调整或增加监测数据的种类和数量、是否可以改变数据收集的来源和方法。

**7. 可接受性**(acceptability)　是指监测系统各个环节的工作人员对监测工作的参与意愿。评价内容包括报告单位参与率、监测机构报告率、监测工作方案的可行性及实施的难易程度、监测人员的工作量及可承受度。

## 第三节 ｜ 传染病监测与预警系统

我国法定传染病疫情报告及反馈系统建立于 20 世纪 50 年代,是当时最重要、最基本的全国性传染病监测系统,到 20 世纪 60 年代已经开始形成较为完善的传染病报告系统。2004 年建立了传染病网络直报系统后,覆盖了甲、乙、丙 3 类共 37 种法定传染病。2008 年 5 月 2 日,手足口病列为法定丙类传染病。2009 年 4 月 30 日,将甲型 H1N1 流感纳入《中华人民共和国传染病防治法》规定的乙类传染病,并采取甲类传染病的预防、控制措施。2013 年 11 月 1 日,将人感染 H7N9 禽流感纳入法定乙类传染病;将甲型 H1N1 流感从乙类调整为丙类,并纳入现有流行性感冒进行管理;解除对人感染高致病性禽流感采取的《中华人民共和国传染病防治法》规定的甲类传染病预防、控制措施。2020 年 1 月 20 日,将新型冠状病毒肺炎纳入法定乙类传染病,并采取甲类传染病的预防、控制措施;2022 年 12 月 26 日,将“新型冠状病毒肺炎”更名为“新型冠状病毒感染”;自 2023 年 1 月 8 日起,对新型冠状病毒感染实施“乙类乙管”。此外,自 2023 年 9 月 20 日起将猴痘纳入乙类传染病进行管理,采取乙类传染病的预防、控制措施。至此网络直报的法定传染病达到 41 种,其中甲类 2 种、乙类 28 种、丙类 11 种。

### 一、传染病网络直报系统

传染病网络直报是综合利用计算机技术、网络技术和通信技术,构建一个信息平台,实现了传染病个案从基层到国家的实时报告、动态监测和实时统计,提高了传染病报告的及时性和准确性。网络直报系统是指由医疗卫生机构和基于互联网虚拟专用网络(virtual private network,VPN)系统等组成的对传染病个案信息物理上集中,逻辑上分级管理,实时地进行信息收集、审核、储存、加工、维护和使用的信息系统。VPN 能动态监测各地传染病疫情发生发展情况,并对监测的结果实行个案化管理与分析,从全局出发辅助防制决策的制订,利用监测信息制订防制措施,帮助疾病预防控制机构实现疾病控制目标。

网络直报实现了传染病个案数据的实时报告,为疫情的按日、周分析提供基础,并建立了省级及以上卫生行政部门按月向社会公布法定报告传染病疫情的制度。传染病监测个案信息最初通过网络直接报告至中国 CDC 的数据中心,近几年个案数据储存在各省或区域平台中,可以通过区域信息平台进行交换传输。各级 CDC 与同级的卫生行政部门进行信息的报告与反馈,其信息报告与反馈流程见图 12-1。为加强传染病信息报告管理,提高报告质量,2006 年卫生部办公厅印发了《传染病信息报告管理规范》,该规范对指导医疗卫生机构做好传染病信息报告发挥了重要作用。随着传染病防控形势的变化和防控工作的推进,2015 年国家卫生和计划生育委员会组织对 2006 年的规范进行了修订和完善,制定了《传染病信息报告管理规范(2015 年版)》。截至 2022 年,全国传染病网络直报系统已覆盖全国 16.8 万家各类医疗卫生机构,用户数达 35 万。

传染病网络直报的主要优势表现如下。

1. 提高了疫情监测报告的及时性　实行网络直报后,从医疗机构作出诊断到国家收到疫情报告的平均时间缩短到不足 1 天。现在,各级疾病预防控制机构和卫生行政部门都能掌握当天的个案信息,这一重大变革对及时控制传染病疫情极为有利。

2. 提高了疫情监测报告的准确性　网络直报进一步规范了各级各类医疗机构、疾病预防控制机构的责任,医院明确专门部门或人员直接上网报告传染病个案信息,提高了医疗机构报告的主动性和责任感。同时,通过规范的传染病报告工作调查和管理,传染病疫情报告卡片完整率、正确率显著上升,迟报率、漏报率降低。2009 年对 31 个省(自治区、直辖市)和新疆生产建设兵团所抽取的各级卫生行政部门、CDC 和医疗机构进行的传染病网络直报报告质量的评估结果显示,全国医院传染病报告率为 94.53%,网络报告及时率为 94.84%,纸质报告卡填写完整率为 89.36%、准确率为 72.39%,纸

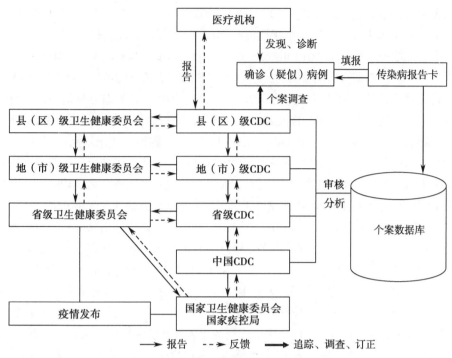

图 12-1 法定传染病信息报告反馈流程示意图

质卡与网报卡内容填写一致率为70.23%。2015年抽样调查结果显示,全国医疗机构法定传染病报告率为95.65%,报告及时率(97.75%)、纸质报告卡填写完整率(89.45%)和纸质卡与网络报告一致率(81.52%),均较2009年有所提升,但纸质报告卡填写准确率有所降低(69.76%),仍存在漏报和报告不及时等问题。

**3. 提高了疫情分析能力** 网络直报统一设计、明确了基层报告单位和各级疾病预防控制机构疫情数据的审核和分析程序,一方面减轻了基层单位的系统、软件维护和数据安全管理的日常工作;另一方面帮助基层建立了个案数据库,提供了流行病学分析和地理信息系统等工具,有助于开展本地区或跨行政区域疫情分析和预警工作,提高了系统的灵活性和信息利用价值,减轻了基层负担。

**4. 提高了传染病暴发的早期发现能力** 实行网络直报后,国家可动态掌握法定报告传染病病例的个案信息,各级政府和卫生部门能够及时了解疫情信息,在应对各种疾病时,做到心中有数,应对从容。通过与历史数据的比较与分析,为传染病自动预警的实现提供了可能性;通过地理信息系统,动态观察聚集性病例,能提示出现传染病暴发的可能性;通过对不同来源数据的分析,为实现传染病发病趋势和暴发预测提供了可能性。

## 二、症状监测系统

症状监测系统可以早期监测疾病的萌芽状态,为公共卫生人员采取有效的防制措施提供依据。症状监测中的"症状"不仅指临床症状,还包括与症状有关的其他信息,如急诊室病人主诉、药店非处方药物的销售量、学校或单位缺勤率、网络搜索信息和电话求助热线等。症状监测数据的产生往往早于明确的诊断信息,因此收集、分析这些数据有助于早期发现异常的卫生问题,缩短应对时间。目前主要应用于公共危机应对(如传染病应急监测)、早期探测新发传染病、掌握疾病发病水平与流行趋势(如流感样病例监测),以及大型体育活动与政治集会等大规模人群聚集活动的公共卫生保障等。我国在2003年经历了严重急性呼吸综合征(severe acute respiratory syndrome,SARS)流行后,症状监测系统也得到了迅速发展。我国症状监测包括以下内容。

**1. 流感样病例(influenza-like illness,ILI)监测** 我国自2005年6月开展流感样病例监测,监测对象为于监测哨点医院就诊的流感样病例。流感样病例定义为体温≥38℃,伴有咳嗽或咽痛之一者。

标本采集对象为发病 3 天内的流感样病例。监测时间规定为:北方省份实行 6 个月监测(每年 10 月 1 日至次年 3 月 31 日),南方省份实行全年监测。2017 年 3 月 30 日,国家卫生和计划生育委员会办公厅印发了《全国流感监测方案(2017 年版)》,要求所有国家级流感样病例监测哨点医院和流感监测网络实验室均全年开展流感样病例监测。2023 年 10 月,国家疾病预防控制局综合司发布《关于开展急性呼吸道传染病多病原监测试点工作的通知》,要求基于国家级流感监测网络,各省份在国家流感监测哨点医院中至少选择 1 家综合性医院和 1 家儿童医院开展急性呼吸道传染病多病原监测。

**2. 不明原因肺炎**(pneumonia with unknown etiology,PUE)**监测**　我国不明原因肺炎监测系统是在 2003 年 SARS 暴发后开始建立的。原卫生部确定开展全国不明原因肺炎病例监测,是为了筛查可能的 SARS 病例和人感染高致病性禽流感病例,以及其他传染性呼吸道疾病,早期发出预警并采取相应的防控措施,从而防范疫情的扩散蔓延和可能出现的人感染高致病性禽流感疫情。

**3. 发热出疹性疾病**(rash and fever illness)**监测**　加强麻疹监测是消除麻疹的主要策略之一,为进一步加强麻疹监测工作,我国于 2009 年 2 月修订了麻疹监测方案。监测的病例定义为具备发热、出疹,并伴有咳嗽、卡他性鼻炎或结膜炎症状之一者;或传染病责任疫情报告人怀疑为麻疹的病人。到 2013 年,由于麻疹发生情况依然严峻,国家卫生和计划生育委员会办公厅又发布了《关于进一步加强麻疹监测工作的通知》,将麻疹监测病例定义为发热、出疹,伴咳嗽、卡他性鼻炎、结膜炎、淋巴结肿大、关节炎/关节痛症状之一者,或传染病责任疫情报告人怀疑为麻疹或风疹的病例。监测病例分为三类,即实验室确诊的麻疹风疹病例、临床诊断病例和排除麻疹风疹病例。监测的内容包括病例报告、病例监测、暴发疫情监测和风险评估及预警。2012 年 10 月,国务院《卫生事业发展"十二五"规划》提出要努力实现消除麻疹的目标。

**4. 感染性腹泻**(infectious diarrhea)**监测**　是对一类以腹泻为主要症状的症候群监测。我国感染性腹泻的监测主要在医院的肠道门诊进行,近年来也有扩展到儿科、感染科和急诊科等监测的报道。监测病例(腹泻样病例)指≥1 岁的儿童及成人排便≥3 次/天,并伴有大便性状的改变,呈稀便、水样便、黏液便或脓血便等临床表现的病人。

## 三、环境污水监测系统

环境水体是病毒的重要存在场所和传播媒介,目前已发现 700 余种可介水传播的病毒,140 种以上是随粪便排入水体的。常见的病原体包括:诺如病毒、轮状病毒、脊髓灰质炎病毒、埃可病毒、柯萨奇病毒等。WHO 在消灭脊髓灰质炎的倡议中建议将脊髓灰质炎病毒的环境污水监测与临床监测相结合,能够对社区脊髓灰质炎的传播起到预警作用。目前,环境污水监测体系已被应用到我国、西班牙、日本、巴西、荷兰、澳大利亚等国家。新冠疫情暴发以来,全球 50 多个国家和地区开展了污水中新冠病毒的检测,我国规范有序开展城市生活污水和主要航空口岸城市入境航班污水新冠病毒监测工作。城市污水新冠病毒监测工作,依托中国疾病预防控制信息系统健康危害因素监测子系统中的"污水新冠病毒监测"功能模块报送相关信息,动态了解城市和社区疫情发生和流行情况,监测疫情流行变化和滑动趋势;通过入境航班污水新冠病毒监测工作,检测和识别新冠病毒变异株输入情况。污水新冠病毒监测作为疫情暴发早期预警的重要补充,其结果为新冠疫情的实时流行评估、疫情研判和防控措施制订提供了支撑。

## 四、传染病监测自动预警系统

全球疫情警报和反应网络(global outbreak alert and response network,GOARN)是 WHO 协调下的国际性伙伴机构网络,汇集了国际上应对突发事件的快速识别、确认和反应所需要的人力和技术资源,确保疫情发生时向受影响国家派遣卫生专业人员和提供专家咨询,满足当地遏制疫情和保护健康的需要,在 2003 年的 SARS 疫情、2007 年的 H5N1、2009 年的 H1N1、2014 年埃博拉、2019 年新冠以及多起全球性疾病暴发中,GOARN 都及时起到了积极的警示情报及信息沟通的作用。2015 年,WHO

开始试点部署其"盒装早期预警、警报和响应系统"(early warning, alert and response system in a box),这是一套在现场环境中确立和管理监测或应对活动所需的耐用现场设备,可以支持50个固定或流动诊所的监测工作,即大约可监测50万人。

我国于2008年4月启动了重点传染病监测自动预警信息系统(China infectious disease automated-alert and response system, CIDARS),该系统是覆盖全国的、统一的、多病种的传染病早期预警工具。该系统利用国内最为庞大的法定报告传染病监测数据自动计算分析,并将探测到的异常信号通过手机短信及时发送给相应的监测工作人员。目前,CIDARS可稳定地对传染病报告数据进行自动运算并能及时生成预警信号,已成为各级疾控机构利用传染病报告数据进行早期探测传染病流行暴发的重要辅助手段。

## 第四节 │ 非传染性疾病监测系统

### 一、慢性非传染性疾病及其危险因素监测系统

慢性非传染性疾病及其危险因素监测是长期、连续、系统地收集慢性非传染性疾病发病/患病、死亡及其危险因素信息,经过分析、解释,为制订公共卫生策略、评价干预效果提供依据。为及时了解慢性病及其危险因素的变化情况,制订慢性病防控策略和措施提供依据,美国、加拿大等国自20世纪80年代中期在慢性病发病/患病、死亡监测的基础上,相继开展了行为危险因素监测(BRFSS)。2001年起WHO推出了阶梯式监测方法(WHO STEPs),目的是给不同经济发展水平的国家开展慢性病及其相关的危险因素监测活动提供技术支持。我国慢性非传染性疾病及其相关危险因素监测始于20世纪90年代,针对糖尿病、脑卒中、冠心病、恶性肿瘤四类主要慢性病开展患病和死亡监测。监测的方法主要是被动监测,即由县级及以上医疗机构对首次确诊的上述四类主要慢性病病例填报慢性病报告卡进行上报。其后在常规监测基础上,每3年开展一次现场调查,主要是增加相关危险因素调查。如在2004年和2007年监测收集了包括吸烟、饮酒、膳食、身体活动和慢性病患病及其控制情况等问卷调查信息,以及身体测量信息如身高、体重、腰围、臀围和血压等;2010年以后,在问卷调查、身体测量等内容基础上又增加了生化检测指标如血糖、血脂、糖化血红蛋白等,达到了WHO三阶段监测要求。

2014年,国家卫生和计划生育委员会发布了《中国居民慢性病与营养监测工作方案》,通过对现有慢性病及其危险因素监测、营养与健康状况监测进行整合及扩展,建立了适合我国国情的慢性病及危险因素和营养监测系统。该工作方案中还明确了监测范围和频率,即以全国605个死因监测点为基础,结合当地实际情况及工作延续性确定监测范围。抽取302个点开展中国成人慢性病与营养监测,抽取100个点开展中国居民心脑血管事件报告试点,抽取150个点开展中国儿童与乳母营养健康监测,抽取125个点开展中国居民慢性阻塞性肺疾病监测试点。从2014年开始,每3年完成1轮中国居民慢性病与营养监测工作。监测内容包括中国成人慢性病与营养监测、中国儿童与乳母营养健康监测、中国居民慢性阻塞性肺疾病监测试点、中国居民心脑血管事件报告试点、农村义务教育学生营养健康状况监测、中国食物成分监测共六部分内容。

### 二、死因监测系统

我国2013年之前的死因登记报告系统主要包括全国疾病监测系统(disease surveillance point system, DSP)和妇幼卫生监测系统。全国疾病监测系统死因监测是通过连续、系统地收集人群死亡资料,并进行综合分析,研究死亡水平、死亡原因及变化趋势的一项基础性工作。2004年在31个省(自治区、直辖市)确定161个监测点进行居民死因监测,总监测人口7 300多万人。该系统采取辖区管理和网络报告,监测数据以每年定期出版《全国疾病监测系统死因监测数据集》的形式发布,为了解

我国人群的死亡水平、死因构成及顺位,以及死亡变化趋势和规律提供了丰富的信息,为政府相关部门决策提供科学依据。妇幼卫生监测系统监测5岁以下儿童死亡、孕产妇死亡和出生缺陷,监测规模为336个县区,覆盖人口1.4亿。

从2013年起,国家卫生和计划生育委员会整合了原有的卫生部死因登记系统、全国疾病监测系统等死因报告系统,按照城镇化率、人口数、总死亡率三个指标抽样建立了由605个县(区)组成的新监测点,分布在31个省、自治区(直辖市),建成了兼具国家和省级代表性的死因监测系统,覆盖全国90%以上的县区,成为全球最大的全人群死因登记报告系统。监测报告内容包括《死亡医学证明书》、5岁以下儿童死因登记报告副卡和孕产妇死亡登记报告副卡。报告方式为通过"中国疾病预防控制信息系统"平台上的"全国死因登记报告信息系统"进行网络直报。近年来,我国死因监测覆盖范围不断增加,除605个国家死因监测点,北京市、上海市、天津市、浙江省和江苏省等实现了省/市内死因监测的全覆盖,一些不具备全覆盖条件的省份也建立了省级死因监测点。

### 三、伤害监测系统

伤害监测(injury surveillance)是指持续、系统地收集、分析、解释和发布伤害相关信息的过程。通过长期不间断地收集不同人群伤害的发生、死亡、伤残和经济损失等资料,并进行分析、解释和发布信息,从而阐明伤害类型、人群、时间分布的特点和趋势,为制订和评估伤害干预策略和措施提供依据。WHO和美国CDC于2001年联合出版了《伤害监测指南》,详细介绍了伤害监测系统建立的步骤、信息收集的内容和系统评估方法等,该指南对全球各个国家,特别是发展中国家开展伤害监测具有重要的指导意义。目前伤害监测系统有多种形式,有国际层面、国家层面或地区层面。伤害监测系统的信息来源也不同,如伤害相关死亡、住院、急诊室就诊等。此外还可以利用警方数据、救护车数据、消防数据等。但是,全球范围的伤害监测主要是以急诊室为基础建立的伤害监测系统,如美国的国家电子伤害监测系统(national electronic injury surveillance system,NEISS),加拿大的医院伤害报告和预防系统(Canadian hospitals injury reporting and prevention program,CHIRPP)等。

我国伤害监测起步较晚,全国伤害监测系统(national injury surveillance system,NISS)于2006年1月1日正式运行,是以医院为基础的伤害监测系统。通过填写统一的伤害监测报告卡,收集哨点医院急、门诊室就诊的伤害病例,反映急、门诊伤害病例的基本情况和变化趋势。到目前为止,全国伤害监测系统覆盖31个省(自治区、直辖市)和5个计划单列市,共有310家医院机构参与该系统。浙江、广东、安徽等省分别建立了省级伤害监测系统,上海市CDC开展了社区医疗服务机构伤害病例登记、医院重症伤害住院病例登记,以及道路交通伤害、跌倒、中毒、溺水等伤害专项信息收集等探索性工作。2011年,全国伤害监测点之一的上海市松江区,除精神疾病、传染病等专科医院的所有医疗机构均启动了伤害监测工作,为全国伤害监测工作的进一步发展提供了借鉴。2017年10月,广东省质监局与广东省卫计委联合建立了全国首个产品伤害监测体系,通过开展产品伤害监测,及时掌握产品伤害情况,采取产品警示和召回措施,可以有效预防和控制因产品原因导致的伤害发生,是保护公众健康安全的有效手段。2019年,浙江省宁波市鄞州区基于宁波市健康信息平台,运用人工智能技术建立了伤害智能监测系统,并在区域内应用。该系统将人工报卡模式转变为智能报卡模式,可实现监测数据流行病学分析、伤害高发预警、伤害分类管理及报卡质量控制等功能。

## 第五节 | 现代技术在疾病监测中的应用

### 一、3S技术

3S技术即遥感(remote sensing,RS)、地理信息系统(geographic information system,GIS)、全球定位系统(global position system,GPS)的简称。RS是根据电磁波的理论,应用各种传感仪器对远距离目标

所辐射和反射的电磁波信息进行收集、处理,并最后成像,从而对地面各种景物进行探测和识别的一种综合技术。GIS 是采集、存储、管理、分析、描述和应用整个或部分地球表面(包括大气层在内)与空间地理分布有关的数据信息的计算机系统。GPS 测量技术能够快速、高效,准确地提供点、线、面要素的精确三维坐标以及其他相关信息,具有全天候、高精度、自动化、高效率等显著特点。目前,随着三种技术的不断发展和相互渗透,形成了 3S 集成化技术系统,被应用于公共卫生与预防医学领域,主要集中应用于对自然疫源性疾病、地球化学性疾病和环境污染所致疾病的本底调查、监测与控制、预测预报、流行规律等研究。

目前 3S 技术在鼠疫、血吸虫病等监测中已经取得长足发展。四川省寄生虫病防治研究所与美国加州大学合作,已建立西昌市川兴实验区血吸虫病流行 GIS 系统,并开展了 3S 系统在该地区的应用。上海、江苏及浙江等应用 3S 技术针对血吸虫病病区分类,长江洲滩钉螺滋生地的钉螺分布、扩散趋势等进行了研究。吉林省地方病研究所利用 GPS 对鼠疫专业数据进行准确定位,用建立的达乌尔黄鼠疫源地鼠疫预测预报数学模型,进行鼠情和鼠疫疫情的前瞻性预测,并利用数据库及实时数据信息,指导鼠疫监测及防制工作。我国应用卫星遥感技术监测武汉火神山医院和雷神山医院的建设进程,调度高分辨率光学卫星进行多时相对比,调度高光谱卫星进行水环境监测,评估医院建设对周围环境的影响;通过实时遥感图像分析群众社会活动、旅游活动等,为政府提供真实有效的信息,便于对群众定点疏散和管控,抑制新冠疫情的蔓延。目前 3S 技术与空间分析方法相结合,已广泛用于传染病、慢性非传染性疾病及相关因素的研究中。

## 二、地理信息系统

GIS 具有强大的数据库功能,可以便利和快速地收集、输入疾病及其危险因素的数据;可将各种疾病情况直观地展示出来,还可以叠加经济、社会等各种信息,分析疾病的时间、空间和人群分布情况,因此,GIS 技术在提高疾病监测系统的效率方面发挥着重要的作用。目前 GIS 已被广泛应用在如虫媒传染病、寄生虫病监测、病因及危险因素分析等疾病监测与预防等方面。近年来,GIS 在慢性病流行病学研究领域中也得到了一定程度的应用,主要体现在研究慢性病如肿瘤、高血压、脑卒中的空间分布特征、空间相关危险因素,并尝试应用于慢性病的监测。

GIS 和 Web 技术集成起来,即所谓的 Web GIS,可使卫生工作者能够直接通过浏览器(browser)对 GIS 数据进行访问,方便记录、审查、统计所发生的业务信息,加强卫生安全监督与控制力度,提高工作效率。近年来,有研究者利用已有数据库整合图像归档和通信系统(pictures archiving and communication systems,PACS)功能,借助成熟的 3G 网络技术和云存储技术,构建了基于数据库的数字化远程诊断平台,实现口岸传染病"随时随地"远程诊断和监测,极大地提升了口岸传染病监测能力和突发公共卫生事件应急处置能力。

## 三、互联网信息及大数据辅助疾病监测系统

近年来,全球基于互联网信息的疾病监测项目发展迅速,技术不断更新,WHO 开始监测来源于互联网的非官方渠道的传染病相关信息(包括网络新闻、邮件讨论组等)。目前国际上已建立的互联网信息辅助疾病监测系统主要有:①全球公共卫生信息网络(global public health intelligence network,GPHIN)。GPHIN 是由 WHO 与加拿大公共卫生署合作开发的、以国际互联网为基础、旨在实现早期预报和预警的媒体监测系统。该系统主要追踪监测人类和动物传染病疫情、食物和水的污染等相关问题。②医学信息系统(medical information system,MedISys)。MedISys 是隶属欧盟联合研究中心的欧洲媒体监测(Europe media monitor,EMM)3 个公开发布信息的网络之一,专门监测网络中公共卫生相关信息,包括传染病暴发、化学品污染、生物恐怖袭击等可能影响欧洲各国的卫生相关事件。③其他互联网辅助公共卫生信息监测系统还包括全球疾病警报地图(HealthMap)、新兴疾病早期预警系统(the program for monitoring emerging diseases,ProMED)等。

目前,互联网监测的应用领域在不断扩大,从流感、登革热、肺结核、痢疾和埃博拉病毒病等传染病监测,逐步向食源性疾病、糖尿病和肿瘤等非传染性疾病领域拓展。WHO已经在83个国家建立了国家流感中心的全球网络即流感网络(FluNet)和登革热网络(DengueNet),致力于监测全球流感和登革热相关信息。由国际传染病学会发起的基于网络监测的"新兴疾病早期预警系统"(the program for monitoring emerging diseases,ProMED-mail,也称探索医学邮件)被认为是全世界最大的公开可用的互联网新兴疾病报告的网络之一。该系统开放所有资源,不受政治限制,并且免费提供给用户。探索医学邮件利用互联网的速度和普及度作为早期预警系统的基础,以检测新出现的疾病暴发。

在慢性病监测中,也出现了新的全球卫生监测网络,如全球危险因素监测联盟(world alliance for risk factor surveillance,WARFS)。WARFS是健康促进与教育国际联盟(IUHPE)下的全球工作组之一,旨在支持行为危险因素监测的发展,为研究者、行为危险因素监测工作者和开展行为危险因素监测的国家提供相关参考,并分享各国在行为危险因素监测方面的发现、结果与经验。

我国在现有疾病监测体系中也进行了互联网公共卫生相关信息检索的尝试,虽然起步较晚,但也取得了一定的效果。近年来,有学者开展了基于互联网搜索数据的中国流感监测研究,探讨了网络搜索数据在流感快速预警方面的作用,发现网络搜索数据中包含了与流感趋势的历史信息相"正交"的有效信息,可以弥补历史信息难以解释数据新变异的缺点。将网络搜索信息与历史信息联合使用,可取得较理想的监测效果。有研究者以人感染H7N9禽流感防控中公共卫生信息监测工作为例,开展了社交软件等新媒体信息监测在重大传染病防控工作中的应用研究。

大数据在疾病监测中发挥着重要作用。通过大数据技术,分析大量数据,挖掘出与疾病相关的信息和规律,从而更好地进行疾病监测和预防。根据数据来源可分为三大类大数据:社交通信大数据、搜索引擎大数据和医疗大数据。进入信息时代,社交通信数据随着互联网的普及和通信技术的发展得到大量的积累。有学者收集5.5亿多条社交信息,提取9 800多条与HIV相关的关键字(如性行为和药物使用)和地理标注,发现与HIV相关的社交信息和HIV病例之间存在显著正相关。搜索引擎已经成为人们获取信息的主要渠道之一。人们在搜索引擎中输入的关键词可以反映他们的健康状况和疾病需求,因此这些数据可以被用来监测疾病的流行趋势和传播情况。有研究者使用百度指数来预测云南省的同期水痘发病率,结果表明百度指数是监测水痘疫情和补充传统监测系统功能的有用工具。此外,医疗大数据在疾病监测中也发挥着至关重要的作用。医疗大数据是将来自医疗机构、科研机构、公共卫生机构等的各类与医疗健康相关的数据集合,涵盖临床诊疗信息、实验室检查结果、电子病例、流行病学调查结果、基因测序结果等多个方面。利用医疗大数据进行疾病监测,可以更加全面和准确地了解疾病的传播情况和趋势,通过实时监测和分析,及时发现异常情况,预警可能的疫情暴发,并采取针对性的防控措施。江苏省级全民健康信息平台历经三期建设,现已对接全省13个市级、96个县(区)级区域全民健康信息平台,联通2万余家医疗卫生机构,制定并发布近40项地方卫生信息化标准,实现数据标准化采集,汇聚数据418亿条。基于平台建设"江苏健康通"一站式惠民服务系统,提供全省居民健康档案调阅服务,已累计1 000多万人次。基于平台开展医疗服务综合监管、基层卫生监管、妇幼保健管理、传染病监测预警等10余项业务应用。制定健康医疗数据开放规则,开展医学科研数据服务,支撑开展临床研究50余项,推进了数据共享开放和转化应用。

## 四、"互联网+"和移动医疗 App 在疾病监测中的应用

在"互联网+"时代,利用搭载在移动终端设备上的移动医疗应用程序(application,App),通过网络平台及物联网技术,可提供远程诊断及会诊、家庭医生、健康监护等方面服务,促进了移动医疗 App的快速发展。移动医疗在发达国家得到广泛应用,包括疾病监测、诊疗以及健康管理等。移动医疗领域中的物联网穿戴技术,集成了多种传感器和功能,可实现更全面的健康监测和管理,并且智能算法的不断发展使设备具备更智能的健康分析和预测能力,如实时监测用户的心率、血压、睡眠质量等关键指标,用户可以通过手机 App 或云端平台查看自己的健康数据,随时了解自己的身体状况,也为医

生提供了更全面的健康数据,实现更精准的个性化健康管理,将健康监测融入日常生活中。该技术在慢性病自我管理、心血管疾病病人自我管理、慢性呼吸系统疾病症状控制等方面取得了良好效果,尤其是在糖尿病的健康管理方面作用明显。一些国家已经将移动医疗应用到慢性病的管理中,实时监测和管理病人的生命体征、用药依从性等。

目前我国也在大力发展和推广"互联网+"和移动医疗技术,在传染病监测、慢性病监测与管理方面也开始了探索。例如,广州市应用"互联网+"的理念,开发了基于互联网、Web2.0 和新媒体应用的男男性行为人群(MSM)艾滋病预防干预软件和 HIV 检测网络服务平台,有针对性地开展 MSM"互联网+"艾滋病预防服务。该服务系统作为传统艾滋病预防策略的延伸,对实施国家艾滋病防控策略,尤其在扩大高危人群干预、提高干预质量、有效发现和管理阳性者,乃至控制疫情发展等方面都具有良好的促进作用。此外,通过手机社交软件、短信等平台及时发布国家、省市的传染病监测信息,及时了解传染病发生动态,对预防和控制传染病流行具有积极的促进作用。

在慢性病监测和管理方面,目前主要集中于血压、血糖监测,用药依从性监测和管理等方面。如有研究者评价了某 App 对高血压病人血压达标情况的影响和心脑血管疾病的管理干预策略的应用效果,发现与常规血压管理组相比,该 App 管理干预策略在提高用药依从性、血压达标率和降低心脑血管疾病发生风险方面有显著效果。另外,对糖尿病移动医疗 App 有效性评估发现,病人血糖控制效果理想。在用药依从性监测方面,研究者开发了可适配多种滴眼液的智能套筒,可监测眼药液平面、套筒倒置次数、药物瓶盖开启情况,并通过蓝牙和无线网络实时传递给医疗团队,以监测病人用药依从性。

## 五、5G 技术在疾病监测中的应用

5G 技术是一种新一代的移动通信技术,是第五代移动通信技术的简称。5G 技术具有高速传输、低时延和大容量等特点,能够提供更快的数据传输速度、更低的时延、更多的终端连接数和更稳定的网络连接。其采用了更高的频段和更先进的信号处理技术,可以支持更多的应用场景,包括远程会诊、医学影像诊疗、智能医护机器人等,可提高医疗资源的协同效应,加快病例诊断和救治的效率,减轻医护人员的工作负荷。在疫情防控中,5G 网络为公共区域的精准监测提供了支持,通过高清视频技术和热成像人体测温系统等,收集并监测人群的健康数据及活动范围,提高了监测精度和效率,实现病人在转运过程中的不间断体征监测和远程诊断,有效地应对疫情防制诊疗中的实时数据挑战。此外,通过 5G 技术和智能物流配送工具的结合,相关人员可以迅速打通供给和需求端的信息壁垒,平衡供需关系,解决疫情下的物资配送难题。目前,"重大传染病监测预警 5G 网络应用""5G+健康管理智能应用"等项目已获批工信部 5G+医疗健康应用试点项目。5G 在疾病监测中的应用为数据化、精准化、智能化的防控诊疗提供了新思路和新方法,提升了防控工作的快速响应能力、全过程监控能力、数据收集及分析能力、远程协同能力和资源统筹能力。

(刘雅文)

# 第十三章 | 医院感染

　　随着现代医学科学技术的迅猛发展,各种新的诊断、治疗仪器和抗菌药物的应用越来越广泛,加上新病原体的不断出现,使医院感染成为影响医院人群健康,特别是住院病人康复的全球性重要问题。医院感染可导致住院病人病情加重,治疗费用增加,并发症的发生率和病死率增高,不仅严重威胁病人的身心健康,造成不良预后,也给国家、社会和个人带来巨大的经济负担。因此,必须充分认识医院感染的危害性,加强医院感染的规范化管理,预防和控制医院感染的发生,提高医疗质量,保证医疗安全。

## 第一节 | 概 述

### 一、医院感染的定义

　　医院感染(nosocomial infection,hospital infection,healthcare acquired infection)是指住院病人在医院内获得的感染,包括在住院期间发生的感染和在医院内获得、出院后发生的感染;但不包括入院前已开始或入院时已处于潜伏期的感染。医院工作人员在医院内获得的感染也属医院感染。发病在医院内还是医院外,取决于所感染疾病的潜伏期与住院时间的长短,如乙型肝炎,虽然感染发生在住院期间,但发病却多在出院以后。医院感染的对象从广义上讲包括住院病人、医院工作人员、门诊病人、探视者和陪护家属,这些人在医院区域里获得的感染性疾病均可称为"医院感染"。由于除住院病人和医院工作人员,上述其他类型的医院感染对象在医院内停留时间短暂,而且感染因素较多,常难以确定感染是否来自医院,故实际上医院感染的对象主要是指住院病人和医院工作人员。若病人在入院时已感染了某种疾病并处于该病的潜伏期,入院后发病则不属于医院感染。所以医院感染必须是发生在医院内(包括在医院感染而在院外或转院后发病的病人)的感染,多须借助疾病的潜伏期进行判断。对于有明确潜伏期的疾病,自病人入院的第一天算起,凡在平均潜伏期后发生的感染,均应诊断为医院感染。在应用潜伏期判断感染是否为医院感染时,还须结合病原学及流行病学资料来确定。对于潜伏期不详的疾病,一般把医院感染的诊断标准定为病人入院48小时后发生的感染。

### 二、医院感染的分类

　　医院感染按其病原体来源可分为外源性感染和内源性感染。

#### (一) 外源性感染

　　外源性感染(exogenous infection)又称为交叉感染,是指导致病人发生医院感染的病原体来自病人身体以外的地方,如其他病人、医务人员、探视陪护人员、医疗器械、医院环境等。病人通过直接或间接接触携带病原体或污染的人(其他病人、医务人员、探视陪护人员)、物(医疗器械、医院环境)、空气或者飞沫而发生感染。通过采取严格的消毒隔离措施,这类感染大多可以得到有效的预防和控制。

#### (二) 内源性感染

　　内源性感染(endogenous infection)又称自身感染,是指引起医院感染的病原体来自病人自身的某个部位(如机体腔道),或体表的正常菌群或条件致病菌在一定的条件下发生移位或者菌群数量发生改变而致病人发生感染。这类病原体通常是来自病人的皮肤、口腔、肠道、呼吸道、泌尿道、生殖道等部位的常居菌或暂居菌。例如外科手术后造成病人伤口感染的葡萄球菌来自自身皮肤;气性坏疽的病原体及破伤风梭菌来自肠道。尽管医院采用了严格的消毒隔离措施,这类感染仍难免发生。随着现代医学科技的发展,大量侵入性医疗器械和抗菌药物的广泛应用,内源性感染的比例在不断增加,给医院感染的控制带来了新的挑战。

### 三、医院感染的特殊性

医院感染的特殊性主要表现为如下几点。

1. 医院是各种疾病集中的场所,其病原体的种类繁多,且来源也比较广泛。

2. 医院中流行的菌株大多为耐药菌株,甚至为多重耐药菌株,感染后会给临床治疗工作带来相当大的困难。

3. 医院环境和诊疗过程中,造成污染的环节较多,控制难度较大。

4. 医院内易感人群较为集中,抗病能力差,感染后病死率较高。

### 四、医院感染的现状与面临的挑战

随着医学科学的进步与发展,医院感染问题愈发突出,医院感染的特点也在不断发生改变。如精密仪器的日新月异,大量介入性诊断、治疗方法的开展,化疗、放疗及抗菌药物的广泛应用,以及器官移植等项目的开展均使医院感染面临许多新的问题。主要表现如下。

#### (一) 医院感染病原体的变化

**1. 耐药菌株尤其是多重耐药菌株的感染呈上升趋势**　近年来,由于细菌变异及过度使用抗菌药物,医院感染的病原体对抗菌药物的反应呈现高度耐药和多重耐药(multidrug resistant),且耐药比例逐年增加。耐药菌株多出现在重症监护病房(ICU)、外科、烧伤等科室,感染部位多以皮肤软组织、伤口、与呼吸机相关的下呼吸道感染和菌血症等为主。国家卫生健康委员会在2021年全国细菌耐药监测网报告中对医院细菌耐药性监测发现,医院耐药细菌以大肠埃希菌、肺炎克雷伯菌、金黄色葡萄球菌、铜绿假单胞菌和鲍曼不动杆菌为主。甲氧西林耐药金黄色葡萄球菌的全国检出率为29.4%;甲氧西林耐药凝固酶阴性葡萄球菌的检出率高达74.5%;大肠埃希菌对第三代头孢菌素(头孢曲松或头孢噻肟)的耐药率为50.0%,对喹诺酮类药物(左氧氟沙星或环丙沙星)的耐药率为50.6%。肺炎克雷伯菌对第三代头孢菌素的耐药率为29.8%。部分重要耐药菌的检出率居高不下或呈上升趋势(图13-1)。例如三代头孢菌素耐药大肠埃希菌的检出率为50.0%,与2014年的59.7%相比仍然居较高水平。近年来碳青霉烯类抗菌药物的临床使用量和强度逐年增加,肺炎克雷伯菌对碳青霉烯类的耐药率呈现明显上升趋势,自2014年的6.4%增加至2021年的11.3%。

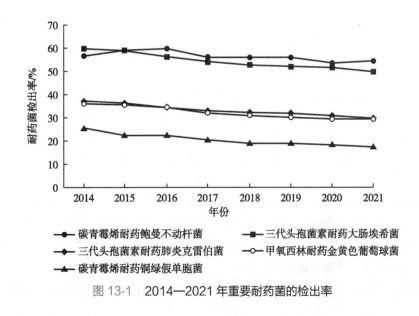

图13-1　2014—2021年重要耐药菌的检出率

**2. 真菌感染增加** 引起医院感染的病原体以革兰氏阴性菌为主,其次为革兰氏阳性菌,且多为条件致病菌,真菌在医院感染所分离出的病原体中的占比在上升,且有逐年增加的趋势,这与抗菌药物的滥用有着密切的关系。美国在对抗菌药物进行严格管理后,细菌耐药性和真菌感染比例上升的速度明显减缓。

**3. 新病原体的出现** 由于人们对新病原体缺乏认识和了解,对其感染来源、感染途径和易感人群不甚清楚,而且人群又缺乏特异免疫力,此时如果这种新病原体引起人群感染,就很容易导致医院感染的发生,甚至医院感染的暴发、流行。近 40 年来,出现了数十种新的传染病病原体,如人类免疫缺陷病毒、埃博拉病毒、新型冠状病毒、猴痘病毒等,这些新病原体的出现也对医院感染的控制提出了新的挑战。

### (二) 易感人群的变化

**1. 机体抵抗力受损的病人成为医院感染的主要人群** 调查与监测发现,医院感染主要发生于机体抵抗力低下者、免疫功能不全或大量使用免疫抑制剂者、患有慢性肝肾疾病者、婴幼儿、低体重儿、高龄老人等,这类人群已经成为医院感染的主要易感人群和医院感染预防控制的重点人群。

**2. 内源性感染人群增加** 当机体抵抗力下降或条件合适时,病人身体内的正常菌群或定植菌发生移位,导致病人发生内源性感染。如随着医疗技术的发展,大量侵入性医疗器械和抗菌药物的广泛应用,使得内源性感染呈现上升趋势。

**3. 侵入性操作产生的医院感染高危人群** 有侵入性操作的病人,其相应部位的感染率明显高于普通病人。如使用呼吸机病人的肺部感染、留置导尿管病人的尿道感染、中心动静脉置管病人的血液感染,其发生率明显高于没有这些操作的病人,此类病人已经成为医院感染的高危人群。

## 第二节 | 医院感染的流行病学

### 一、医院感染的流行过程

#### (一) 传染源

医院感染的传染源主要为病人和病原携带者。

**1. 病人** 病人是医院感染的重要传染源。因为病人体内有大量病原体生长繁殖,又有促进病原体传播的症状和行为,同时从感染者体内排出的病原体较其他来源的病原体具有更强的致病力,而抗生素的应用又使得这些微生物有更多的机会产生耐药性。这些都是病人成为医院感染传染源的重要条件。

病人成为医院感染的传染源有以下几种情形。

(1)已感染的病人在接受各种诊断和治疗过程中,含有病原体的血液、体液、分泌物、排泄物等,污染了诊疗器械及周围的环境与物品。

(2)入院时已患传染病但被误诊、漏诊或正处于另一种传染病的潜伏期。

(3)当医院发现有感染症状的病人时,若未及时采取适当的隔离和消毒措施,可引起医院感染的传播。值得注意的是来自病人的病原体,其致病性往往较强、数量也较多,而且多具有耐药性甚至多重耐药性。这类病原体经过一定的传播途径,较易在另一易感宿主体内定植(colonization)或引起感染。

**2. 病原携带者** 病原携带者因本身无临床症状,却能向外界排出、播散病原体,也是医院感染的重要传染源。临床上由病人或医院内人员作为慢性病原携带者所引起的医院感染事件屡见不鲜。条件致病菌多属于人体的正常菌群,且常见于人体的呼吸道、泌尿生殖道、肠道、皮肤及口腔黏膜等部位,也有的是从环境中进入人体而在这些部位暂时寄居,并不引起临床症状,也不引起体液免疫。这种现象多称为微生物的定植或定居,一旦条件具备,便可导致自身感染的发生,并具有传播给他人的能力。

环境污染物也是医院感染重要的非生物媒介。一些革兰氏阴性杆菌,如铜绿假单胞菌、克雷伯菌、肠杆菌、沙雷菌、不动杆菌等,在医院潮湿的环境或某些液体中可存活很长时间(数日以上),在很少营养物质存在的情况下也能进行繁殖。此外,某些真菌及革兰氏阳性厌氧芽胞梭菌可在空气、尘土或土壤中长久存活,但不能繁殖。这种污染的环境被称为环境贮源。另一些革兰氏阳性球菌(葡萄球菌及链球菌)常能在医院环境物体上检出,并且可在干燥的环境物体表面存活多日,不能繁殖,其致病力也可随时间延长而降低。大部分这种来源的感染,其环境均是近期被微生物污染的,这种污染的环境不属于环境贮源。上述病原体大多是由于医院中的医疗器械、敷料、被褥、病房设备(如橱柜、便器、地毯、拖把等)消毒灭菌不严而引起医院感染的发生。医院感染也可由药物、制剂、血液及其制品被污染而引起,这些被病原体污染的物体,统称为带菌污染物。

## (二) 传播途径

病原体从传染源体内排出后,除少数几种病原体可以直接传播给新的宿主,大多数都需要依赖外界环境中的一些传播媒介才能实现传播。

**1. 经接触传播**　可分为直接接触传播和间接接触传播。

(1) 直接接触传播:是指不经外界任何媒介物,直接由医务人员与病人,或病人与病人间互相接触而发生感染。如金黄色葡萄球菌、巨细胞病毒感染等。

(2) 间接接触传播:是指由于接触了带病原体的污染物而发生感染。如链球菌、金黄色葡萄球菌、铜绿假单胞菌、沙眼衣原体、真菌等病原体均可通过间接接触传播。在间接接触传播中,医务人员的手在传播病原体方面起着重要作用。因为手经常接触各种感染性物质及其污染物品,很容易再经接触将病原体传播给其他医务人员和病人。

**2. 经空气传播**　经空气传播是指以空气为媒介而实现的医院感染。该传播方式在结核分枝杆菌感染等呼吸道传播疾病和手术切口部位感染中起重要作用。在医院内,气管插管及相关操作、心肺复苏、支气管镜检、吸痰、咽拭子采样以及采用高速设备(如钻、锯、离心机等)等操作可产生微生物气溶胶,引起某些呼吸道传染病的医院感染。

**3. 经水和食物传播**

(1) 经水传播:医院的水源同样可因各种原因受到不同程度的污染(如粪便、污水及管道破裂等),或使用了未经严格净化消毒的水,也可导致医院感染的发生。

(2) 经食物传播:多见于肠道传染病。主要因医院中供应的食物被病原体污染所致。经食物传播的疾病常见有鼠伤寒沙门菌病、细菌性痢疾、甲型肝炎等。

**4. 经医源性传播**　经医源性传播是医院感染传播的特点之一。常见的传播方式有以下几种。

(1) 医疗器械和设备:医院为达到诊断及治疗疾病的目的,常须借助于各种诊疗器械,如各种纤维内镜、呼吸治疗装置、麻醉机、血液透析装置及各种导管、插管等,而这些器械及设备多具有结构复杂、清洁及消毒难度大等特点,加上这些介入性诊疗操作常损伤人体皮肤、黏膜的防御屏障,增加了病人的感染机会。

(2) 血液及血液制品:可经此途径传播的常见病原体有乙型肝炎病毒、丙型肝炎病毒及 HIV 等。流行病学研究表明,输血(含血液制品)是丙型肝炎病毒和 HIV 感染的重要途径。

(3) 药品及药液:各种输液制品在生产或使用过程中受到病原体(尤其是各种条件致病微生物)的污染,多数微生物能在溶液中生长。在口服药物或多种外用药液中,常可检出铜绿假单胞菌、克雷伯菌、肠杆菌、沙雷菌、不动杆菌等条件致病菌。近年来,静脉高能营养液在临床上应用日益广泛,这种液体易受微生物的污染,常引起病人发生菌血症甚至败血症,导致医院感染的发生。

## (三) 易感人群

病原体侵入机体后是否引起感染主要取决于病原体的致病性强弱和宿主的易感性大小。宿主的易感性由病原体的定植部位和宿主的防御功能所决定。如大肠埃希菌定植于肠道时并不引起感染,而定植于泌尿道时则引起感染。宿主的防御功能由特异性和非特异性免疫功能构成,前者对传染病病原体的防御具有重要意义,而后者对各种条件致病菌侵袭或感染的防御具有重要意义。因此,宿主的免疫功能在医院感染的防御中有着非常重要的作用。

常见医院感染的易感人群有以下几种。

(1)机体免疫功能严重受损者:是指患有恶性肿瘤、糖尿病、造血系统疾病、慢性肾病及肝病等的病人;接受各种免疫抑制剂治疗(如化疗、放疗及糖皮质激素等治疗)的病人;婴幼儿、老年人和营养不良者;烧伤或创伤产生组织坏死者等。由于疾病、治疗、年龄及营养状况的影响,这类人群的非特异性免疫功能遭受极大的破坏,处于对病原体的易感状态。

(2)接受各种侵袭性操作的病人:侵袭性操作易使机体的皮肤、黏膜遭受损伤,使人体的天然屏障遭到破坏,为病原体的侵入提供了有利条件。常见侵袭性操作包括:静脉导管置入、气管切开或插管、心导管置入、腰椎穿刺、血液透析等;人工心脏瓣膜等异物的植入;器官移植或血管移植等。

(3)抗生素的滥用者:滥用抗生素会产生选择压力,并导致多重耐药菌的出现。广谱抗生素的不当使用或长期使用广谱抗生素可使病人产生菌群失调,细菌产生耐药性,从而导致耐药性细菌及真菌感染,消化道及泌尿道感染的危险性增加。

(4)手术时间或住院时间长的病人:手术时间与手术部位感染的危险性成正比,即时间越长,感染的机会越大。因为时间越长,切口组织受损越重,易致病人局部及全身抵抗力下降,而造成病人对病原体的易感性增高。此外,医院感染与病人的住院时间关系较为密切,病人住院时间越长,病原体在病人体内定植的机会就越大,病人发生医院感染的危险性就越大。

## 二、医院感染的流行类型

1. **医院感染散发**(sporadic of nosocomial infection) 在医疗机构或其科室的病人中,医院感染病例的发生呈历年一般水平,各病例间在发病时间和地点方面呈无明显联系的散在发生。该类型主要危害受感染的个体,但却是医院感染长年不断的重要原因。多由病原携带者及媒介物污染所引起。

2. **医院感染暴发**(outbreak of nosocomial infection) 在医疗机构或其科室的病人中,短时间内发生3例以上同种同源感染病例的现象。多由一次同源暴露引起,发生比较突然,且危害较大。若采取有效措施则感染可迅速平息,流行曲线常表现为单峰型。如果医院感染为同一来源而多次暴露,则出现多批成簇的病人,流行曲线可呈多峰型。超过最长潜伏期还可出现二代散发病例。注意应排除因实验室检测方法或医院感染监测系统监测方法等的改变而造成的医院感染假暴发。

3. **医院感染聚集**(cluster of nosocomial infection) 在医疗机构或其科室的病人中,短时间内非同源感染病例增多,并超过历年散发发病率水平的现象。

## 三、医院感染的流行病学特征

### (一) 地区分布

医院感染在不同国家、不同地区分布有所不同。2022年度全国第十一次医院感染患病率调查显示,我国医院感染患病率为0.78%~2.19%;文献报道,美国同期患病率为3.2%~4.0%,欧洲为5.9%~11.9%。同一国家内不同等级的医院,医院感染的发病率也有所不同。一般情况下,级别越高的医院,医院感染的发生率越高,教学医院发病率高于非教学医院,大医院(>1 000张病床)高于小医院(<500张病床)。形成这种特点可能的原因是:级别高的医院或教学医院收治的病人往往病情较重、病情复杂且侵袭性操作较多,增加了发生医院感染的风险。

### (二) 时间分布

由于医院属于特殊环境,因此医院感染可常年发生,且无明显的周期性。医院感染的季节性分布主要取决于病原体的特点,如医院内呼吸道疾病的暴发多在冬春季节,且多与社会人群的流行季节相一致,如流感。而克雷伯菌、肠杆菌及铜绿假单胞菌等感染则多发生在夏秋季节,还有一些能引起医院感染的病原体无季节性发病特点,如大肠埃希菌、厌氧性细菌、化脓性链球菌及金黄色葡萄球菌等。

医院感染的长期趋势是从一个较长的时期来考察医院感染的演变过程,包括感染率、病原体及其耐药性等方面的变化。国内外医院感染发生率均呈上升趋势,其高低主要受医院感染管理的规范化程度及新的诊疗技术应用程度等因素影响。医院感染的病原体也发生了菌谱的演变,耐药菌的感染比例不断增加,尤其是近年来国际上比较关注的"超级耐药菌"(如碳青霉烯耐药肺炎克雷伯菌)检出率的增加。

20世纪30年代初,医院感染的病原体主要以革兰氏阳性球菌为主,如B群溶血性链球菌和葡萄球菌。20世纪50年代以后,耐药金黄色葡萄球菌多见,且致病力较强,常可引起医院感染的流行与暴发。自20世纪60年代初,医院感染的病原体中革兰氏阳性球菌的比例不断下降,革兰氏阴性杆菌和真菌的比例在不断上升。20世纪90年代以来,革兰氏阳性球菌,尤其是耐药性的甚至多重耐药性的革兰氏阳性球菌所占比例回升。目前导致医院感染的病原体绝大多数为细菌,其中革兰氏阴性杆菌仍占第一位,但近年来革兰氏阳性球菌分离率呈上升趋势。此外,真菌、病毒及支原体等亦是重要的病原体。

### (三) 人群分布

医院感染的人群分布特点为:①不同年龄人群医院感染的发生率存在很大差别,其中以婴幼儿及老年人的感染率最高。②医院感染在不同性别人群中的分布没有明显差别,但某些部位的感染可表现出性别上的差异,如泌尿道感染发生率女性较男性高。③不同科别的住院病人中,医院感染的发生率有明显差别。2022年全国医院感染横断面调查结果显示,医院感染患病率为1.64%,各科室中综合重症监护病房最高(12.95%),其次为神经外科、血液内科,分别为7.33%、6.75%。④具有某些危险因素的病人群体的医院感染发生率高,如人工血管移植术病人入院时低血红蛋白水平者医院感染发生率是血红蛋白水平正常者的4.39倍。⑤医务人员高感染率也是医院感染人群分布的特点之一。如流感流行期间,作为流感病人的密切接触者之一,医护人员是医院感染的高危人群。

## 四、医院感染的危险因素

医院感染的危险因素很多,如诊断治疗的侵入性操作、引起医院感染的病原体自身特性的改变及医院感染对象的复杂性等,归纳起来主要有以下几个方面。

1. **诊疗活动中的侵入性操作**　器官移植、气管插管/切开、机械通气、动静脉插管、留置导尿管等各种侵入性操作都会破坏局部皮肤和黏膜的屏障功能,为致病微生物侵入机体提供了途径。

2. **不合理使用抗生素及其他抗菌制剂**　医务人员或病人自行在无明确用药指征的情况下,不按适应证用药,甚至带有一定盲目性地使用抗生素及抗菌制剂,或将不适于局部用药的抗生素用于局部,配伍不当或用于试验治疗及预防性给药。这些行为均极易引起新的耐药菌株的产生,增加了医院感染的发生机会,也会增加疾病治疗的难度。例如在普通感冒或其他病毒感染的早期就使用多种广谱抗生素。

3. **放、化疗及免疫抑制剂的应用**　病人接受放疗技术、化疗药物和免疫抑制剂等治疗,可造成骨髓抑制、白细胞减少,病人自身免疫能力下降,呼吸道、胃肠道、泌尿道易发生感染;血清中抗体减少,入侵的病原菌不能及时清除,体内的条件致病菌也迅速繁殖,继发二重感染。

4. **医院消毒隔离和灭菌操作不严格**　消毒不符合规范要求,对于消毒及灭菌的重要性缺乏足够的认识。一些医院内消毒、灭菌设备陈旧,对操作规程不够熟悉,且有些医院的压力蒸汽灭菌器达不到规定的压力与温度,物品装放过程器皿留有无效腔,所用紫外线灯管消毒未达到单位空间内的有效剂量。化学消毒剂的配制未达到有效浓度,药液不能定期更换,甚至消毒液内细菌浓度超标,对消毒灭菌效果缺少监督与评价等。

5. **医护人员手卫生不规范**　医护人员的手卫生不规范,导致手部带菌,也是引起医院感染的重要途径之一。因为医护人员频繁接触病人,医护人员的手往往成为感染性疾病的传播媒介,直接或间接经手传播病原菌而造成医院感染。

NOTES

**6. 人口老龄化**　人口老龄化也是增加医院感染的重要原因之一。老年人口的增加使人群慢性病的患病率增加,而患有慢性病的人群大多具有机体抵抗力低下且须频繁就医的特点,因此在就医过程中很容易发生医院感染。

## 第三节 | 医院感染的预防和控制

### 一、医院感染的诊断标准

医院感染的诊断主要依靠临床资料、实验室检查及其他检查和临床医生的判断等。参照 WHO 及美国 CDC 的诊断标准,卫生部于 2001 年制定出了《医院感染诊断标准(试行)》,并沿用至今。

#### (一) 医院感染诊断标准的说明

**1. 具有下列情况之一者可诊断为医院感染**

(1)无明确潜伏期的感染,规定入院 48 小时后发生的感染为医院感染;有明确潜伏期的感染,自入院时起超过平均潜伏期后发生的感染为医院感染。

(2)本次感染直接与上次住院有关。

(3)在原有感染基础上出现其他部位新的感染(除脓毒血症迁徙灶),或在原有感染已知病原体基础上又分离出新的病原体(排除污染和原来的混合感染)的感染。

(4)新生儿在分娩过程中和产后获得的感染。

(5)由于诊疗措施激活的潜在性感染,如疱疹病毒、结核分枝杆菌等的感染。

(6)医务人员在医院工作期间获得的感染。

**2. 下列情况不属于医院感染**

(1)皮肤黏膜开放性伤口只有细菌定植而无炎症表现。

(2)由于创伤或非生物性因子刺激而产生的炎症表现。

(3)新生儿经胎盘获得(出生后 48 小时内发病)的感染,如单纯疱疹、弓形虫病、水痘等。

(4)病人原有的慢性感染在医院内急性发作。

#### (二) 医院内感染的分类诊断标准

(1)泌尿系统感染:有下列情况之一者,即可诊断为泌尿道感染。①出现临床症状或体征;②尿常规出现脓细胞或白细胞数>5 个/高倍视野;③细菌学定量培养法证明有意义的菌尿(即细菌数>$10^5$ cfu/ml)或在多次定量培养中出现大量的同一细菌。

(2)呼吸系统感染:出现咳嗽、发热、脓性痰或阳性体征,或原有呼吸道感染出现明显加重者(细胞学检查或 X 线检查不是必需的)。

(3)胃肠道感染:出现临床症状或体征,且粪便培养出沙门菌、痢疾杆菌、耶尔森菌或其他病原菌。如果没有阳性粪便培养结果,只要有很充分的流行病学资料证实有医院交叉感染存在,也可以认为是医院内感染。

(4)心血管系统感染:发生于心瓣膜、心包、心肌及血管等部位的感染(细菌学阳性培养不是必需的)。

(5)烧伤感染:伤口中有脓性分泌物排出。

(6)术后伤口感染:在外科伤口中有脓性分泌物排出或出现典型的感染症状(培养不是必要的)。对于原有感染的伤口,如果从临床或细菌学上证明是一次新的感染,亦可诊断。

(7)皮肤感染:皮肤病灶、溃疡、肿块或其他损伤部位有脓性物排出,包括有临床症状而皮肤完好者(不一定需要细菌学培养阳性)。

(8)腹腔内感染:腹腔内出现脓肿或腹膜炎。

(9)骨髓感染:有典型的临床症状和体征,或即使没有临床表现而出现有意义的 X 线检查结果,即可诊断(细菌学检查不是必需的)。

（10）败血症：只有得到有意义的阳性血培养结果,才能诊断。

（11）脑膜感染：有临床症状或脑脊液培养阳性。

（12）针刺部位的感染：在针刺的部位有脓性分泌物排出或出现典型的感染体征。

## 二、医院感染的管理

### （一）制定相关法律法规、部门规章和规范性文件

近年来,国内外医院感染的管理均依据国家出台的相关法律法规、部门规章和规范性文件来对医院感染工作进行监督与指导,且各国立法或颁布专业指南的速度明显加快。以我国为例,2016年发布的医院感染相关标准及规范近10部,如《经空气传播疾病医院感染预防与控制规范》《医院感染暴发控制指南》《软式内镜清洗消毒技术规范》《口腔器械消毒灭菌技术操作规范》《重症监护病房医院感染预防与控制规范》《病区医院感染管理规范》和《医院感染管理专业人员培训指南》等。2019年,国家卫生健康委更新发布《医院感染十项核心制度》和《医务人员手卫生规范》等,2023年更新发布《医院感染监测标准》《医院隔离技术标准》和《产房医院感染预防与控制标准》等。这些法规、部门规章和规范性文件的颁布实施,对规范与指导医疗机构的医院感染管理工作起到了重要作用,同时也为医院感染管理的监督提供了依据。

### （二）建立健全医院感染管理的组织机构

建立健全医院感染管理的组织机构是保证医院感染管理工作顺利进行的基础性工作。为了加强基层医疗机构医院感染管理,国家卫生和计划生育委员会于2013年发布了《基层医疗机构医院感染管理基本要求》,其中要求基层医疗机构需健全医疗机构医院感染管理体系,实行主要负责人负责制,配备医院感染管理专(兼)职人员,承担医院感染管理和业务技术咨询、指导工作。国家卫生健康委颁发的《医院感染管理办法》中对医院感染管理的组织形式提出了具体要求,即住院床位总数在100张以上的医院应当设立医院感染管理委员会和独立的医院感染管理部门;住院床位总数在100张以下的医院应当指定分管医院感染管理工作的部门;其他医疗机构应当有医院感染管理专(兼)职人员。目前,我国医院一般设有医院感染管理科或预防保健科,是医院感染管理的职能部门。护理部对护理职责范围内的医院感染管理处于直接指挥地位。

### （三）将医院感染管理纳入医院评价系统

医院感染与医院的医疗质量密切相关,医院感染管理是医院管理的重要组成部分,各国对该项工作均给予高度重视,并将医院感染的监测、控制与管理纳入医院管理的常规工作,尤其是将医院感染管理纳入医院的整体评价系统。医院感染管理是医院评价系统的重要组成部分,我国颁布的医院管理评价指南中,对医院感染管理工作提出了明确的要求。

## 三、医院感染的监测

医院感染监测(nosocomial infection surveillance)是指长期、系统、连续地收集、分析医院感染在一定人群中的发生、分布及其影响因素,并将监测结果报送和反馈给有关部门和科室,为医院感染的预防、控制和管理提供科学依据。其目的是加强医院感染的预防和控制,消除医院感染的危险因素,并根据监测过程中发现的问题,提出相应的具体措施,以减少医院感染的发生,保护医院环境中特殊人群的健康。

### （一）医院感染监测的任务

1. 评价医院现行的医院感染预防措施的效果,根据日常监测结果,提出预防方案和建议,防止可能发生的相关医院感染事件。

2. 对已发生的医院感染,快速查明原因,采取有针对性的紧急措施,尽快控制传播。

3. 判断采取的经常性或特殊性措施是否适宜,并评价其效果。

### (二) 医院感染监测的常用指标

1. **医院感染发病率**  指一定时期内,在所有入院病人中发生医院感染新病例的频率。由于医院感染常有一个病人发生多次或多种感染的情况,因此也可用医院感染例次发病率来表示,即指在一定时期内,同期住院病人中新发生医院感染例次的频率。

其计算公式为:

$$医院感染发病率 = \frac{同期住院病人发生医院感染新病例数}{观察期内住院病人数} \times 100\% \qquad 式(13\text{-}1)$$

医院感染发病率反映了医院感染总体发病情况,是国家卫生和计划生育委员会2015年发布的《医院感染管理质量控制指标》中的重要指标之一。

由于各个病人的住院时间不相同,考虑住院时间长短的影响,还可计算日医院感染(例次)发病率,即指一定时期内,观察期间内住院病人医院感染新病例(例次)数占同期住院病人住院日总数的比例,其计算公式为:

$$日医院感染(例次)发病率 = \frac{同期住院病人发生医院感染新例次数}{观察期内住院病人总数} \times 100\% \qquad 式(13\text{-}2)$$

2. **医院感染患病率**  观察期内医院感染的总病例数占同期住院病人总数的比例,计算公式为:

$$医院感染患病率 = \frac{同期住院病人发生医院感染总例数}{观察期内住院病人总数} \times 100\% \qquad 式(13\text{-}3)$$

3. **医院感染续发率**  指与原发病例有效接触后一个最长潜伏期内,在接触者中续发病例数与接触者总数的比值,计算公式为:

$$医院感染续发率 = \frac{续发病例数}{原发病例接触者人数} \times 100\% \qquad 式(13\text{-}4)$$

在医院感染的调查中,医院感染续发率可用来分析传染源、流行因素和评价防制措施的效果。

4. **医院感染漏报率**  指应当报告而未报告的医院感染病例数占同期应报告医院感染病例总数的比例。为确保医院感染监测资料的准确性,可以定期或不定期地进行漏报率调查。医院感染漏报率调查一般以一年为期,也可以日为单位,其计算公式为:

$$医院感染漏报率 = \frac{指定时间段内实际发生医院感染病例数 - 同期报告的医院感染病例数}{同期实际发生医院感染病例总数} \times 100\%$$

$$式(13\text{-}5)$$

医院感染漏报率的高低是评价一所医院感染监测质量好坏的重要指标。一般要求漏报率不超过10%。

### (三) 医院感染监测的种类

医院感染监测根据其监测范围,可分为全院综合性监测和目标性监测。医院感染监测的种类见图13-2。全院综合性监测的对象为全部住院病人和医院工作人员;目标性监测包括重症监护病房医院感染监测、新生儿病房医院感染监测、手术部位感染监测、细菌耐药性监测与临床抗菌药物使用监测、血液透析相关感染监测。

## 四、医院感染的预防与控制措施

医院感染的预防与控制是一项复杂工作,涉及问题比较多。如有关病人的诊断、治疗、护理以及

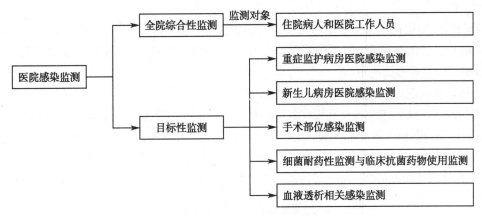

图 13-2 医院感染监测的种类

消毒、隔离等规章制度的建立和执行;医院的建筑、病区的配备;医院感染管理体系是否建立健全等。但最重要的是要做好严格的无菌操作,正确处理病人,制定出相关的卫生技术规程以及严格的医院管理制度等。

### (一) 经常性预防措施

由于医院感染具有其特殊性和复杂性,因此要预防和控制医院感染的发生,必须注意做好以下几方面工作。

1. **建立健全医院感染管理组织** 要依法开展医院感染的管理工作,建立健全各级医院的医院感染管理体系,建立健全有关的规章制度和技术规范。

2. **加强人员关于医院感染知识及技能的培训** 讲授有关医院感染的防制知识,增强医务工作者防制医院感染的意识,并提升其能力。

3. **建立医院感染监测系统** 加强医院感染监测,通过综合性监测和目标性监测,主动观察医院感染的发生、分布及影响因素,及时发现医院感染散发病例、医院感染聚集病例和医院感染暴发。

4. **医院的合理布局** 在医院建筑设计时应考虑防止院内交叉感染的问题,同时也要方便病人就诊和治疗,妥善处理各种废弃物,以免污染环境。如新建传染病医院选址时,以及现有传染病医院改建和扩建及传染病病区建设时,医疗用建筑与院外周边建筑应设置大于或等于 20m 的绿化隔离卫生间距。综合医院门诊部应设在靠近医院交通入口处,处理好门诊内部各部门的相互关系,流线应合理并避免院内感染。普通病房病床间距至少 0.8m,感染性疾病病区床间距至少 1.2m,重症医学科、新生儿科、血液透析室病床间距至少 0.9m。

5. **加强临床对抗生素应用的管理** 临床对抗生素的大量应用甚至滥用,不仅可使病原体产生耐药性,同时也易导致病人机体发生微生态失调而引起内源性感染的发生。因此,平时临床医生必须加强对抗菌药物知识的学习,认真遵守抗菌药物的应用原则,严格掌握其适应证,及时进行病原学检验并按药敏试验结果合理选用抗菌药物。

6. **加强医疗机构消毒灭菌的监督、监测** 各级各类医疗机构在开展医疗服务的同时,必须严格执行消毒及灭菌等规章制度,遵守《医疗机构消毒技术规范》,及时杀灭或消除医院环境中医疗用品及日常生活用品上的病原体,切断各种传播途径,消除环境贮源,有效防止医院感染的发生。

### (二) 医院感染发生时的措施

针对常见的医院感染,采取合理控制措施。当医疗机构发现医院感染暴发时,应遵循"边救治、边调查、边控制、妥善处置"的基本原则,分析感染源、感染途径,及时采取有效的控制措施,积极实施医疗救治,控制传染源,切断传播途径,并及时开展或协助相关部门进行现场流行病学调查、环境卫生学检测以及有关标本采集、病原学检测等工作。

1. 积极救治感染病人,对其他可能的医院感染病人要做到早发现、早诊断、早隔离、早治疗,做好消毒隔离工作。

2. 对与医院感染病人密切接触的其他病人、医院工作人员、陪护、探视人员等进行医学观察,观察至该病的最长潜伏期或无新发感染病例出现为止。停止使用可疑污染的物品,或经严格消毒与灭菌处理及检测合格后方能使用。

3. 根据发生医院感染暴发的特点,切断其传播途径。

4. 对免疫功能低下、有严重疾病或有多种基础疾病的病人应采取保护性隔离措施,在需要的情况下可实施特异性预防保护措施,如接种疫苗、预防性用药等。医务人员也应按照相关要求做好个人防护。

5. 开展暴发调查,通过流行病学调查,综合分析临床、实验室及流行病学特征,查找感染源及感染途径,采取针对性防控措施。常见部位医院感染暴发的常见病原菌见表 13-1。

表 13-1　常见部位医院感染暴发的常见病原菌

| 部位 | 常见病原菌 |
| --- | --- |
| 下呼吸道 | 铜绿假单胞菌、金黄色葡萄球菌、白念珠菌、肺炎克雷伯菌、鲍曼不动杆菌、大肠埃希菌、阴沟肠杆菌、嗜麦芽窄食单胞菌 |
| 胃肠道 | 沙门菌属(德尔卑沙门菌、乙型伤寒沙门菌、斯坦利沙门菌、鼠伤寒沙门菌、猪霍乱沙门菌、C群伤寒沙门菌、布洛兰沙门菌)、大肠埃希菌、志贺菌属、耶尔森菌属、难辨梭状芽胞杆菌、轮状病毒、诺如病毒、柯萨奇病毒 |
| 血液系统 | 丙型肝炎病毒、HIV、乙型肝炎病毒、大肠埃希菌、白念珠菌、凝固酶阴性葡萄球菌某些种、金黄色葡萄球菌、肺炎克雷伯菌、铜绿假单胞菌、肠球菌属、阴沟肠杆菌、鲍曼不动杆菌 |
| 手术部位 | 龟分枝杆菌等非结核分枝杆菌、大肠埃希菌、金黄色葡萄球菌、铜绿假单胞菌、凝固酶阴性葡萄球菌某些种、粪肠球菌、阴沟肠杆菌、鲍曼不动杆菌 |
| 眼部 | 流感嗜血杆菌、铜绿假单胞菌、变形杆菌、化脓性链球菌、金黄色葡萄球菌、凝固酶阴性葡萄球菌某些种 |
| 皮肤软组织 | 金黄色葡萄球菌、铜绿假单胞菌、大肠埃希菌、表皮葡萄球菌、阴沟肠杆菌、白念珠菌、鲍曼不动杆菌、粪肠球菌 |
| 泌尿道 | 大肠埃希菌、阴沟肠杆菌、产气肠杆菌、白念珠菌、粪肠球菌、屎肠球菌、热带假丝酵母菌、铜绿假单胞菌、肺炎克雷伯菌、鲍曼不动杆菌 |
| 中枢神经系统 | 大肠埃希菌、克雷伯菌属、沙门菌属、弯曲菌属、金黄色葡萄球菌、凝固酶阴性葡萄球菌某些种、铜绿假单胞菌 |

6. 若医院感染新发感染病例持续发生,应探讨控制措施无效的原因,评估可能导致感染暴发的其他危险因素,并调整控制措施,如暂时关闭发生暴发的部门或区域,停止接收新入院病人;对现住院病人应采取针对性防控措施。情况特别严重的,可采取停止接诊的措施。

### (三) 医院感染的流行病学调查

开展医院感染的流行病学调查,及时了解掌握医院感染发生的动态及原因是医院感染管理中的一项重要任务。医院感染流行病学调查常用方法有现况研究、病例对照研究、队列研究和干预研究等。通过流行病学调查可了解一段时间内临床各科室医院感染发生的情况,及时发现导致医院感染的高危因素以及日常感染控制措施的缺陷,为针对性开展目标性监测提供了可靠依据。在全院综合性监测的基础上继续开展重点科室的目标性监测,进行实时干预能有效降低医院感染的发生频率。

随着医学科学的发展,各级医院不断引进新的诊断及治疗技术,加上众多新的抗感染药物在临床上的应用,均可能给医院感染的预防带来许多新问题,要正确识别这些可能导致医院感染的新危险因素,必须通过周密的流行病学调查分析,才能得出正确的结论,以便采取针对性措施,达到防制医院感染发生的目的。

(刘　芬)

# 第十四章 循证医学及系统评价

循证医学（evidence-based medicine，EBM）是医学领域近30年来迅速发展起来的一门新兴学科，强调以临床实践为主的一切医疗卫生活动的决策都应在综合考量现有医疗资源和病人的客观情况下，尽可能遵循现有最好的科学研究证据。循证医学实践将加速现行医学实践中经济有效措施的应用，淘汰无效的措施并防止新的无效措施进入，从而提高医疗卫生服务的质量和效率，使有限的医疗卫生资源得到充分利用。本章将重点对循证医学的基本概念、循证医学实践的步骤以及系统评价的概述及内容等进行介绍。

## 第一节 循证医学

### 一、概述

#### （一）循证医学的产生与发展

1948年，《英国医学杂志》（*BMJ*）刊登了世界公认的第一个临床随机对照试验（randomized controlled trial，RCT）"链霉素治疗肺结核的随机对照试验"的研究结果。随机对照试验的兴起使流行病学的理论与方法用于临床医学，促进了临床流行病学这个流行病学重要分支的产生与发展。从20世纪70年代开始，日益发展和完善的临床流行病学推动了临床科学研究，产生了大量高质量的临床研究成果。然而，由于文献检索方法、询问专家等的限制以及人们对这些科研结果的意义认识不足，科学研究产生的大量医学新知识未能得到及时推广与应用。

20世纪80年代初期，以David Sackett为首的临床流行病学工作小组，在加拿大麦克马斯特（McMaster）大学率先对年轻的住院医师进行了检索、分析理解和正确利用科学研究结果的能力培训，帮助临床医生得到有用的证据并指导临床实践，并于1992年在《美国医学会杂志》（*JAMA*）上发表了题为"循证医学：医学实践教学新模式"的文章，"循证医学"一词第一次正式出现在医学文献中。随后，该工作组又在*JAMA*发表了解读医学文献指南的30多篇系列文章，介绍了循证医学的诸多概念。

1992年底，英国牛津首先建立了英国循证医学中心。1995年，全球第一本以循证医学命名的杂志*Evidence Based Medicine*正式由英国医学会出版集团出版发行。1997年，美国国立医学图书馆MEDLINE数据库将"evidence-based medicine"正式收录为主题词。

1997年7月，卫生部批准华西医科大学附属第一医院成立中国循证医学中心，标志着中国首个以循证医学为专业的研究机构正式诞生。2001年，《中国循证医学杂志》和《循证医学》分别在成都和广州创刊，为中国研究者和使用者搭建了传播、交流的平台。

#### （二）循证医学的定义

循证医学因为需要而产生，在使用中发展，其定义也不断完善，迄今最广为接受的是1996年David Sackett的定义，即循证医学是"慎重、准确、明智地应用当前所能获得的最佳研究证据来确定病人的治疗措施"。2000年，David Sackett更新定义为"慎重、准确、明智地应用当前可得的最佳研究证据，同时结合临床医师个人的专业技能和长期临床经验，考虑病人的价值观和意愿，完美地将三者结合在一起，制订出具体的治疗方案"。2014年，Gordon Guyatt在第22届Cochrane年会上，进一步完善循证医学定义为"临床实践须结合临床医生个人经验、病人意愿,以及来自系统评价和合成的研究证据"。因此,循证医学是将最好的研究证据与临床医生的技能、经验和病人的期望、价值观三者完美结合,并在特定条件下付诸实践的实用性科学。

## 二、循证医学实践的基础

循证医学强调证据在决策中的重要性和必要性,但证据本身不是决策。由于经济水平、医疗卫生服务的体制、伦理及价值观念、相关疾病所致的负担大小以及病人对治疗措施的接受程度等方面的差异,即便是基于同一高质量的证据,在不同地区、应用于不同的病人,也有可能会作出不同的选择。因此,在获取了当前最好的证据后,尚需要综合临床医生(或卫生服务提供者)的技能和经验、病人的价值取向及资源的可获得性等因素,作出最合理的决策,从而进行临床实践。

### (一) 最佳的研究证据

不同的医学科学研究提供不同类型的研究证据,但并不是所有的研究证据都可以用于指导医学实践,循证医学强调在临床实践中尽可能地选择现有最好的研究证据。例如,人群实验的结果相较于动物实验的结果,应用于人群的相关性更好,多个随机对照试验的系统评价提供的证据质量高于单个随机对照试验。若当前无最佳来源的证据,再依次利用低一级别的证据。

### (二) 高素质的临床医生

医生对于循证医学的践行有着非常重要的作用,因为对疾病的诊断、治疗等决策都是医生作出的。循证医学的实践对医生提出较高的要求,既强调临床经验,也强调医生需要不断学习掌握相关临床流行病学的方法与技能,将临床经验与最好的证据相结合,进行科学决策。

### (三) 病人的参与

任何一项诊疗决策的实施,都必须在病人的理解与良好配合下才会产生最佳效果。因此,循证医学实践要求医生在充分关心和爱护病人、尊重病人正当权益的基础上,进行正确的诊治决策,使病人获得最大的利益。

### (四) 现有的医疗资源

临床实践的实施是以现有的医疗资源为基础的,若现有的医疗平台缺乏相应的医疗资源,如缺乏专业的医疗设备、技术支持、掌握治疗技术的医务人员等,即便掌握了最佳的研究证据也不能实际应用,因此循证医学的实践需要考量当前的医疗平台,在现有医疗资源的基础上作出最佳选择。

## 三、循证医学实践的步骤

广义的循证医学所包括的实践活动是指一切与医疗卫生服务有关的活动。主要有:临床实践、医疗卫生法规和政策的制定、公共卫生政策的制定、医疗卫生服务的组织和管理、医疗卫生技术准入等。下面以临床诊疗工作为例对循证医学实践过程进行介绍。

### (一) 提出问题

提出一个明确、可回答的临床问题,不仅是查找证据的第一步,也是循证医学实践的第一步。

1. **临床问题选择的基本原则**　临床问题选择的基本原则可以概括为重要性、创新性、可行性和符合医学伦理学标准。

(1)重要性:临床问题选择的重要性主要从研究需求的大小和来源、研究结果可能导致的变化或带来的效益等方面衡量。

(2)创新性:创新性是指研究问题和采用的研究方法具有原创性和独特性。

(3)可行性:可行性指是否具备完成拟开展研究项目所需要的条件。临床研究项目可行性评价主要包括技术可行性、经费可行性、操作可行性以及时间进程可行性。

(4)符合医学伦理学标准:医学伦理学标准是所有临床研究问题都应遵守和接受的标准,且整个研究过程都应保证符合要求。

2. **临床问题的来源**　临床问题可来自以病人为中心的临床实践的任何方面。归纳起来多数问题来源于以下 8 个方面。

（1）临床发现：如何适当地收集临床信息并合理地给予解释？

（2）病因：如何确定引起疾病的原因？

（3）鉴别诊断：如何鉴别出可能的、严重的并对治疗有反应的疾病？

（4）诊断性试验：如何基于精确度、准确度、可行性、经济及安全等因素来选择和解释诊断性试验，以确定或排除某种诊断？

（5）治疗：如何选择经济有效、副作用小的治疗方案？

（6）预后：如何预测病人可能的临床病程和并发症？

（7）预防：如何通过识别和改变危险因素来减少发病机会？ 如何通过适当的筛检来早期发现疾病？ 如何通过有效的治疗或者康复措施来预防伤残？

（8）自我提高：如何跟上学科发展的步伐，提高自身的临床技能，开展更有效的临床实践？

3. **临床问题的构建**　临床问题的构建一般应包含 5 个要素，即国际上常用的 PICOS 格式：P 指研究对象（participant），I 指干预措施（intervention），C 指对照措施（comparison），O 指结局指标（outcome），S 指研究类型（study design）。将上述要素结合在一起就可以构成临床问题，如问题"在老年病人的随机对照试验中，血管紧张素转换酶抑制剂（ACEI）是否会比 β 受体拮抗剂在控制血压方面更有效"，P 为老年高血压病人，I 为 ACEI，C 为 β 受体拮抗剂，O 为血压降低，S 为随机对照试验。

### （二）收集证据

循证实践强调基于现有的最佳证据，因此全面、系统地获取相关证据至关重要。

1. **证据分类**　循证医学的研究证据可以分为原始研究证据与二次研究证据两类（图 14-1）。原始研究证据是指直接以人群（病人和/或健康人）为研究对象，对相关问题进行研究所获得的第一手数据，经统计学处理、分析、总结后而得出的结论，主要包括单个的随机对照试验、队列研究、病例对照研究等。二次研究证据是指针对某一个或某一类具体问题，尽可能全面收集有关该问题的全部原始研究，进行严格评价、综合、分析、总结后所得出的结论，是对多个原始研究再加工后得到的证据。这种综合证据的方法包括系统评价/Meta 分析、卫生技术评估和临床实践指南等。

2. **证据来源**　常见研究证据的来源如表 14-1 所示。另外，在收集证据时还要注意未被公开发表的文献，也被称为"灰色文献"（grey literature），例如未被公开发表的论文、学位论文、会议专题论文等资料，由于一般阴性结果与阳性结果相比不容易被发表，缺乏原始研究，相关的二次研究证据也较

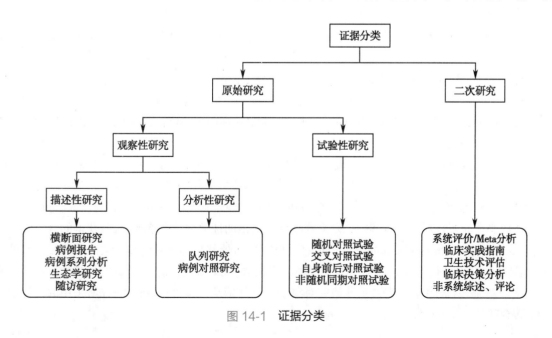

图 14-1　**证据分类**

表 14-1　循证医学常见证据的来源

| 类别 | | 名称 |
|------|------|------|
| 原始研究 | 数据库 | MEDLINE、PubMed、EMBASE<br>中国生物医学文献数据库（China Biology Medicine disc）<br>中国循证医学/Cochrane 中心数据库（Chinese Evidence Based Medicine/Chinese Cochrane Center） |
| 二次研究 | 数据库 | Cochrane 图书馆<br>循证医学评价数据库（Evidence-Based Medicine Reviews）<br>临床证据（Clinical Evidence） |
| | 期刊 | 循证医学杂志（*Evidence Based Medicine*）<br>美国医师学会杂志俱乐部（*ACP Journal Club*）<br>循证护理杂志（*Evidence Based Nursing*）<br>循证卫生保健杂志（*Evidence Based Health Care*） |
| | 指南 | 美国国立指南库（National Guideline Clearinghouse） |

少。因此，寻找未被公开发表的研究资料，可以掌握更全面的信息，亦能综合评估研究相关的阳性结果和阴性结果，获得更真实的证据。

**3. 证据检索**　查阅医学文献是了解某科学研究领域的现状、发展趋势和存在的问题，确立研究课题和方向，掌握新的研究方法以及获取最新研究成果的重要途径和手段，也是临床医学工作者获取最佳证据并用于临床病人，解决临床实际问题的基本技能。

检索策略的制订是证据检索最为关键的步骤，而检索策略由证据检索的目的决定。

（1）尽量通过多种渠道查询，避免遗漏重要的证据。比如对检索到的文章中的参考文献进行检索，可能会发现一些计算机检索未检出的研究。

（2）从拟定的问题中提炼出明确、具体的检索词，进行全面检索。

（3）如果是为了使用证据，应首先检索二次研究证据，比如系统评价，因为其综合了相关的原始研究，可为医学决策提供最全面、最可靠的证据。如果没有相关的系统评价，应寻找相关的可靠的原始科学研究。如未发现相关的原始研究报告，搜寻范围应扩大至目前正在进行的科学研究。如果是为制作证据（如撰写系统评价）而检索，还应通过浏览检出文献所描述的相关内容，鉴别或评估研究设计的真实性、研究结局的重要性和该研究对所提临床问题的适用性。

**（三）评价证据**

检索到的研究证据在应用于解决具体临床问题前，常需要用临床流行病学和循证医学质量评价的标准对其进行严格评价。

**1. 证据质量分级**　临床实践中的问题大致可分为诊断、治疗、预后、病因、预防、不良反应及成本和经济学问题等。每类问题都有其相应的最佳证据和证据分级。2011 年英国牛津循证医学中心（Oxford Center for Evidence-Based Medicine，OCEBM）推出的 OCEBM 标准修订版，将循证医学证据强度分为 5 类，各级分级水平及依据见表 14-2。

**2. 证据质量评价**　对来自一项研究的证据的评价包括三个方面：研究真实性、临床价值以及临床适用性。

（1）真实性评价：任何拟被采用的医学证据，首先必须是真实的而不是虚假的，否则将在临床实践中造成严重的不良后果。对某一个研究的结果所提供的证据进行严格评价，所获得的真实性的结论，即内部真实性（internal validity）。内部真实性越高，价值就越大。对内部真实性的评价应考虑以下因素：①研究设计是否科学；②诊断标准及纳入/排除标准是否设置适当；③研究结果的观测方法和指标是否正确，偏倚是否得到控制；④研究对象（病人）的依从性是否良好；⑤研究所采用的统计学方法是否合理等。

表 14-2 OCEBM 标准修订版(2011年)

| 证据等级 | 普遍性问题 | 诊断问题 | 预后问题 | 治疗问题 | 常见的副反应问题 | 罕见的副反应问题 | 筛查问题 |
|---|---|---|---|---|---|---|---|
| 1级 | 当地和当前的随机抽样调查或人口普查 | 对持续采用同一参考标准和盲法的横断面研究的系统评价 | 对起始队列研究的系统评价 | 随机对照试验或单病例随机对照试验（N-of-1试验）的系统评价 | 随机对照试验的系统评价,巢式病例对照研究的系统评价,针对研究问题的 N-of-1 试验,或具有显著效果的观察性研究 | 随机对照试验或 N-of-1 试验的系统评价 | 随机对照试验的系统评价 |
| 2级 | 对符合当地情况的随机抽样调查进行系统评价 | 持续采用同一参考标准和盲法的单一横断面研究 | 队列研究 | 随机对照试验或具有显著效果的观察性研究 | 单个随机对照试验或具有显著效果(特殊)的观察性研究 | | 随机对照试验 |
| 3级 | 当地非随机抽样调查研究 | 非连续研究,或参考标准不一致的研究 | 队列研究或随机试验的对照组 | 非随机对照研究或随访研究 | (上市后监测)提供足够数据的非随机对照研究(对于长期危害,随访时间必须足够长以确定长期危害) | | 非随机对照研究或随访研究 |
| 4级 | 案例系列分析研究 | 病例对照研究,低质量或非独立参考标准的研究 | 病例系列分析,病例对照研究,或低质量的预后队列研究 | 病例系列分析,病例对照研究或历史对照研究 | 病例系列分析,病例对照研究或历史对照研究 | | 病例系列分析,病例对照研究或历史对照研究 |
| 5级 | 不适用 | 基于机制的推论 | 不适用 | 基于机制的推论 | 基于机制的推论 | | 基于机制的推论 |

（2）临床价值评价:任何临床实践的证据即使具有良好的内部真实性,也还需要对其临床价值进行严格评价。表 14-3 列出几种临床研究类型的常见评价标准。

表 14-3 评价不同研究类型临床价值的常见标准

| 临床研究类型 | 评价标准 |
|---|---|
| 病因学研究 | 暴露和结果的关联强度 |
| | 暴露和结果间有无剂量-效应关系 |
| | 对有害作用的危险性估计的精确度（95% 置信区间） |
| 诊断试验研究 | 诊断试验的验前概率(患病率) |
| | 诊断试验的灵敏度、特异度和似然比 |
| 治疗性研究 | 治疗的效果 |
| | 治疗效果的精确性 |
| 预后研究 | 在一段特定时间内,所研究结果发生的可能性 |
| | 对所研究结果发生的可能性的估计是否精确 |

（3）临床适用性评价:在循证医学的实践中,即使有了最佳证据,还需具备恰当的外部条件才能实施,因此需要对证据是否能适用于所面临的临床问题进行严格评价,即适用性评价,又称为外部真

实性（external validity）评价。外部真实性越高，表示一种研究的证据越具有普遍的代表性。对外部真实性的评价应考虑以下因素：①是否具备证据要求的医疗技术的环境与条件；②病人的病情以及病理生理等特点是否与证据提供的信息相似；③病人是否能够接受以及经济承受能力如何；④治疗收益与潜在的危险和费用比如何等。

### （四）应用证据

经过严格评价文献，如果从中获得的证据是真实可靠且具有临床应用价值的，应当尽快用于指导临床实践；对于评价是无效甚至是有害的措施则应该立即停止；对于尚无定论的措施，则可以为进一步的研究提供信息。

### （五）后效评价

依据现有最好的证据制订的临床决策在实施后，应当对其是否达到预期效果进行评价，从中总结出经验和教训，并据此提出改进建议，重新提出问题，进入新一轮循证过程。正是通过这样不断地循证医学实践和评价总结，才能达到逐步提高学术水平和医疗质量、推动医学实践不断发展的目的。

## 第二节 │ 系统评价

### 一、概述

#### （一）系统评价的定义

系统评价（systematic review，SR）是一种综合原始研究结果的研究方法，即按照特定的问题，系统、全面地收集已有的相关和可靠的研究结果，采用临床流行病学严格评价文献的原则和方法，筛选出符合质量标准的文献并进行科学的定性或定量合并，最终得出综合性结论。同时，随着新研究结果的出现及时进行更新，随时提供最新的知识和信息，为临床医疗实践和宏观医疗卫生决策提供重要的决策依据。

#### （二）Cochrane 系统评价

Cochrane 系统评价是 Cochrane 协作网的评价者按《Cochrane 干预措施系统评价手册》（*Cochrane Handbook for Systematic Reviews of Interventions*），在相应 Cochrane 评价小组编辑部的指导和帮助下完成的系统评价。因 Cochrane 有严密的组织管理和质量控制系统，严格遵循 Cochrane 系统评价者手册，采用固定格式和内容要求，以及采用统一的系统评价软件 RevMan 录入和分析数据、撰写系统评价计划书和报告，发表后定期更新，有健全的反馈和完善机制，其质量通常高于非 Cochrane 系统评价，被认为是评价干预措施效果最佳的单一信息资源（best single source）。

#### （三）系统评价的分类

按照研究领域划分，系统评价可以应用于基础研究、临床研究、医学教育、方法学研究和政策研究等领域；按照不同的研究问题，系统评价可应用于病因、诊断、治疗、预后和卫生经济学评价等方面；若考虑到纳入的原始研究的研究方向，还可以划分为前瞻性、回顾性以及累积性系统评价；按照资料分析时是否采用了定量合成的统计方法，还可以划分为定性系统评价和定量系统评价。

#### （四）系统评价与传统综述的主要区别

系统评价与传统综述均是对现有研究文献的分析和总结，都为某一领域或专业提供全面的、最新的知识和信息，以便读者在短时间内了解某一专题的研究概况和发展方向，获得解决某一临床问题的方法。但两者有以下主要区别（表 14-4）。

### 二、系统评价的步骤

针对不同研究问题开展系统评价的基本方法和步骤相似（图 14-2）。

表 14-4　系统评价与传统综述的主要区别

| 特征 | 系统评价 | 传统综述 |
| --- | --- | --- |
| 确定研究题目 | 有明确的研究问题和研究假设 | 可能有明确的研究问题,但经常针对主题进行综合讨论,而无研究假设 |
| 检索相关文献 | 力求找出所有发表或未发表研究以减少发表偏倚或其他偏倚的影响 | 通常未尝试找到所有相关文献 |
| 筛选合格文献 | 清楚描述纳入研究类型,可减少因作者利益出现的选择偏倚 | 通常未说明纳入或排除相关研究的原因 |
| 评价文献质量 | 评价原始研究的方法学质量,发现潜在偏倚和纳入研究间异质性来源 | 通常未考虑研究方法或研究质量的差异 |
| 合成研究结果 | 基于方法学最佳的研究得出结论 | 通常不区别研究的方法学质量 |
| 研究结果更新 | 根据新证据定期更新 | 未定期更新 |

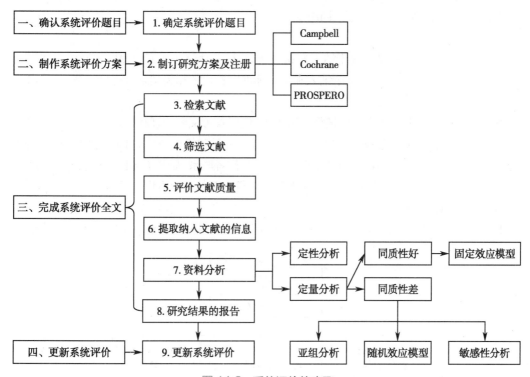

图 14-2　系统评价的步骤

## (一)确定系统评价题目

系统评价主要是为医疗和卫生决策提供依据,因此,系统评价的选题应遵循"三有一无"的原则,即有意义、有争议、有研究、无重复。

系统评价解决的问题很专一,涉及的研究对象、设计方案、干预措施或暴露因素和结果指标须相似或相同。因此,确立题目时应围绕研究问题,明确 PICOS 要素。

## (二)制订系统评价研究方案及注册

详细陈述生成系统评价的全过程,即撰写系统评价研究方案,有助于高质量完成系统评价。因此,确定系统评价题目后,需要制订详细的方案,内容包括系统评价的题目、背景、目的和方法(包括文献检索、合格文献选择、文献质量评价、数据收集和分析等)。

在了解可能纳入的研究之前发表系统评价的研究方案,可减少系统评价员的主观偏倚,保证系统评价方法的透明性,减小重复的可能性,允许同行评审其方法。目前可以进行系统评价方案注册的平台有：Campbell Collaboration，特别针对社会干预的系统评价；Cochrane Collaboration，特别针对健康照护干预的系统评价；PROSPERO，开放给所有系统评价注册。这些方案注册平台也提供已注册的系统评价数据库，在开展系统评价前，要先搜索数据库，了解选中的课题是否已经注册，确保不与他人重复。

系统评价研究方案的内容可以参考《系统评价与 Meta 分析优先报告条目的研究方案：PRISMA 声明》（*Preferred Reporting Items for Systematic Review and Meta-Analysis Protocols*，PRISMA-P）。该声明对于规范系统评价与 Meta 分析研究方案起重要作用。

### （三）检索文献

采用多种途径，系统、全面地收集与研究问题相关的文献，包括利用多种电子资源数据库临床试验注册登记系统、追溯参考文献以及手工检索等方法。除发表的原著，应注意收集如会议专题论文、未发表的学术论文、专著内的章节等通过常规方法难以检索到的文献。同时还要注意收集各种语种发表的文献。

检索文献应确定检索词、制订检索策略和选择数据库或可能的数据源，不同类型的临床问题有所不同，建议由系统评价者和信息专家共同决定。

### （四）筛选文献

一个系统评价的结果主要取决于纳入的相关研究，以及从这些研究中提取和分析的数据。根据研究目的，按照研究计划书提出的文献纳入和排除标准对检出的相关文献进行仔细筛选，选出符合系统评价要求的文献资料。

文献资料的筛选一般分四个步骤进行。①去重：使用参考文献管理软件合并检索结果，并删除相同报告的重复记录；②初筛：根据检索出的引文信息，如题目和摘要，删除明显不合格的文献；③阅读全文：逐一阅读和分析文献资料，以确定是否合格；④与作者联系：如文中提供的信息不全面或不能确定，或者对文献有疑问或有分歧，应通过与作者联系获得有关信息后再取舍（图 14-3）。

### （五）评价文献质量

多数系统评价是针对已完成的研究进行二次评估，原始研究的质量直接影响系统评价结果和结

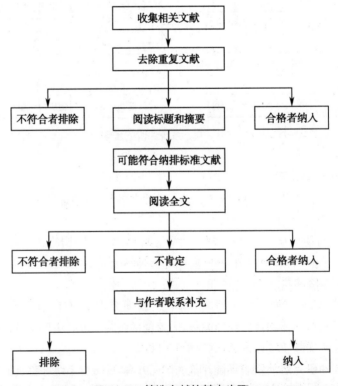

图 14-3　筛选文献的基本步骤

论的真实性和可靠性。因此,评估纳入系统评价的原始研究在设计、实施和分析过程中防止或减少系统误差(或偏倚)和随机误差的程度,以分析和解释纳入研究质量对结果的影响,这一点至关重要。研究质量评价应包括内部真实性和外部真实性。

评价文献质量的方法较多,主要包括清单(checklist,有许多条目,但不给予评分)和量表(scale,有许多条目,每个条目均给予评分,但可给予相同权重,或根据重要性给予不同的权重)两种。研究者应根据研究类型和研究目的来选择相应的质量评估方法。如RCT可以采用Jadad计分法(表14-5)、Cochrane偏倚风险评估工具等来评估纳入研究的文献质量;观察性研究,如队列研究、病例报告等,可以采用STROBE声明;诊断试验可以采用QUADAS-2工具;定性研究可以采用JBIQARI定性研究质量清单、EPPI-Center质量清单、CASP定性研究质量清单及其改良版等方法。由于每一种评价方法都不是完美的,也易受文献报告质量的影响和主观因素的制约,因此,Cochrane协作网不推荐使用任何一种质量评价的方法,而是由评价者本人或评价小组自行选择。

表14-5 RCT质量评价的Jadad评分

| 条目 | 评分标准 |
| --- | --- |
| 随机化方法 | 恰当——如计算机产生的随机数字或类似的方法(2分)<br>不清楚——试验描述为随机试验,但未告知随机分配产生的方法(1分)<br>不恰当——如使用交替分配或类似方法的半随机化(0分) |
| 盲法 | 恰当——使用完全一致的安慰剂或类似的方法(2分)<br>不详——试验称为双盲法,但未交代具体方法(1分)<br>非盲法——未采用双盲法或盲的方法不恰当(0分) |
| 失访退出 | 具体描述了失访与退出的数量和理由(1分)<br>未报告失访或退出的数量和理由(0分) |

### (六) 提取纳入文献的信息

对文献质量进行评价以后,须从符合纳入要求的文献中摘录用于系统评价的相关信息,包括:①一般资料。如评价的题目,原始文献的编号、来源、发表日期等。②研究特征。研究的设计方案和质量、研究地点、研究对象的特征、研究措施的具体内容、实施方法、防止偏倚的措施等。③研究结果。主要研究结果、结局指标、随访时间、失访和退出情况等。提取和计算机录入信息时应由双人独立进行,以保证信息摘录和输入的质量。

### (七) 资料分析

对收集的文献资料,可采用定性或定量的方法进行分析,以获得相应的结果。

1. **定性分析** 是通过对比分析相同主题的不同证据资源的概念与结果,合并不同单个定性研究证据以制作新的证据的过程。重点在于使用归纳法找寻概念、分析类型和主题、解释概念。

不同类型的研究问题需要不同的资料分析方法,概括起来合成定性研究证据的方法可以分为两大类:一类方法主要是"资料概括",包括内容分析法、框架分析法、贝叶斯Meta分析等;另一类方法分析的结果是产生新概念或新理论,包括Meta-民族志/人种学/人文学、扎根/根基理论等。

2. **定量分析** 定量分析包括异质性检验、Meta分析和敏感性分析。

(1)异质性检验(heterogeneity test):系统评价是对同一个研究主题或研究目的下多个不同研究结果的合并分析,但不同的研究由于研究设计不同、研究实践环境迥异、研究人员实施方法的不同等原因,研究的结果间不可避免地存在差异,即异质性。异质性的来源有三类:①临床异质性,是由于研究对象的特征、干预措施、对照治疗、结果测量、干预环境等临床方面不同而存在的差异;②方法学异质性,是由于研究设计、统计分析、质量控制等不同而产生的差异;③统计学异质性,不同试验中观察到的效应,其变异性超过了机遇本身所致的变异性。若异质性存在,应慎重考虑是否对结果进行合并。异质性检验是指对不同原始研究结果之间的变异程度进行检验,若原始研究是同质的(不存在异质性),则多个结果可以合并计算效应值;若原始研究存在异质性,应慎重考虑是否进行合并,并进一步分析探讨异质性的来源,可进行亚组分析和 Meta 回归等。

(2)Meta 分析(meta-analysis):Meta 分析是对研究设计相同或相似且具有相同目的,但又相互独立的多个研究结果(证据)进行系统的综合定量分析,计算其合并效应量,并作出结果解释的分析。通过对多个同类独立研究的汇总和合并分析,达到增大样本量、提高检验效能、提高效应量估计精度的目的,特别当多个研究结果不一致或无统计学意义时,Meta 分析可以得到更接近真实情况的统计结果。分析时需要根据研究类型与评价内容选择恰当的效应量,并根据异质性检验结果选择采用固定效应模型或随机效应模型,结果常用森林图表示(详见后文)。

(3)敏感性分析(sensitivity analysis):敏感性分析是检查一定假设条件下所获结果的稳定性的方法。如改变某些影响结果的重要因素,如纳入标准、失访情况、统计方法(固定效应模型或随机效应模型)、选择不同的效应量等,对 Meta 分析进行重新分析,并与原结果进行比较,评价原 Meta 分析的稳定性与可靠性。若敏感性分析结果与原 Meta 分析的结果没有本质区别,则敏感性分析可以加强原结果的可信度;若分析结果不同,则应慎重解释原分析的结果。

### (八)研究结果的报告

报告内容包括:①系统评价的背景和目的。②依据系统评价结果作出的结论,是否能为某一领域或专业提供全面的、最新的知识和信息,是否具有推广应用价值。③系统评价的结果对今后研究的指导意义。④如果依据现有资料尚不足以作出明确结论,那么有何种趋势? 提出今后的研究建议等。研究结果的报告规范可以参考更新的 PRISMA 声明——《系统评价报告指南:PRISMA 2020 声明》。

### (九)更新系统评价

系统评价的更新是指系统评价发表后,定期收集新的原始研究,按前述步骤重新分析、评价,以及时更新和补充新的信息,完善系统评价。Cochrane 系统评价要求每 2 年更新 1 次,杂志发表的系统评价并不要求原作者定期更新。但若发表的系统评价无确切结论,或针对该题目的新研究不断出现时,也可考虑是否有必要更新系统评价。

## 三、Meta 分析

如前所述,Meta 分析是系统评价中将多个相似研究结果进行定量综合分析的一种方法,其分析步骤包括提出问题、检索相关文献、评价并选择文献、描述基本信息、定量综合分析资料、评价偏倚风险、结果报告等。其中提出问题、检索相关文献等步骤与系统评价相同,以下主要对 Meta 分析中资料分析步骤进行简要介绍。

### (一)明确资料类型,选择适当的效应指标

应根据各个原始研究资料的类型及评价目的作出恰当选择。①计量资料:通常采用加权均数差(weighted mean difference,WMD)或标准化均数差(standardized mean difference,SMD)作为效应指标。②计数资料:可选择相对危险度、比值比以及率差来估计合并效应大小。③等级资料:若分类等级较少,可以采用比例优势比(proportional odds ratio,POR)进行 Meta 分析;若分类等级较多,则可作为连续型数据进行 Meta 分析,也可以选取适当的切割点将多个等级合并成二分类数据。④时间事件资料:可以采用生存率(survival rate)、生存期(overall survival,OS)和风险比等效应指标。

### (二)异质性检验

对各个原始研究之间结果的变异程度进行检验,检查各个独立研究的结果是否具有可合并性。异质性检验多采用 $Q$ 检验和 $I^2$ 指数。$I^2$ 指数是根据异质性检验的统计量 $Q$ 值和合并研究个数计算而来,$I^2 = [Q-(研究个数-1)]/Q \times 100\%$。如果 $P < 0.10$,$I^2 > 50\%$,认为各研究结果间异质性较大。此外,还可通过作图观察各独立研究结果的效应值和置信区间是否有重叠,如果置信区间差异太大(重叠少),表明不同研究结果之间的异质性较大。

### （三）合并效应量的计算及统计推断

通过异质性检验,如果各个独立研究的结果不存在异质性（$P>0.10$,$I^2<50\%$）,可采用固定效应模型（fixed effect model）计算合并后的综合效应;当各研究结果存在异质性,但经异质性分析和处理后认为合并资料仍然具有重要临床意义时,可采用随机效应模型（random effect model）计算合并后的综合效应。

无论采用何种模型,得到的合并统计量均需要通过假设检验来判断是否具有统计学意义,常用的方法是 $z$ 检验。若 $P\leqslant0.05$,可认为多个研究的合并统计量具有统计学意义;若 $P>0.05$,则认为多个研究的合并效应量无统计学意义。

### （四）合并效应量的表示及结果解释

Meta 分析结果常采用森林图（forest plot）表示。该图是以统计指标和统计分析方法为基础,用数值运算结果绘制而成的图形。现以依据 6 个研究抗高血压药物与老年心血管疾病死亡率相关性的 RCT 结果所做的 Meta 分析结果（图 14-4）为例,对森林图的内容加以说明。该 Meta 分析以死亡（有害事件）为结局事件,以 $OR$ 为效应统计指标。由图 14-4 可见,6 个独立研究结果中有 4 个研究结果（第 1、2、3、4）的水平线与垂直的无效线相交,表示该 4 个研究结果均不认为抗高血压药物可降低老年心血管疾病的死亡率;另有 2 个研究结果（第 5、6）水平线落在垂直无效线的左侧,表明这 2 个研究结果认为抗高血压药物可降低老年心血管疾病的死亡率。由于各研究结果之间无明显的异质性（$P=0.30$）,故采用固定效应模型计算合并效应量。合并效应量 $OR=0.54$（95% $CI$:0.44～0.67）,说明抗高血压药物组与对照组的死亡率的差别具有统计学意义。由于菱形块落在垂直无效线的左侧,故表明抗高血压药物可降低约 56%（下限=0.44）～33%（上限=0.67）的老年心血管疾病死亡率。

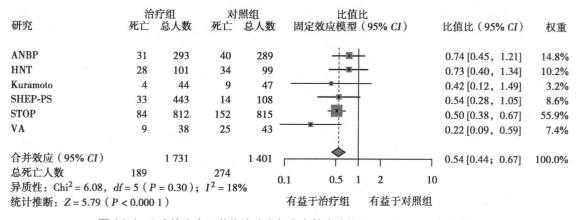

图 14-4　6 个抗高血压药物治疗老年心血管疾病的 RCT 的 Meta 分析结果

## 四、系统评价的质量评估

### （一）主要偏倚及其识别

系统评价如同其他研究一样,在研究的各个阶段均可能产生偏倚,致使合并后的结果歪曲真实的情况。

**1. 偏倚的种类**

（1）发表偏倚（publication bias）:是指有"统计学意义"的阳性研究结果较"无统计学意义"的阴性研究结果被报告和发表的可能性更大。如果系统评价只是基于已经公开发表的研究结果,可能会因为有统计学意义的占多数,从而夸大效应量或危险因素的关联强度而导致偏倚。

（2）文献库偏倚（database bias）:世界上几个主要的医学文献检索库如 Medline、Embase 虽然收集的杂志种类多,但绝大部分来自发达国家,发展中国家所占比例很小,而且来自发展中国家具有阳性结果的研究可能更容易发表在这些文献检索库所收录的杂志中。因此,仅通过这些文献库收集研究报告有可能引入偏倚。

（3）纳入标准偏倚（inclusion criteria bias）：指在制订文献纳入和排除标准时，未对研究对象、研究设计类型、暴露或干预措施、研究结局、样本大小及随访年限、语种、纳入年限等作出明确规定，导致纳入标准的不合理而引入的偏倚。

（4）语言偏倚（language bias）：非英语国家的研究者可能更多地将具有阳性结果的研究发表在国际性的英文杂志上；相反，具有阴性结果的研究更趋于发表在当地杂志上。如果系统评价只是检索英文文献，则可能引入偏倚。

（5）权重偏倚（weighting bias）：是指在对各研究结果进行整合时，由于使用不恰当的权重而引起的偏倚。同一项研究使用不同的权重方法时有可能会得到完全不同的结论，这是由于不同的方法所采用的效应指标的赋值原则不同。当不同效应指标的合并结果差异很大时，应参考以样本量为权重的合并结果。

（6）引用偏倚（citation bias）：手工检索文献时，通过文章后面所列的参考文献可以进一步查找其他相关文章。但在 Meta 分析中这种途径可能带来引用偏倚，因为支持阳性结果的试验比不支持的试验可能更多地被作为参考文献加以引用。

2. 偏倚的识别

（1）漏斗图（funnel plot）：漏斗图分析是根据图形的不对称程度判断 Meta 分析中是否存在发表偏倚的一种方法。该方法以纳入 Meta 分析的各个独立研究的效应估计值作为横坐标（$x$ 轴），每一项研究的效应估计值标准误（standard error，$SE$）或效应估计值的变异度作为纵坐标（$y$ 轴），绘制散点图。一般来讲，小样本研究的结果通常由于离散程度较大，分散在图形底部很宽的范围内，随着样本量增大，标准误减小，研究结果则集中到图形上部一个较窄的范围内。如果 Meta 分析中不存在发表偏倚，散点图会像一个对称的倒置漏斗形状（图 14-5）。如果图形呈现明显的不对称或不完整，提示可能存在发表偏倚（图 14-6）。

对漏斗图对称性的识别，早期仅通过视觉的观察，目前提出了几种统计学方法定量检查研究效应与样本大小之间的关系，如回归分析或排列校正分析，但在这些检验方法的特征、适用性方面还存有争论。

（2）剪补法：是首先剪掉初估后漏斗图中不对称的部分，用剩余对称部分估计漏斗图的中心值，然后沿中心两侧填补上被剪切部分以及相应的遗漏部分，再基于填补后的漏斗图估计合并效应量的"真实值"。当然该方法也有一定的风险性，当 Meta 分析中纳入原始研究过少时，使用剪补法有时会

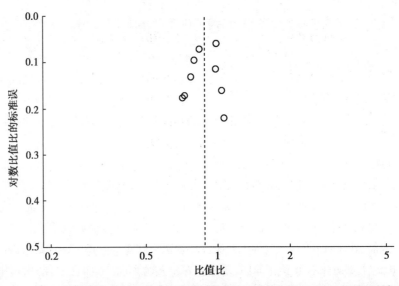

图 14-5　模拟研究得到的漏斗图（肉眼观察呈对称分布，提示没有发表偏倚）

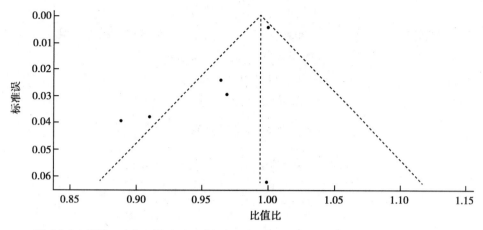

图 14-6　模拟研究得到的漏斗图（肉眼观察呈不对称分布，提示可能存在发表偏倚）

矫枉过正。另外根据对称的原则，增补多个不存在的小样本研究，并在此基础上计算合并效应量，也还存在一些争议。

（3）失效安全数（fail-safe number, *Nfs*）：是推翻当前合并结论或者使当前合并结论逆转所需的结果相反的研究的个数。可用于评价发表偏倚的强度。失效安全数越大，表明 Meta 分析的结果越稳定，结论被推翻的可能性越小。

### （二）质量评估工具

系统评价/Meta 分析的质量评价包括两个方面：①方法学质量评价，评价工具包括总体质量评价问卷（overview quality assessment questionnaire, OQAQ）、Sack 质量评估清单（Sack's quality assessment checklist, SQAC）和在前 2 个工具基础上制订的系统评价质量评价工具（a measurement tool to assess systematic review, AMSTAR）等。2017 年推出的 AMSTAR，共 16 个条目，评价了系统评价制作的选题、设计、注册、数据提取、数据统计分析和讨论等全过程。简化了对每一条的评价结果，只判断为 yes、partial yes 和 no，且有全面的使用指南。②报告质量评价，评价工具包括系统评价和 Meta 分析优先报告条目（PRISMA，主要针对干预性研究的系统评价，特别是 RCT 的系统评价，也可用于其他研究类型的系统评价）和流行病学观察性研究的 Meta 分析报告规范（meta-analysis of observational studies in epidemiology, MOOSE）等。

## 五、系统评价进展

### （一）研究方法

在传统系统评价和 Meta 分析的基础上，出现了一些新的文献综述和合成证据的方法。如在系统评价方面，有快速评价（rapid review）、复合系统评价（multi-arm systematic review）、系统评价再评价（overviews of reviews）等方法；在 Meta 分析方面，有累积 Meta 分析（cumulative meta-analysis）、个体数据 Meta 分析（individual patient data meta-analysis）、前瞻性 Meta 分析（prospective meta-analysis）、网状 Meta 分析（network meta-analysis）、剂量反应 Meta 分析（dose-response meta-analysis）、全基因组关联研究的 Meta 分析（genome-wide association meta-analysis）等方法。

### （二）Meta 分析软件

Meta 分析的飞速发展离不开各类软件的快速发展，因此有必要熟悉和了解 Meta 分析软件的发展情况（表 14-6）。

### （三）系统评价的展望

通过多年的发展，系统评价已经在医学研究的各个领域得到了广泛应用。新的理论和方法也不断涌现，成为医学研究越来越不可少的工具，发挥越来越大的作用。系统评价和 Meta 分析未来可能的发展趋势有以下特点。

表 14-6　Meta 分析常用软件

| 软件名称 | 特点 | 适用 Meta 分析类型 |
|---|---|---|
| Stata | 收费、编程 | 几乎所有的 Meta 分析 |
| R | 免费、编程 | 几乎所有的 Meta 分析 |
| SAS | 收费、编程 | 几乎所有的 Meta 分析 |
| SPSS | 收费、编程 | 几乎所有的 Meta 分析 |
| RevMan（Review Manager） | 免费、非编程 | 大部分的 Meta 分析,但不能完成间接比较及网状 Meta 分析 |
| CMA（Comprehensive Meta-Analysis） | 收费、非编程 | 除间接比较及网状 Meta 分析的所有传统 Meta 分析 |
| Meta-DiSc1.4 | 免费、非编程 | 诊断准确性研究、单组率及二分类数据的 Meta 分析 |
| TSA（Trial Sequential Analysis） | 免费、非编程 | 随机对照试验直接比较证据的 Meta 分析 |
| Meta-Analyst 3.13 | 免费、非编程 | 二分类资料、连续型资料、诊断性研究的 Meta 分析 |
| Stan | 免费、编程 | 几乎所有的 Meta 分析 |

1. **应用范围进一步拓宽**　既往的系统评价始终集中在医学研究领域,集中在以人为对象的研究,但目前已拓展到对非人类研究的结果进行系统的搜集、整理、评价,进而对诸如日常生活中的常见化学物是否有毒性等问题进行回答。

2. **集合大量个体信息的数据合成将成为可能**　目前的 Meta 分析主要基于文献中的数据,是对各研究结果的统计合成。随着要求投稿者主动公开研究原始数据的国际期刊越来越多,通过汇总原始研究数据进而进行合成分析成为可能。

3. **系统评价的流程和步骤将进一步规范**　随着系统评价应用范围的扩大,每年都有大量不规范的系统评价发表,为此,由循证医学专家、流行病学家、生物统计专家等各领域的专家共同组建的专家组对系统评价的各个环节进行了分析和研究,推出了一系列的规范,如 PRISMA 声明。

总之,系统评价和 Meta 分析因为其对于既往研究资料进行综合定量分析的优点,在最近十几年得到了迅猛的发展,应用的领域越来越广泛,也带来一些新的挑战。在可预见的未来,系统评价和 Meta 分析将作为一门工具日益发展完善,成为人们总结研究证据、探索新的研究方向的有力工具。

（杨春霞）

# 第十五章 | 药物流行病学

人类应用药物已有几千年的历史。一方面,药物在诊断、治疗和预防疾病或调节生理功能过程中给用药者带来了益处;另一方面也可能会对其造成危害,即药源性损害(drug misadventures)。药源性损害包括用药错误(medication errors)、不合理用药(irrational drug use)和药品不良反应(adverse drug reaction,ADR)。药物流行病学正是在与药源性损害作斗争的过程中发展起来的一门应用学科,在药物安全性评价、新药风险效应评估、促进临床安全用药和医药监督管理决策等方面发挥着越来越重要的作用。

## 第一节 │ 概 述

### 一、药物流行病学的定义和发展历程

药物流行病学(pharmacoepidemiology)一词于 1984 年首先在《英国医学杂志》中出现,是近些年来临床药理学(clinical pharmacology)与流行病学(epidemiology)两个学科相互渗透、延伸而发展起来的一门较新的医学研究领域中的应用学科,也是流行病学的一个新分支。

#### (一)药品相关基本概念

1. **药物与药品** 药物是指能影响机体生理、生化和病理过程,用来预防、治疗和诊断疾病的外源性物质,而根据《中华人民共和国药品管理法》中的定义,药品是指用于预防、治疗、诊断人的疾病,有目的地调节人的生理功能并规定有适应证或者功能主治、用法和用量的物质,包括中药、化学药和生物制品等。药物与药品的区别在于,药品是经国家药品监督管理部门审批,允许其上市销售的药物,强调其商品属性,具有价值和使用价值;未获得国家批准前,则为药物。

2. **药品不良反应与药品不良事件** 任何事物都具有两面性,药品也不例外。药品既可预防、诊断和治疗疾病,也可以作为致病因素引起不良反应。药品不良反应是由药品固有特性所引起的,许多经过严格审批的药品,即使在质量检验合格且用法用量正常的情况下,仍会使一部分用药者出现不良反应。我国在《药品不良反应报告和监测管理办法》中对药品不良反应(ADR)的定义是"合格药品在正常用法用量下出现的与用药目的无关的有害反应",这个定义排除了有意或意外过量用药或用药不当所引起的不良反应。药品不良反应有多种分类方法,如按照药品不良反应的发生率分类、按照药品不良反应的严重程度分类、按照药品不良反应的性质分类、基于机制的药品不良反应分类等,常用的分类法是根据药品不良反应与药理作用的关系将其分为 A、B、C 三种类型。A 型反应发生率较高,是由药物的正常药理作用过度增强所致,其特点是可以预测,常与剂量有关,停药或减量后症状很快减轻或消失。常见原因有:受药者接受超过常规用量的药物;受药者对药物的代谢或排泄较慢;因某种原因,受药者对该药物过度敏感。B 型反应发生率低,是与正常药理作用完全无关的一种异常反应,其特点是一般很难预测且程度较重,常规毒理学筛选不能发现,需要停药。其包括特异性遗传素质反应、药物过敏反应等。C 型反应是指 A 型和 B 型反应之外的异常反应,一般在长期用药后出现,其特点是潜伏期较长,难以预测,没有明确的时间关系。其原因可能与药物致癌、致畸以及长期用药后心血管疾患、纤溶系统变化等有关,有些机制不清,尚在探讨之中。药品不良事件(adverse drug event,ADE)是指在药品治疗期间出现的任何不利的临床事件,但该事件不一定与药品治疗有因果关系。药

品不良事件虽然在时间上与药品治疗存在关联,但需要经过分析评估才能确定药品使用和不良事件之间是否存在因果关系。

**3. 药源性损害**(drug misadventures)　简称药害,泛指任何与药物有关的医源性灾害或事件。既包含正常用量、正常用法下出现的药品不良反应,也包含由不合理用药或用药差错导致的一些严重症状或疾病。药物所带来的危险中有相当一部分(如药物使用不当、药品质量问题和部分已知的副作用等)可以通过仔细选择药物和谨慎确定用途来规避。真正导致损伤和死亡的药害,是一些无法预期的副作用、长期效应、未被研究的用途和/或在未研究的人群中使用。

### (二)药物流行病学的发展历程

两千多年前,我国医药文献就有药毒同源的记载,"神农尝百草,日遇七十二毒"。20 世纪以来药害事件多次发生,引起成千上万用药人致病、致残、致死,有的甚至祸及下一代,造成致畸、致死的沉痛教训,并引起了国际社会的广泛关注。1937 年,药师为改进磺胺药的用药口感,以二甘醇(diethylene glycol)代替乙醇作为溶媒,配制味道香甜的磺胺药口服液体制剂,在未进行动物实验的情况下就投入市场,用于治疗感染性疾病,最终导致 107 人死亡,其中儿童 30 余人。此次事件直接导致美国国会于 1938 年通过美国《联邦食品、药品和化妆品法案》,首次规定药物上市之前除须做临床试验,还须进行药物毒理学实验。

20 世纪 50 年代以前,人们很少关注药品不良反应的问题。直到发现氯霉素能够引起再生障碍性贫血以后,1952 年美国医学会所属的药物与化学学会首次建立药品不良反应的官方登记制度,以收集严重的药源性血液病病例。1960 年,美国食品和药品协会开始收集药品不良反应报告,并资助针对新药的以医院为基地的药物监测计划。

1960 年前后,在联邦德国及欧洲其他国家陆续发生由于使用沙利度胺(反应停)而引起的"灾害"。经调查,其原因是孕妇在妊娠期的前三个月内服用反应停治疗妊娠呕吐,引起新生儿短肢畸形明显增加。经流行病学研究证实,此种畸形是因胎儿暴露于反应停所致。在这次震惊世界的事件中,美国和西欧各国均加大了药物上市的监督检查力度。1968 年,WHO 制订了一项由 10 个国家参加的国际药物监测计划,并于 1970 年正式成立了 WHO 药品不良反应监测中心。尽管世界各国先后加强了本国的药物安全与管理措施,但是在 20 世纪 60 年代末 70 年代初,日本仍发生了亚急性脊髓视神经病(subacute myelo-optic neuropathy,SMON)的流行。经日本流行病学家与临床医学家的协同研究,证实此病是由防制旅行者腹泻所服用的氯碘喹啉(clioquinol)引起的药品不良反应。1971 年 Herbst 等人报道,母亲怀孕早期为保胎服用的己烯雌酚可导致她们的女儿发生阴道腺癌。到 20 世纪 80 年代,新药上市后的药品不良反应事件仍有发生,促使各国政府和药物管理部门强化了对此类事件的管理,推动了药物流行病学的发展。

随着药物品种与数量的不断增加,药物评价与药事管理发展成为需要。瑞典率先于 1956 年开设临床药理学专业,明确该专业的首要任务是提高新药研究的科学水平并促进合理用药与专业教学。1964 年,WHO 的技术报告充分肯定了设置临床药理学专业的必要性。经过 20 多年的努力,至 20 世纪 80 年代,临床药理学在发达国家已成为一门成熟的专业,药品不良反应监测是其主要职能之一。但 20 世纪 80 年代初,英国医药界考虑到既有的药事管理方法与临床药理学等专业的开设仍然不能保障用药人群的安全,应该加强药物监测(drug surveillance),提出一个由临床药理学与流行病学交叉的新学科分支——药物流行病学,于 1984 年 10 月首先出现在《英国医学杂志》上,由此为公众所熟知。

### (三)药物流行病学的定义

药物流行病学是应用流行病学的原理和方法,研究人群中药物的利用及其效应,通过发展和评估风险管理策略,优化药品、疫苗、医疗器械的效益风险比,达到提高医疗保健质量目标的一门应用科学。药物流行病学的研究对象是人群,研究内容是人群中药物的利用情况与药物效应分布,目标是为社会大众、药政部门、医疗单位及预防保健机构提供有关人群中药物利用及药品安全性、有效性的信息,为选择最佳用药方案提供科学依据,为人群合理用药提出有助于医疗、预防保健、药事管理与卫生行政决策的意见和建议。

## 二、药物流行病学的主要研究内容

**1. 药物安全性评价**　研究药品不良事件/药品不良反应发生率的分布情况,并针对相关危险因素进行调查分析,为药品风险管理提供科学依据;通过对观察性健康数据库的挖掘和安全信号的检出和分析,快速发现用药人群中出现的不良反应,保障用药人群安全;规范药品上市后的监测方法并提高实用程度;研制实用的药品不良反应因果关系判断程序图或逻辑推理流程图。

**2. 药物有效性评价**　疗效比较研究(comparative effectiveness research,CER)指的是系统研究预防、诊断、治疗和监测健康状况的不同干预和策略,进行利弊比较,通过开发、扩充和使用各种数据来源和方法,评价不同病人群体的健康相关结局,从而产生、合成相关证据,告知病人、医务人员、消费者、决策者最安全、有效、易得的干预措施。

**3. 药物利用研究**　WHO将药物利用(drug utility)定义为"药物的上市、销售、处方及使用情况,特别强调其产生的医疗、社会和经济效果"。药物利用研究是对全社会的药物市场、供给、处方及其使用的研究,其重点是研究药物利用所引起的医药的、社会的和经济的后果,以及各种药物和非药物因素对药物利用的影响。涉及药剂学、药理学、药事管理学、社会人类学、行为学和经济学等诸多学科领域。

**4. 药物经济学研究**　药物经济学包含广义和狭义两个层次。广义的药物经济学研究是应用经济学的原理、方法和分析技术研究药品供需双方的经济行为,供需双方相互作用下的药品市场定价,以及药品领域的各种干预政策措施等。狭义的药物经济学研究是在对药物疗效、安全性、药物利用综合分析的基础上,进行药物利用的经济学评价,为临床合理用药、疾病防制决策及医保支付决策提供依据。药物经济学评价通过收集和比较药物利用相关的经济学数据,从成本收益方面对药物进行成本-效果分析、成本-效益分析、成本-效用分析或最小成本分析。

## 三、药物流行病学的应用及研究目的

### (一)药物流行病学的应用

**1. 提高上市前临床试验的质量**　每一种药物在获得上市许可之前,无论经过多少体外试验和动物实验,都必须经过人体临床试验来最终确定药物可以在临床应用的两个最基本属性——安全性和有效性。新药上市前(pre-marketing)的临床试验属于实验流行病学研究的主要类型之一;熟练掌握流行病的理论基础与研究方法有助于规范地设计临床试验、整理和分析试验资料、识别并控制偏倚,从而提高上市前临床试验的质量。

**2. 开展药品上市后研究**　药品获得批准上市并不意味着研究工作的结束,由于上市前临床试验存在研究对象人数较少,观察时间较短,老年人、孕妇和儿童等特殊人群未纳入受试群体,临床试验观测的指标较为局限,临床试验期间病情或用药单一等局限性,某些发生率较低的不良反应、迟发反应或者针对多种疾病同时使用多种药物治疗而引起的药物相互作用等问题难以发现。因此,开展药品上市后(post-marketing)研究既可以验证上市前临床试验的结果,也可以补充上市前研究中未获得或无法获得的信息,通过描述药品使用的分布情况、效应分布及影响因素,对药品安全性、有效性、质量标准及经济性等进行再评价,为临床合理用药提供科学依据。

### (二)药物流行病学研究的目的

不同的组织机构和个人有不同的目的来决定是否开展药物流行病学研究,通常一项研究是出于多种目的,可以从监管、营销、法律和临床等四个角度来进行细化(表15-1)。

表 15-1　开展药物流行病学研究的目的

| 开展研究的出发角度 | 具体目的 |
| --- | --- |
| （A）监管的角度 | 药政部门的要求<br>生产者希望药物尽快获得上市批准<br>回答药政部门提出的问题<br>生产者希望申请在其他国家的上市 |
| （B）营销的角度 | 通过证实药品的安全性来协助打入和占领市场<br>提升药品的知名度<br>协助重新定位上市药物<br>● 采用不同的结局,如生命质量评价和经济学评价<br>● 针对不同的病人,如老年人<br>● 发现新的治疗指征<br>● 减少药品标签上的限定<br>保护研发和试验的药品,使其免于不良反应的指控 |
| （C）法律的角度 | 对可能出现的药品责任诉讼未雨绸缪 |
| （D）临床的角度 | 检验假设<br>● 基于药品结构的问题<br>● 基于临床前动物实验或上市前人体研究所提出的问题<br>● 基于药品不良反应自愿报告所提出的问题<br>● 需要更好地定量不良反应发生的频率<br>产生假设(是否需要取决于下列因素)<br>● 是一种新化学单体<br>● 同类药物的安全性<br>● 该药物在同类药品中的相对安全性<br>● 药物的配方<br>● 治疗的疾病,如病程、患病率、严重程度及是否有替代疗法 |

（Strom B.L.,2021）

## 第二节 | 药物流行病学研究方法和设计原则

### 一、药物流行病学研究方法

药物流行病学是由临床药理学与流行病学两个学科相互渗透而成,因此可以根据研究目的来使用流行病学中的各种研究方法(图 15-1)。既可以是常用的描述性研究、分析性研究和实验性研究;也

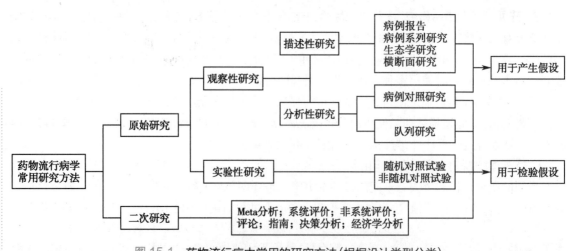

图 15-1　药物流行病中常用的研究方法(根据设计类型分类)

可以是基于已有研究数据的二次研究,如系统评价与 Meta 分析。尤其是在上市后监测和重大药害事件的研究中,可以灵活运用多种流行病学研究方法来判定可疑药品与 ADR/ADE 的关系。近年来针对短暂药物暴露引起急性不良事件的分析问题,发展了病例交叉设计;针对疾病严重程度带来的适应证混杂(confounding by indication)和服药可能随时间改变的特点又发展了病例-时间-对照研究。巢式病例对照研究、病例-队列研究等杂交设计方法也越来越多地应用于药物流行病学研究领域。

### (一) 药品不良反应信号的检测和分析

1. **病例报告和病例系列研究** 药物上市后出现的罕见不良反应,多来自医务人员在诊疗实践中对某种药物所引起的 ADR 通过医药学文献等方式进行病例报告。这类病例报告的基本作用是发现可疑的 ADR 信号,但因常引起病人和医务人员的过度报告,容易导致偏性结论。药物上市后,通过病例系列可以定量研究某种 ADR/ADE 的发生率;还可以发现某些特殊的或迟发的不良反应,但病例系列研究因没有设置平行对照组,无法排除背景事件率的影响,论证 ADR 因果关系的力度较弱。

2. **生态学研究** ADR/ADE 调查中生态学研究主要从群体的角度描述某种疾病或 ADR/ADE 和服用某种药物者,在不同人群、时间和地区中所占的比例,并从这两类群体数据中分析某种疾病或 ADR/ADE 是否与服用某种药物有关,为进一步确定该疾病或 ADR/ADE 的原因提供研究线索。生态学研究分为生态比较研究和生态趋势研究两种类型,"反应停"的销售量与短肢畸形发生病例数之间的关系的研究就是典型的生态趋势研究。欧洲某地区"反应停"两年的销售曲线与该地区短肢畸形发病及消长情况相一致,且二者间大约相隔一个孕期,因此提示"反应停"可能是导致短肢畸形的原因。但生态学研究结果讨论时须慎重,避免出现生态学谬误,所获结果只是为 ADR 原因分析提供线索,因果关系的评判还须采用分析性研究和实验性研究方法。

3. **ADR 监测或药物警戒** 药品不良反应监测是指药品不良反应的发现、报告、评价和控制过程,是药品监管部门的常规工作,也是药品安全性研究的基础。药物警戒(pharmacovigilance)一词于 1974 年由法国学者提出,WHO 于 2002 年将其定义为:发现、评估、理解和预防药物不良反应或任何其他药物/疫苗相关问题的科学研究和活动。我国的《药物警戒质量管理规范》中将药物警戒活动定义为:对药品不良反应及其他与用药有关的有害反应进行监测、识别、评估和控制的活动。如 2017 年 4 月,加拿大卫生部公布了对二肽基肽酶-4(DPP-4)抑制剂类药品增加关节疼痛风险的评估结果,启动此次评估的原因是美国食品药品监督管理局不良事件报告系统和已发表的文献收到或报告了此类不良反应。截至评估期,加拿大卫生部共收到 10 份与使用 DPP-4 抑制剂(沙格列汀、西格列汀或利格列汀)相关的重度关节疼痛的境内报告,并从生产商处获得了另外 20 份国际报告,报告提供了使用 DPP-4 抑制剂引起重度(致残性或失能性)关节疼痛的证据。评估结果认为使用 DPP-4 抑制剂与发生重度关节疼痛之间可能存在相关性。随后加拿大卫生部与生产商合作,将更新所有 DPP-4 抑制剂类产品的安全性信息。

4. **数据库挖掘** 随着 ADR 研究的深入,一些发生率较低的 ADR 很难从小样本人群中观察到,因此 ADR 信号的发现和因果关系评价常借助于在大型的计算机数据库中进行数据挖掘。药物流行病学中数据挖掘一般是从大量的数据中通过算法,搜索隐藏于其中的药物使用和可疑不良反应相关信息的过程。

5. **现况研究** 在药物流行病学中,现况研究是通过对特定时点(或期间)和特定范围人群中的药物相关事件和有关因素的分布状况资料的收集、描述,为进一步的病因研究提供线索,为制订合理的药物使用策略和效果考核提供依据。

6. **病例对照研究** 病例对照研究具有省时、省力且适用于研究罕见疾病的优点。ADR 研究由于病例数较少,且常面临要求迅速作出结论的情况,因此适用病例对照研究来检测信号。如孕妇因曾经使用己烯雌酚预防先兆流产而导致她们的女儿罹患阴道腺癌,对其进行病例对照研究,共收集 8 例年轻女性阴道腺癌病例,每个病例匹配 4 个未患阴道腺癌的病人作对照。对病例、对照以及她们的母亲进行访问调查,最后发现母亲在妊娠早期服用己烯雌酚使她们在子宫中的女儿以后发生阴道腺癌的危险性增加。在 ADR 的病例对照研究中,病例和对照的选择、药物暴露信息的真实性,以及各种偏倚的控制尤为重要。病例的选择须排除已知病因者;对照的选择须排除潜在用药者;最常见的偏倚是适应证混杂,对暴露和结局的测量偏倚也是常存在的问题。

7. **队列研究**　队列研究主要用于检验病因假设。在药物流行病学研究中可追踪观察暴露于某药物组与未服药组某种疾病(即不良反应)的发生情况,以判断药物与不良反应的关联。队列研究可以是前瞻性的也可以是回顾性的,回顾性队列研究中须注意服药与不良结局的历史资料必须完整、可靠。如西咪替丁于 1976 年在英国上市,1978 年开始进行上市后监测。在英国 4 个地区共有 9 928 例使用西咪替丁的病人和 9 351 名对照,在随访期内,住院或死亡记录较完善,由此不仅可了解西咪替丁不良反应的概貌,也可以对迟发性药品不良反应进行研究。

8. **实验性研究**　实验性研究,尤其随机对照试验,是评价药物疗效和生物制品预防效果的"金标准",但因违背伦理不能专门用于 ADR 的确证。有时可在一定条件下,在人群中获得因果关联的反向验证,即类似人群的实验研究。人群实验性研究中的反向验证是在人群中实施干预措施,去除假设的病因(药品),随访观察相关 ADR 是否出现发生率降低。如 1982 年卫生部宣布淘汰一批药品(其中含咪唑类驱虫药四咪唑),随后几年中,浙江温州地区脑炎综合征调查数据表明,在淘汰药品后的 1983—1984 年病例数骤然减少。

9. **新衍生的研究方法**

(1)病例对照研究的衍生类型:巢式病例对照研究、病例-队列研究、病例交叉设计、病例-时间-对照研究。

(2)药物遗传学(pharmacogenetics)和药物基因组学(pharmacogenomics)。

(3)调整混杂的统计学技术:倾向评分(propensity score,PS)和工具变量(instrumental variable)。

### (二)系统评价和 Meta 分析

对已经发表的数据进行有效的二次利用已经成为世界上很多国家开展上市后药品安全性主动监测的重要手段。过去 30 多年间系统评价和 Meta 分析这种合成证据的方法在医学研究领域得到了广泛应用,尤其在对药物的有效性或安全性存在质疑、又缺乏大样本的研究时,系统评价尤其是 Meta 分析更能起到增强统计学效能的作用。

### (三)真实世界研究

随着临床诊疗实践中信息化程度的逐步提高,因更加接近真实世界的情况,基于已有病人相关治疗数据的疗效比较研究越来越受到重视。在现实医疗条件下,在不增加受试因素外的其他干预因素的条件下,可以观察和对比分析药物与药物、疫苗与疫苗、手术治疗与药物治疗、住院治疗与门诊治疗等的临床效果。具体介绍参见第七章第四节。

## 二、药物流行病学研究设计原则

1. **根据研究目的和研究推论的总体人群选择适宜的研究设计**　设计与实施的好坏是一项研究成败的关键。一般情况下,药物流行病学研究设计应包含如下要点:首先要明确研究的目的和研究推论的总体人群;其次要根据研究目的来选择合适的研究方法,并清楚不同研究方法在论证因果关系时的强度不同;再次,在研究设计过程中要始终坚持代表性、可靠性、可比性和显著性原则,研究对象的代表性是将研究结果向总体推论时的必要前提,研究中采用的各种诊断、测量方法应当准确、可靠,对比组之间除所研究的药物相关因素在其他方面应当具有可比性,还应保证足够的样本量;最终,设计方案一经确定,中途不得任意变更。

2. **明确定义药物暴露和研究结局**　药物流行病学研究中的暴露因素是药物,而药物的使用常随时间改变,也无法像年龄、性别等人口学变量可以清楚地定义;同时由于药物的某些迟发效应只在暴露于药物足够长的时间后才有可能观察到,因此对所研究的药物暴露必须按照服用时间、剂量和疗程给予明确的规定,应尽可能地定量,以便于后续的定量分析和因果关系的评价。药物流行病学研究中经常以疾病作为研究的结局,因此,须定义疾病发生的时间,只有肯定服药后在合理时间范围内所发生的疾病才能作为不良反应研究的结局;此外,还要考虑到暴露于药物的病人所患疾病的严重程度也可能对结局产生影响。

**3. 要注意控制混杂因素和偏倚**　药物暴露与不良反应之间的关系经常受年龄、性别、其他疾病和合并用药等因素的影响,有时甚至歪曲了真实的联系,因此药物流行病学调查研究中必须对混杂因素和偏倚进行分析和控制。

**4. 正确地使用统计分析方法**　不同统计分析方法所能解决的问题、方法适用的前提、方法对数据的要求都不同。如果选用的统计方法不恰当或统计数据分组中分组标志的选择和各组界限的划分不正确,都可能导致错误的结论。

**5. 谨慎地解释研究结果**　药物流行病学研究,尤其是观察性研究中不可避免地存在一些偏倚,由研究中发现的药品不良反应或有益作用必须遵循因果关联评价的准则进行合理地解释,以免引起公众不必要的关注或恐慌。

## 第三节 ｜ 药物流行病学资料收集与分析

### 一、药物流行病学资料收集

药物流行病学研究中的数据收集主要分为原始数据的收集、已有的观察性研究数据的收集以及联合采用两种数据收集方法。具体研究中数据资料的来源主要包括常规资料、文献资料和药品不良反应监测报告系统。

#### (一) 常规资料

**1. 生命统计资料**

(1) 人口资料:人口资料可以通过人口普查、抽样调查及依靠户籍管理制度获得,主要用于①作为分母,用于计算某些相对数,如人均用药量、用药消费支出、用药人数占人口数的构成比等;②计算标准化率或换算成标准人口构成,以便于不同地区间药物流行病学研究结果的比较;③人口资料中的年龄、性别等因素是影响药物利用的重要因素,定量研究这些因素与药物使用之间的关系时,人口资料本身就是研究对象。

(2) 死亡资料:死亡资料提供了死亡人数,死亡者性别、年龄等分布情况和死因信息。研究人群死亡率的变化与药物的使用量或销售量变化间的关系,可以为后续研究提供线索。

(3) 疾病资料:疾病资料是药物流行病学研究中经常利用的重要资料,该类资料可以通过医疗机构或专业防制机构获得;有些疾病资料经整理后会公开发表,因此也可以通过文献检索获取相关资料。疾病资料的主要用途包括:①疾病资料是药物流行病学研究中不可缺少的基础或背景资料;②疾病资料是评价药品效果的重要资料;③从疾病资料中可以发现进一步开展药物流行病学研究的线索;④疾病资料可用于评估药品与不良反应之间的因果关系。

**2. 相关机构收集的资料**　这部分资料来源于医疗和药物管理机构以及学术研究机构的资料,如国家药品监督管理局和国家中医药管理局收集和保存着国内药品生产企业的药品生产和销售资料;海关留存药品进出口方面的资料;国家药品不良反应监测中心有药品不良反应监测报告;医疗保险机构有参保人群患病情况、用药和费用等相关资料。

**3. 药品生产企业及药品经营企业拥有的资料**　药品生产企业一般通过日常工作资料的累积、自行开展或委托学术机构开展的专项调查和文献检索等途径,尽力获得自身产品的相关资料,药品批发、流通、经营企业往往拥有药品购进、库存、销售的资料。上述企业高完整度的药品资料在药物流行病学研究中有重要意义,但企业对商业情报的保护会使这部分资料的获取存在相当的难度。

**4. 医院的资料**　由于医院主要开展疾病诊断和治疗活动,医院里大部分的资料都可以用于药物流行病学研究,经常利用的资料包括药品出入库记录、处方、门诊和住院病案及药品费用支出等。但利用医院的资料时须注意其不代表全人口的资料,每个医院的资料都有其各自的特点,可能存在选择偏倚,同时在利用医院资料进行对比分析或自身前后比较时要注意诊疗水平、护理质量、医院设施及医疗费用等方面不同对结果的影响。

### (二)文献资料

医药学相关期刊中关于药品不良反应的病例报道本质上就是一种自发报告系统,在发现和报告药品不良反应线索、初步评价因果关系方面起着重要作用。发表在出版物、期刊上的文献是药物流行病领域系统评价和 Meta 分析的重要资料来源。由于医药学领域的文献中存在主题词、术语等频繁出现、共同出现或共同被引等现象,文献计量学分析常基于文献资料利用数学和统计学的方法,定量地对文献进行分析,如药名频次排序分析、共现分析和聚类分析等。

### (三)药品不良反应监测报告系统

药品不良反应监测是指药品不良反应的发现、报告、评价和控制的过程。其目的是有效地控制药品不良反应,防止药害事件发生,保障用药安全。国际上常用的药品不良反应监测方法包括:自愿报告系统(spontaneous reporting system,SRS)、重点医院监测(intensive hospital monitoring)、重点药物监测(intensive medicines monitoring)和速报制度(expedited reporting)。

1. **药品不良反应监测机构** 国际上主要的药品不良反应监测机构有:①乌普萨拉监测中心(Uppsala Monitoring Centre,UMC)。UMC 是世界卫生组织国际药品监测合作中心,简称乌普萨拉监测中心。"反应停"事件之后,WHO 于 1968 年制订了一项只有 10 个国家参与的试点计划——国际药物监测计划(International Drug Monitoring Programme),自 1978 年以来该计划一直由设在瑞典的 UMC 执行。UMC 是一个独立的科研机构,主要负责国际药物监测的技术工作,收集来自世界各地特别是 WHO 成员国的 ADR 数据以及可能存在副作用的药物信息。经过 50 多年的发展,该中心已经从成立之初的 10 个国家,发展到 2022 年的 170 多个正式成员和准成员,在全球形成 ADR 监测的国际网络。该中心不仅收集各成员国的 ADR 报告,还定期出版刊物《乌普萨拉报告》(*Uppsala Reports*),通报药物安全信息,为各地监管机构、医疗卫生专业人员、研究人员、制药企业提供基本的信息资源。②国际药物警戒学会(International Society of Pharmacovigilance,ISOP)。ISOP 是一个国际非营利性学术组织,其成员已遍布全世界的 108 个国家或地区。ISOP 鼓励和扩大药物警戒领域的研究,定期组织相关会议、座谈会和研讨会,并发布公告,特别是举办 ISOP 年会,促进 ADR 信息的交流。③其他。如国际医学科学组织理事会(Council for International Organization of Medical Sciences,CIOMS)、欧洲药品管理局(European Medicines Agency,EMA)和美国食品药品监督管理局(U.S. Food and Drug Administration,FDA)。美国 FDA 的职责是确保美国本国生产或进口的食品、化妆品、药物、生物制剂、医疗设备和放射产品的安全。其下属的药品评估和研究中心(Center for Drug Evaluation and Research,CDER),旨在确保处方药和非处方药的安全性和有效性,在新药上市前对其进行评估,并监督市场上销售的药品,以确保产品满足不断更新的最高标准。同时,该中心还监管电视、广播以及出版物上的药品广告的真实性,为消费者提供准确安全的信息。

我国的药品不良反应监测于 20 世纪 80 年代末开始进行试点,此后原卫生部在中国药品生物制品检定所成立了"卫生部药品不良反应监察中心",并开展了相应的工作。1998 年 3 月,我国正式加入世界卫生组织国际药品监测合作中心,并成为第 68 个成员国。1998 年 4 月,国家药品监督管理局(National Medical Products Administration)成立以后,组建了专业技术机构"药品评价中心(Center for Drug Reevaluation,CDR)",使得我国药品不良反应监测进入了快速发展阶段。目前,国家药品不良反应监测中心(National Center for ADR Monitoring,China)为国家药品监督管理局直属单位,其主要职责包括组织制定、修订药品不良反应、医疗器械不良事件、化妆品不良反应监测与上市后安全性评价以及药物滥用监测的技术标准和规范;组织开展药品不良反应、医疗器械不良事件、化妆品不良反应、药物滥用监测工作;开展药品、医疗器械、化妆品的上市后安全性评价工作;指导地方相关监测与上市后安全性评价工作。组织开展相关监测与上市后安全性评价的方法研究、技术咨询和国际(地区)交流合作;参与拟订、调整国家基本药物目录;参与拟订、调整非处方药目录。目前,全国各省(自治区、直辖市)都成立了省级药品不良反应监测专业机构。

**2. 药品不良反应报告的范围及流程**　我国药品不良反应监测报告的范围包括:①新药监测期内的国产药品应当报告该药品的所有不良反应;其他国产药品报告新的和严重的不良反应。②进口药品自首次获准进口之日起 5 年内,报告该进口药品的所有不良反应;满 5 年的,报告新的和严重的不良反应。但鉴于目前实际状况,为避免漏报,上报原则为"可疑即报"。

根据发生的药品不良反应的严重程度、发生对象(个例、群体)及不良反应监测机构的级别等的不同,其报告时限不同。药品生产、经营企业和医疗机构发现或者获知新的、严重的药品不良反应,应于发现或者获知之日起 15 个日历日内报告,其中死亡病例须立即报告,其他药品不良反应 30 个日历日内报告。有随访信息的,应当及时报告。个人发现新的或者严重的药品不良反应,可以向经治医师报告,也可以向药品生产、经营企业或者当地的药品不良反应监测机构报告,必要时提供相关的病历资料。从事药品不良反应报告和监测的工作人员应当具有医学、药学、流行病学或者统计学等相关专业知识,具备科学分析评价药品不良反应的能力。

严重药品不良反应是指因使用药品引起以下损害情形之一:①导致死亡;②危及生命(指发生药品不良反应的当时,病人存在死亡风险,并不是指药品不良反应进一步恶化才可能出现死亡);③导致住院或住院时间延长;④导致永久或显著的残疾或功能丧失;⑤导致先天性异常或出生缺陷;⑥导致其他重要医学事件,若不进行治疗可能出现上述所列情况的。新的药品不良反应是指药品说明书中未载明的不良反应。说明书中已有描述,但不良反应发生的性质、程度、后果或者频率与说明书描述不一致或者更严重的,按照新的药品不良反应处理。药品群体不良事件是指同一药品在使用过程中,在相对集中的时间、区域内,对一定数量人群的身体健康或者生命安全造成损害或者威胁,需要予以紧急处置的事件。

## 二、药物流行病学资料的处理与分析

### (一) 数据的核查和缺失数据的处理

药物流行病学研究资料的整理与分析中,首先需要进行数据的核查和缺失数据的处理。数据核查的目的是确保数据的完整性、有效性和正确性,包括但不局限于以下内容:确定原始数据被正确、完整地录入到数据库中;随机化核查;违背方案核查;时间窗核查;逻辑核查;范围核查;指标核查。对于缺失数据,根据缺失数据的机制(完全随机缺失、随机缺失和非随机缺失)来选择适宜的缺失数据填补方法。

### (二) 统计描述和统计分析方法的选择

**1. 统计描述**　主要包括图形描述和指标描述。统计图可以使复杂的统计数据结果简单化、形象化,便于理解和比较;而指标描述中定量资料从集中和离散趋势两方面进行描述,定性和等级资料采用相对数进行描述。

**2. 统计分析方法的选择**　主要包括单因素统计分析和多因素统计分析。单因素统计分析中统计推断(statistical inference)的内容包括参数估计和假设检验,两者均以抽样误差的分布规律作为基础。其中,参数估计(parameter estimation)包括点估计和区间估计,假设检验(hypothesis test)可根据资料类型(定量、定性、等级)、设计类型(成组设计、配对设计、区组设计等)、组数(单组、两组、多组)进行选择。多因素统计分析方法的选择主要依据因变量的类型,自变量应以合适的形式进入模型。实际应用过程中,应注意各种多因素统计分析方法的适用条件。

### (三) 统计分析报告及报告规范

根据研究方案、统计分析计划书和统计分析结果撰写统计分析报告,以某药品不良反应报告分析为例,统计分析报告应该主要包括以下几部分。

1. 对该药品不良反应报告的质量评价。包括提取的药品不良反应报告的来源和时间范围、上报的单位、提取到的报告数量、报告内各项指标的完整程度及正确程度、剔除部分报告的标准等，同时精准定义各分析的数据集。

2. 统计描述的范围和统计分析方法的选择及理由。

3. 出现 ADR 的病人的一般人口学资料描述，如性别、年龄分布情况等。

4. ADR 相关情况分析。包括报告 ADR 的机构分布情况、病人原发疾病情况、ADR 发生时间分析，分析 ADR 与给药途径的关系，ADR 涉及系统、器官及主要临床表现分析，ADR 严重程度分布情况等。

5. ADR 关联性评价及转归情况分析。

### （四）基于数据库的药品不良反应信号探索与分析

1. **ADR 监测数据库的挖掘与分析** 目前监测数据不良反应信号检测主要基于比值失衡测量法（measure of disproportionality）。该方法建立在经典的 2×2 四格表的基础上（表 15-2），基本思想是估计自发报告中实际出现的与某种药品相关的不良反应数量，与预期数量或者与其他药品引发的不良反应数量的比值，并进行判断。例如，荷兰的药物警戒中心所采用的该测量指标为报告比值比（reporting odds ratio，ROR），计算方法为 $ROR=\dfrac{A/C}{B/D}$。如果测量的比值大到一定的程度（"失衡"）时，那么可疑药品与可疑不良反应之间很可能存在某种联系，而并非由机会因素或者监测数据库"嘈杂背景"所致。

表 15-2　比值失衡测量法的四格表

|  | 可疑事件 | 所有其他事件 |
| --- | --- | --- |
| 可疑药物 | A | B |
| 所有其他药物 | C | D |

2. **处方数据库的挖掘和分析** 处方数据库也是可以充分挖掘和分析的资源。处方序列分析（prescription sequence analysis，PSA）就是一种依据可靠、完整的药物处方记录来监测药品不良反应的研究方法。当某些药物的不良反应本身是其他药物使用的指征时，病人的处方药物记录就会显示出某种特定的药物使用先后序列（顺序），在大量的处方记录数据库中就会呈现出特定的频率分布。比如药物 A 和药物 B，药物 A 是最初处方的药物，如果药物 A 产生了某种不良反应，而这种不良反应需要药物 B 来进行治疗，这样在处方数据库中两种药物的使用频率分布就会发生变化。

处方序列对称分析（prescription sequence symmetry analysis，PSSA）是在 PSA 的基础上发展起来的。该方法是通过评价某种特定药物在服用前和服用后事件分布的对称性，来评价药物与事件是否存在关联。如药物 A 可能会产生某种不良反应，需要用药物 B 来治疗；首先在数据库中确定一定时间内处方了药物 A、B 两种药品的病人，在没有因果关联的情况下，两种药品的排序是均等的，即先处方 A 后处方 B 的人数，与先处方 B 后处方 A 的人数相等。但如果药物 A 真的是可以引起需要药物 B 来治疗的不良反应，那么药物 A 处方之后药物 B 处方量会增多，即产生一个不对称的次序分布。

## 第四节 | 药品不良反应因果关系评价

临床诊疗实践中，ADR 诊断是病人全面诊断的一部分。如果病人发生某一医学事件前曾一度暴露于某药品，鉴别诊断应该包括 ADR 的可能性。首先要弄清楚病人是否在服药，包括处方及非处方药、可能不被认为是药品的物质（如消遣药或毒品）、可能遗忘的长期服用药物（如口服避孕药）。要进一步明确不良作用是否由药物所引起。如果病人同时服用数种药物，要分清哪一种药物或者哪几种药物的相互作用才是其原因。因此要应用因果关系评估方法进行 ADR 因果关系评价。

## 一、药品不良反应因果关系评价准则

1. **合理的时间先后关系**　时间顺序是判定因果关系必须提供的证据,病人用药后和出现不良反应之间的时间间隔应在合理的时间范围内,如青霉素类药物引起的过敏性休克或死亡在用药后几分钟至几小时发生。

2. **联系的普遍性**　与现有资料(或生物学上的合理性)是否一致,即从其他相关文献中已知的观点来判断因果关系的合理性。

3. **联系的特异性**　特异性在生物学上并不总适用,如异烟肼可引起多发性神经炎,但不是所有服用异烟肼者都会出现多发性神经炎;当有一定数量的病例符合时,则提示因果关系较强。

4. **再次用药结果**　即不良事件发生后撤药的结果和再次用药的后果,如停药后或减量后反应是否消失或减轻,再次用药后是否又再次出现同样的反应。须注意:①对于严重的不良反应,实施再暴露用药从伦理上来说是不能被接受的;②再次用药应该根据药物的代谢动力学参数,待药物在体内完全消除后再进行。

5. **影响因素甄别**　判明不良反应是否与并用药物的作用、病人病情进展情况和其他治疗措施等相关。应详细询问病史,寻找是否存在影响或者干扰这种因果关系的其他因素或混杂偏倚。

## 二、药品不良反应因果关系评价方法

目前使用的 ADR 因果关系评价方法包括总体判断法、规则法、评分法、贝叶斯概率法等;其中 Karch 和 Lasagna 评定方法被各种评价方法引为基本准则,该方法将因果关系的关联程度分为肯定、很可能、可能、条件和可疑五个等级。

1. **我国采用的 ADR 关联性评价方法**　根据我国《药品不良反应报告和监测工作手册》,医务人员在上报药品不良反应时,应该充分利用掌握的医药学知识、临床经验来综合分析。报告人员在评价时应首先弄清病人的治疗情况和各种检查资料,询问病人的用药史,防止遗漏可疑药品,初步得出不良反应与怀疑药品的关联性。在查阅参考文献和分析报表相关资料的前提下,按要求对每份 ADR 报表进行关联性评价,对于严重的不良反应或评价有困难的不良反应可以咨询有关专家;必要时召开专家讨论会,其中疑难病例可组织专家进行再次评价。

目前我国 ADR 关联性评价采用的是 WHO 国际药品监测合作中心建议使用的方法,根据"药品"和"不良事件"的关联性分为肯定、很可能、可能、可能无关、待评价和无法评价六个等级。

(1)肯定:用药与不良反应的发生存在合理的时间关系;停药后反应消失或迅速减轻及好转(即去激发阳性);再次用药不良反应再次出现(即再激发阳性),并可能明显加重;同时有说明书或文献资料佐证;并已排除原患疾病等其他混杂因素影响。

(2)很可能:无重复用药史,余同"肯定",或虽然有合并用药,但基本可排除合并用药导致不良反应发生的可能性。

(3)可能:用药与反应发生时间关系密切,同时有文献资料佐证;但引发不良反应的药品不止一种,或不能排除原患疾病病情进展因素。

(4)可能无关:不良反应与用药时间相关性不密切,临床表现与该药已知的不良反应不相吻合,原患疾病发展同样可能有类似的临床表现。

(5)待评价:报表内容填写不齐全,等待补充后再评价,或因果关系难以定论,缺乏文献资料佐证。

(6)无法评价:报表缺项太多,因果关系难以定论,资料又无法获得。

2. **ADR 评价步骤和内容**　ADR 评价一般分为两步:个例评价与集中评价。其中个例评价是指运用 ADR 评价准则,对每一份报表进行评价,包括与药物警戒目的相关的、未知的、严重的、新的和报告次数多的或有科学价值或有教育意义的 ADR 报告。个例评价的主要内容包括报告的质量（数据是否完整，包括 ADR 表现过程、重点阳性体征、转归和有关临床检验结果等），可疑药品的信息（生产厂家、批号、剂型、用法、用量及用药原因），不良反应的分析和关联性评价。集中评价是指同类报表积累达到一定数量报告后，在个例分析的基础上借助计算机系统进行系统研究和统计分析后统一评价，将某种 ADR 表现和怀疑药品组成配对检索，由此可挖掘出或产生 ADR 信号。ADR 的发现过程一般呈 S 形曲线，其可分为三期：信号出现期（发现疑问，也称不良反应潜伏期）、信号增强期（为数据加速积累的时期，即可在期刊等媒体中见到相应的报道）、评价期（即大量信号产生，须对该产品采取相应措施的时期，即不良反应可以被确认/解释定量阶段，也称信号检验期或随访期）。此时一般须通过深入研究，如进行专题研究，来确定因果关系、发生率和危险度，从而得出结论，并由国家药品监督管理部门发布相应公告。

（关　鹏）

# 推荐阅读

［1］ 沈洪兵.流行病学(双语)［M］.2 版.北京:人民卫生出版社,2016.

［2］ 沈洪兵,齐秀英.流行病学［M］.9 版.北京:人民卫生出版社,2018.

［3］ 谭红专.现代流行病学［M］.3 版.北京:人民卫生出版社,2019.

［4］ 詹思延.流行病学［M］.8 版.北京:人民卫生出版社,2017.

［5］ 曹务春.流行病学:第二卷［M］.3 版.北京:人民卫生出版社,2014.

［6］ 施侣元,李立明.现代流行病学词典［M］.北京:人民卫生出版社,2009.

［7］ 曹务春.传染病流行病学［M］.北京:高等教育出版社,2008.

［8］ 胡志斌,黄国伟.预防医学［M］.8 版.北京:人民卫生出版社,2024.

［9］ 陆守曾,陈峰.医学统计学.4 版［M］.北京:中国统计出版社,2022.

［10］ 李晓松.卫生统计学.8 版［M］.北京:人民卫生出版社,2017.

［11］ 刘晓清,孙晓川.真实世界证据［J］.协和医学杂志,2017,8(4):305-310.

［12］ 熊俊,陈日新.系统评价/Meta 分析方法学质量的评价工具 AMSTAR［J］.中国循证医学杂志,2011,11(9):1084-1089.

［13］ 胡盛寿.中国心血管病报告:2015［M］.北京:中国大百科全书出版社,2016.

［14］ 国家卫生计生委疾病预防控制局.中国居民营养与慢性病状况报告:2015 年［M］.北京:人民卫生出版社,2016.

［15］ 中国疾病预防控制中心慢性非传染性疾病预防控制中心.慢性病综合干预医生工作指南［M］.北京:人民卫生出版社,2010.

［16］ 曾繁典,郑荣远,詹思延,等.药物流行病学［M］.2 版.北京:中国医药科技出版社,2016.

［17］ 周文.药物流行病学［M］.北京:人民卫生出版社,2007.

［18］ 李兰娟.传染病学［M］.10 版.北京:人民卫生出版社,2024.

［19］ 中华人民共和国卫生部.医院感染诊断标准(试行)［J］.中华医学杂志,2001,81(5):314-320.

［20］ 国家卫生健康委合理用药专家委员会.2022 年全国细菌耐药监测报告(简要版)［EB/OL］.(2023-11-20).https://www.carss.cn/Report/Details/917.

［21］ GRIMES D A,SCHULZ K F. An overview of clinical research:the lay of the land［J］. Lancet,2002,359(9300):57-61.

［22］ STROM B L,KIMMEL S E,HENNESSY S. Textbook of pharmacoepidemiology［M］. 3rd ed. Hoboken,NJ:Wiley-Blackwell,2021.

［23］ LAST J M. A dictionary of epidemiology［M］. 4th ed. Oxford:Oxford University Press,2001.

［24］ SUNG H,FERLAY J,SIEGEL R L,et al. Global cancer statistics 2020:GLOBOCAN estimates of incidence and mortality worldwide for 36 cancers in 185 countries［J］. CA Cancer J Clin,2021,71(3):209-249.

［25］ HAN B F,ZHENG R Z,ZENG H M,et al. Cancer incidence and mortality in China,2022［J］. J Natl Cancer Cent,2024;4(1):47-53.